北京大学口腔医学教材

住院医师规范化培训辅导教材

口腔医学导论

Guidance for Stomatology

（第 3 版）

主　　编　俞光岩

副 主 编　江　泳　潘　洁

编　　委　（按姓名汉语拼音排序）

曹采方（北京大学口腔医学院）　　　彭　歆（北京大学口腔医学院）

邓　辉（北京大学口腔医学院）　　　单艳华（北京大学口腔医学院）

冯海兰（北京大学口腔医学院）　　　谭建国（北京大学口腔医学院）

高学军（北京大学口腔医学院）　　　唐志辉（北京大学口腔医学院）

葛立宏（北京大学口腔医学院）　　　王伟健（北京大学口腔医学院）

郭传瑸（北京大学口腔医学院）　　　夏　斌（北京大学口腔医学院）

韩　科（北京大学口腔医学院）　　　谢秋菲（北京大学口腔医学院）

江　泳（北京大学口腔医学院）　　　徐　韬（北京大学口腔医学院）

刘宏伟（北京大学口腔医学院）　　　伊　彪（北京大学口腔医学院）

刘玉华（北京大学口腔医学院）　　　俞光岩（北京大学口腔医学院）

李巍然（北京大学口腔医学院）　　　岳　林（北京大学口腔医学院）

马　琦（北京大学口腔医学院）　　　郑树国（北京大学口腔医学院）

欧阳翔英（北京大学口腔医学院）　　周彦恒（北京大学口腔医学院）

潘　洁（北京大学口腔医学院）

北京大学医学出版社

KOUQIANG YIXUE DAOLUN

图书在版编目（CIP）数据

口腔医学导论 / 俞光岩主编 . —3 版 . —北京：
北京大学医学出版社，2022.1（2024.10 重印）
ISBN 978-7-5659-2434-7

Ⅰ. ①口… Ⅱ. ①俞… Ⅲ. ①口腔科学－医学院校－
教材 Ⅳ. ① R78

中国版本图书馆 CIP 数据核字（2021）第 111853 号

口腔医学导论（第 3 版）

主　　编：俞光岩
出版发行：北京大学医学出版社
地　　址：（100191）北京市海淀区学院路 38 号　北京大学医学部院内
电　　话：发行部 010-82802230；图书邮购 010-82802495
网　　址：http://www.pumpress.com.cn
E-mail：booksale@bjmu.edu.cn
印　　刷：北京信彩瑞禾印刷厂
经　　销：新华书店
责任编辑：陈　奋　　责任校对：靳新强　　责任印制：李　啸
开　　本：850 mm×1168 mm　1/16　印张：13　字数：360 千字
版　　次：2022 年 1 月第 3 版　2024 年 10 月第 6 次印刷
书　　号：ISBN 978-7-5659-2434-7
定　　价：48.00 元

北京大学口腔医学教材编委会名单

第 3 版序

八年制口腔医学教育是培养高素质口腔医学人才的重要途径。2001 年至今，北京大学口腔医学院已招收口腔医学八年制学生 765 名，培养毕业生 445 名。绝大多数毕业生已经扎根祖国大地，成为许多院校和医疗机构口腔医学的重要人才。近 20 年的教学实践证明，口腔医学八年制教育对于我国口腔医学人才培养、口腔医学教育模式探索以及口腔医疗事业的发展做出了重要贡献。

人才培养离不开优秀的教材。第 1 轮北京大学口腔医学长学制教材编撰于 2004 年，于 2014 年再版。两版教材的科学性和实用性已经得到普遍的认可和高度评价。自两轮教材发行以来，印数已逾 50 万册，成为长学制、本科五年制及其他各学制、各层次学生全面系统掌握口腔医学基本理论、基础知识、基本技能的良师益友，也是各基层口腔医院、诊所、口腔科医生的参考书、工具书。

近年来，口腔医学取得了一些有益的进展。数字化口腔医学技术在临床中普遍应用，口腔医学新知识、新技术和新疗法不断涌现并逐步成熟。第 3 轮北京大学口腔医学教材在重点介绍经典理论知识体系的同时，注意结合前沿新理念、新概念和新知识，以培养学生的创新性思维和提升临床实践能力为导向。同时，第 3 轮教材新增加了《口腔药物学》和《口腔设备学》，使整套教材体系更趋完整。在呈现方式上，本轮教材采用了现代图书出版的数字化技术，这使得教材的呈现方式更加多元化和立体化；同时，通过增强现实（AR）等方式呈现的视频、动画、临床案例等数字化素材极大地丰富了教材内容，并显著提高了教材质量。这些新型编写方式的采用既给编者们提供了更多展示教材内容的手段，也提出了新的挑战，感谢各位编委在繁忙的工作中，适应新的要求，为第 3 轮教材的编写所付出的辛勤劳动和智慧。

八年制口腔医学教材建设是北京大学口腔医学院近八十年来口腔医学教育不断进步、几代口腔人付出巨大辛劳后的丰硕教育成果的体现。教材建设在探索中前进，在曲折中前进，在改革中前进，在前进中不断完善，承载着成熟和先进的教育思想和理念。大学之"大"在于大师，北京大学拥有诸多教育教学大师，他们犹如我国口腔医学史上璀璨的群星。第 1 轮和第 2 轮教材共汇聚了 245 名口腔医学专家的集体智慧。在第 3 轮教材修订过程中，又吸纳 75 名理论扎实、业务过硬、学识丰富的中青年骨干专家参加教材编写，这为今后不断完善教材建设，打造了一支成熟稳定、朝气蓬勃、有开拓进取精神和自我更新能力的创作团队。

教育兴则国家兴，教育强则国家强。高等教育水平是衡量一个国家发展水平和发展潜力的重要标志。党和国家对高等教育人才培养的需要、对科学知识创新和优秀人才的需要就是我们的使命。北京大学口腔医院（口腔医学院）将更加积极地传授已知、更新旧知、开掘新知、探索未知，通过立德树人不断培养党和国家需要的人才，加快一流学科建设，实现口腔医学高等教育内涵式发展，为祖国口腔医学事业进步做出更大的贡献！

在此，向曾为北京大学口腔医学长学制教材建设做出过努力和贡献的全体前辈和同仁致以最崇高的敬意！向长期以来支持口腔医学教材建设的北京大学医学出版社表示最诚挚的感谢！

俞光岩　郭传瑸

2020 年 6 月

第 2 版序

    2001 年教育部批准北京大学医学部开设口腔医学（八年制）专业，之后其他兄弟院校也开始培养八年制口腔专业学生。为配合口腔医学八年制学生的专业教学，2004 年第 1 版北京大学口腔医学长学制教材面世，编写内容包括口腔医学的基本概念、基本理论和基本规律，以及当时口腔医学的最新研究成果。近十年来，第 1 版的 14 本教材均多次印刷，在现代中国口腔医学教育中发挥了重要作用，反响良好，应用范围广泛：兄弟院校的长学制教材、5 年制学生的提高教材、考研学生的参考用书、研究生的学习用书，在口腔医学的诸多教材中具有一定的影响力。

    社会的发展和科技的进步使口腔医学发生着日新月异的变化。第 1 版教材面世已近十年，去年我们组织百余名专家启动了第 2 版教材的编写工作，包括占编委总人数 15% 的院外乃至国外的专家，从一个崭新的视角重新审视长学制教材，并根据学科发展的特点，增加了新的口腔亚专业内容，使本套教材更加全面，保证了教材质量，增强了教材的先进性和适用性。

    说完教材，我想再说些关于八年制教学，关于大学时光。同学们在高考填报志愿时肯定已对八年制有了一定了解，口腔医学专业八年制教学计划实行"八年一贯，本博融通"的原则，强调"加强基础、注重素质、整体优化、面向临床"的培养模式，目标是培养具有口腔医学博士专业学位的高层次、高素质的临床和科研人才。同学们以优异成绩考入北京大学医学部口腔医学八年制，一定是雄心勃勃、摩拳擦掌，力争顺利毕业获得博士学位，将来成为技艺精湛的口腔医生、桃李天下的口腔专业老师抑或前沿的口腔医学研究者。祝贺你们能有这样的目标和理想，这也正是八年制教育设立的初衷——培养中国乃至世界口腔医学界的精英，引领口腔医学的发展。希望你们能忠于自己的信念，克服困难，奋发向上，脚踏实地地实现自己的梦想，完善人生，升华人性，不虚度每一天，无愧于你们的青春岁月。

    我以一个过来人的经历告诉你们，并且这也不是我一个人的想法：人生最美好的时光就是大学时代，二十岁上下的年纪，汗水、泪水都可以尽情挥洒，是充实自己的黄金时期。你们是幸运的，因为北京大学这所高等学府拥有一群充满责任感和正义感的老师，传道、授业、解惑。你们所要做的就是发挥自己的主观能动性，在老师的教导下，合理支配时间，学习、读书、参加社团活动、旅行……"读万卷书，行万里路"，做一切有意义的事，不被嘈杂的外界所干扰。少些浮躁，多干实事，建设内涵。时刻牢记自己的身份：你们是现在中国口腔界的希望，你们是未来中国口腔界的精英；时刻牢记自己的任务：扎实学好口腔医学知识，开拓视野，提高人文素养；时刻牢记自己的使命：为引领中国口腔的发展做好充足准备，为提高大众的口腔健康水平而努力。

    从现在起，你们每个人的未来都与中国口腔医学息息相关，"厚积而薄发"，衷心祝愿大家在宝贵而美好的大学时光扎实学好口腔医学知识，为发展中国口腔医学事业打下坚实的基础。

    这是一个为口腔事业奋斗几十年的过来人对初生牛犊的你们——未来中国口腔界的精英的肺腑之言，代为序。

徐　韬

二〇一三年七月

第 1 版序

北京大学医学教材口腔医学系列教材编审委员会邀请我为 14 本 8 年制口腔医学专业的教材写一个总序。我想所以邀请我写总序，也许在参加这 14 本教材编写的百余名教师中我是年长者，也许在半个世纪口腔医学教学改革和教材建设中，我是身临其境的参与者和实践者。

1952 年我作为学生进入北京大学医学院口腔医学系医预班。1953 年北京大学医学院口腔医学系更名为北京医学院口腔医学系，1985 年更名为北京医科大学口腔医学院，2000 年更名为北京大学口腔医学院。历史的轮回律使已是老教授的我又回到北京大学。新中国成立后学制改动得频繁：1949 年牙医学系为 6 年，1950 年毕业生为 5 年半，1951 年毕业生为 5 年并招收 3 年制，1952 年改为 4 年制，1954 年入学的为 4 年制，毕业时延长一年实为 5 年制，1955 年又重新定为 5 年制，1962 年变为 6 年制，1974 年招生又决定 3 年制，1977 年再次改为 5 年制，1980 年又再次定为 6 年制，1988 年首次定为 7 年制，2001 年首次招收 8 年制口腔医学生。

20 世纪 50 年代初期，没有全国统一的教科书，都是用的自编教材；到 50 年代末全国有三本统一的教科书，即《口腔内科学》《口腔颌面外科学》和《口腔矫形学》；到 70 年代除了上述三本教科书外增加了口腔基础医学的两本全国统一教材，即《口腔组织病理学》和《口腔解剖生理学》；80 年代除了上述五本教科书外又增加《口腔正畸学》《口腔材料学》《口腔颌面 X 线诊断学》和《口腔预防·儿童牙医学》，《口腔矫形学》更名为《口腔修复学》。至此口腔医学专业已有全国统一的九本教材；90 年代把《口腔内科学》教材分为《牙体牙髓病学》《牙周病学》《口腔黏膜病学》三本，把《口腔预防·儿童牙医学》分为《口腔预防学》和《儿童口腔病学》，《口腔颌面 X 线诊断学》更名为《口腔颌面医学影像诊断学》，同期还增设有《口腔临床药物学》《口腔生物学》和《口腔医学实验教程》。至此，全国已有 14 本统一编写的教材。到 21 世纪又加了一本《殆学》，共 15 本教材。以上学科名称的变更，学制的变换以及教材的改动，说明新中国成立后口腔医学教育在探索中前进，在曲折中前进，在改革中前进，在前进中不断完善。而这次为 8 年制编写 14 本教材是半个世纪口腔医学教育改革付出巨大辛劳后的丰硕收获。我相信，也许是在希望中相信我们的学制和课程不再有变动，而应该在教学质量上不断下功夫，应该在教材和质量上不断再提高。

书是知识的载体。口腔医学教材是口腔医学专业知识的载体。一套口腔医学专业的教材应该系统地、完整地包含口腔医学基本知识的总量，应该紧密对准培养目标所需要的知识框架和内涵去取舍和筛选。以严谨的词汇去阐述基本知识、基本概念、基本理论和基本规律。大学教材总是表达成熟的观点、多数学派和学者中公认的观点和主流派观点。也正因为是大学教材，适当反映有争议的观点、非主流派观点让大学生去思辨应该是有益的。口腔医学发展日新月异，知识的半衰期越来越短，教材在反映那些无可再更改的基本知识的同时，概括性介绍口腔医学的最新研究成果，也是必不可少的，使我们的大学生能够触摸到口腔医学科学前沿跳动的脉搏。创造性虽然是不可能教出来的，但是把教材中深邃的理论表达得深入浅出，引人入胜，激发兴趣，给予思考的空间，尽管写起来很难，却是可能的。这无疑有益于培养大学生的创造性思维能力。

本套教材共 14 本，是供 8 年制口腔医学专业的大学生用的。这 14 本教材为：《口腔组织学与病理学》《口腔颌面部解剖学》《牙体解剖与口腔生理学》《口腔生物学》《口腔材料学》《口腔颌面医学影像学》《牙体牙髓病学》《临床牙周病学》《儿童口腔医学》《口腔颌面外科学》《口腔修复学》《口腔正畸学》《预防口腔医学》《口腔医学导论》。可以看出这 14 本教材既有口腔基础医学类的，也有临床口腔医学类的，还有介于两者之间的桥梁类科目教材。这是一套完整的、系统的口腔医学专业知识体系。这不仅仅是新中国成立后第一套系统教材，也是 1943 年成立北大牙医学系以来的首次，还是实行 8 年制口腔医学学制以来的首部。为了把这套教材写好，教材编委会遴选了各学科资深的教授作为主编和副主编，百余名有丰富的教学经验并正在教学第一线工作的教授和副教授参加了编写工作。他们是尝试着按照上述的要求编写的。但是首次难免存在不足之处，好在道路已经通畅，目标已经明确，只要我们不断修订和完善，这套教材一定能成为北京大学口腔医学院的传世之作！

张震康

二〇〇四年五月

第 3 版前言

由北京大学医学出版社出版的"北京大学口腔医学教材"系列进入了第3轮的编写阶段，《口腔医学导论》是这套教材中的一本，而且是口腔医学生接触口腔医学所阅读的第一本教材。

编写这一教材的初心是为本科生提供一本启蒙书，引导学生进入口腔医学的殿堂，使学生早期接触口腔医学时有一个系统的认识，以利于更有针对性地学习基础理论和临床医学课程。口腔医学是一级学科，下设诸多二级学科，普通的医务工作者以及在口腔医学相关机构，如口腔医院和口腔医学会等单位工作的非口腔医学专业出身的工作人员，对于口腔医学专业的分科以及各个二级专业的学科内容缺乏了解，需要为他们提供一本介绍口腔医学及其分科概况的参考书，以利他们更好地工作。推而广之，对于大众而言，有一本相对浅显易懂的口腔医学书籍，阅读后也能对口腔医学有一个粗浅的了解，对于他们增进口腔保健知识、改善口腔健康行为也是有益的。从前两版发行的情况看，上述几个目的已达到，这本书受到了读者的普遍好评。

第3版教材继承前两版的编写原则和编写风格，以介绍学科基本知识和学科特色为主，深入浅出，通俗易读。第一章为概论，其余各章分别介绍各二级学科的定义、发展史、内容和特点、学习方式、与其他学科的关系、学科展望，全书架构基本统一。本版增添了新的一章节，即口腔全科医学，使本教材内容更加全面。口腔医学正在快速发展，新的概念、知识和技术不断涌现，书中相应内容也进行了更新。

参加本书编写的人员基本保留上一版的编者，又充实了一批中青年学者，体现老、中、青结合的原则，从而使编写队伍具有更好的传承性和更强的活力。

本书第1版的主编之一王嘉德教授为我院的教学改革和本书编写做了大量开创性工作，作出了重要贡献。现在，她已离我们而去，我们深切地怀念她！第1版、第2版主编冯海兰教授和第2版主编郭传瑸教授出色的主编工作为本书的修订再版奠定了很好的基础，谨向他们表示衷心感谢！傅民魁教授参与了前两版的编写工作，现在他离我们而去，谨向他表示深深的敬意！江泳主任医师和潘洁主任医师作为本书的副主编，做了大量组织和编辑工作，一并致以深切的谢意！

由于我们的水平和知识面的限制，书中缺点和错误在所难免，我们诚恳欢迎广大读者和同道提出批评和建议，以便再版时改进。

俞光岩

2021 年 1 月

第 2 版前言

供八年制使用的第 1 版《口腔医学导论》受到了广大口腔医学生的好评，是一本引导学生进入口腔医学殿堂的启蒙书；同时，对大众也是一本难得的口腔医学科普读物，对患者又是一本了解病情、自我防治的枕边书，得到了多方的肯定和厚爱。

自《口腔医学导论》第 1 版出版以来，口腔医学领域涌现了不少新的知识、理论和技术，口腔医学教育也在不断发展。为了适应发展的需要，有必要更新教材内容，因此组织了本书的再版编写工作。

本书编写仍采用第 1 版的框架，编写形式保持了第 1 版的风格，着重介绍口腔医学的基本知识，内容涵盖口腔医学的各个方面，既有经典概念，又有最新发展；文字简洁、易懂，力求既有教科书特点，又有很强的通俗性和可读性。

本版除基本保留原编者外，又充实了近 10 位中、青年学者，从而使编写队伍更加年轻化，以适应编者梯队建设的需要。

王嘉德教授在第 1 版的编写工作中做了大量的贡献。为了培养编写队伍，使本书有更好的传承，她不再担任本版的主编工作。对王嘉德教授在第 1 版教材编写中所作的贡献表示衷心感谢。

江泳主任医师作为本书的副主编，进行了大量的编写组织及书稿整理工作。

由于水平和知识面的限制，缺点和错误在所难免，我们诚恳欢迎广大师生和同道提出批评和建议，以便再版时改进。

冯海兰　郭传瑸

第1版前言

《口腔医学导论》是口腔医学书坛中的一本新书。该书的问世是口腔医学教育改革的一个新的尝试。国家教育部于1996年7月在全国高校开展"面向21世纪教学内容和课程体系改革"计划，关于口腔医学的教改项目由北京大学口腔医学院（原北京医科大学口腔医学院）联合原华西医科大学口腔医学院、上海第二医科大学口腔医学院、湖北医科大学口腔医学院、白求恩医科大学口腔医学院和上海铁道大学口腔医学院共同承担，历时5年，目前该项目的研究结果已初见成效。"口腔医学导论"课的开设，正是诸多改革成果中的一项。它是改革分段式教学，打破基础与临床的界限，将"早期接触口腔专业和临床"从口号变为实际行动的重要步骤。

以往受传统的生物医学模式为基础的课程体系影响，口腔医学五年制的学生在大学第四年之前，甚至对口腔医学还一无所知。这样如何能培养热爱专业、能将所学知识融会贯通、有创新性的跨世纪人才呢？为了顺应口腔医学教育改革的需要，北京大学口腔医学院率先在大学一年级第二学期开设了"口腔医学导论"课。1999年，这门课程在40余位亲自授课的中青年骨干老师的辛勤劳动下诞生了。各位老师以其渊博的知识、通俗幽默的语言、精美的图画和高超的讲课艺术给繁忙在"枯燥的"基础课中学习的学生打开了一扇清新空气扑鼻而来的窗户，展示了口腔医学生绚丽多彩的未来。同学们兴奋地说："原来口腔医学根本不是世俗所见的江湖医术，而是有丰富内涵的能造福于万民的科学！'口腔医学导论'仿佛一把照明的火炬，让我们发现了掩藏在黑暗中的瑰丽"；"感谢'导论'，丰富了我的知识，推开我的心理障碍，为我打开一片新天地！使我愿用全部身心、毕生精力去做个合格的口腔医生"；"当老师把我们引到口腔医学殿堂之前，我看到了它的前途、它的希望，值得我为之付出心血！"。短短的36学时课程，学生竟能总结出如此精辟的语言："颌面外科生动、修复科精巧、儿科深谋远虑、正畸科独具匠心、黏膜科博大精深、预防科先天下之忧而忧……"

经过3年本科生的教育实践，我们发现需要一本教材，这就是编写此书的初衷。该书力求通俗，使初学者易读；力求语言简洁而又内容丰富，涵盖口腔医学的各个方面；力求既有口腔医学的经典概念，又有最新的发展；力求脉络清晰，层次分明，给人以深刻印象。

《口腔医学导论》对于本科生来说，是一本启蒙书，是引学生进入口腔医学殿堂的入门书。开设"口腔医学导论"课程的目的是使口腔医学院的学生从一年级就开始接触口腔医学的一些基本概念，了解所选择专业的概况。这是口腔医学专业知识在基础与临床阶段的早期渗透，有利于学生结合口腔医学专业学好基础与临床课程，有助于改变学生的知识结构，扩大综合的知识面。

《口腔医学导论》对于希望猎奇的普通读者，则是一本可读性强的科普读物，内容既简洁又丰富，文字既通俗又富有哲理，使人在较短的时间内就可从无知的门外汉到略知一二。

《口腔医学导论》对于口腔医学三级学科专业定向的研究生、进修生来说，是一本帮助回忆复习其他专科知识的工具书，便于及时查阅有关知识概念。

《口腔医学导论》对于对未来充满幻想的高中生来说，是一本帮助选择专业的自学书。

　　《口腔医学导论》对患有口腔疾病的患者来说，又是了解病情、自我防治的科普书。总之，愿这本书给每一位热衷于口腔医学的读者以启迪和帮助。

冯海兰　王嘉德

2001 年 3 月

数字切片索引

目　录

第一章　口腔医学概论

A Brief Introduction of Stomatology

口腔医学（stomatology）是医学门类中独立的一级学科，以维护和促进口腔健康为目的，以防治口腔器官和口颌系统疾病为主要内容，在国际上与牙医学学科相对应。

第一节　口腔医学的学科组成和特点
Discipline Compositions and Features of Stomatology

口腔医学在多数综合医院中只是一个科室，但在学科布局上是等同于临床医学的一级学科，在口腔医学院校和有一定规模的口腔医疗机构内由诸多分支学科或专业组成，具有鲜明的学科特点。

一、口腔医学的学科组成

作为一级学科，口腔医学分为口腔基础医学和口腔临床医学两大部分。其中口腔基础医学包括：①口腔生物学；②口腔材料学；③口腔颌面解剖学；④口腔生理学；⑤殆学；⑥口腔生物化学；⑦口腔组织病理学（包括胚胎发育）；⑧口腔微生物学；⑨口腔免疫学；⑩口腔分子生物学；⑪口腔生物医学工程学等。口腔临床医学包括：①口腔临床病理学；②口腔颌面医学影像诊断学；③牙体牙髓病学；④牙周病学；⑤口腔修复学；⑥口腔正畸学；⑦口腔黏膜病学；⑧儿童口腔病学；⑨口腔预防医学；⑩口腔颌面外科学；⑪口腔颌面种植学；⑫口腔麻醉学；⑬口腔临床药物学等。有的医疗机构还设有老年口腔病科、残障人口腔治疗科等。在研究型口腔医学院和口腔医院，学科更细化，设有口腔颌面-头颈肿瘤科、口腔颌面整形科、口腔医学美容科、口腔颌面创伤科、正颌外科、颞下颌关节病科、口腔颌面赝复学科以及口腔康复学科等。

二、口腔医学的特点

1.口腔医学既是医学的一部分，又具有鲜明的独立性。口腔器官和口颌系统是人体不可分割的部分，口腔健康是全身健康的重要组成部分，口腔疾病与系统性疾病和全身健康密切相关，如牙周疾病与糖尿病、心血管疾病、胃炎、胃溃疡以及早产和低出生体重儿等相关联，白血病、艾滋病和麻疹等系统性疾病可以在口腔出现相应的表征。作为医学的一个分支，口腔医学无论在基础理论、研究方法，还是某些疾病的特征与治疗原则均与临床医学相一致，如口腔颌面部炎症、外伤、肿瘤、口腔黏膜病、面痛等与全身其他器官的相应病变具有同一性。颅颌骨的成骨和破骨研究与其他部位骨的研究在研究方法、技术、使用的仪器和试剂，甚至在研究程序和步骤上都是相同的，在分子水平的研究上没有区别。因此，口腔医生首先应该是一名医生，掌握基础医学和临床医学的基本知识和理论。同时，口腔和颌面部特殊的解剖结构和功能，使口腔医学具有其本身的鲜明特点，充分认识这些特点，才能掌握口腔疾病的诊治规律。基础研究也才有临床转化的针对性，使研究更有意义。

2. 牙齿——特殊器官可以引起特殊疾病。牙齿是口腔医学的核心所在，牙齿的组织结构特点导致了牙齿疾病的特殊性。牙齿的生长发育、咬合排列可引起相邻器官的疾病，也受相邻器官的制约和影响。牙齿是全身最硬的组织，其中来自于外胚叶的牙釉质硬度最大，釉质覆盖在牙齿的表面。牙本质的硬度次之，牙骨质与骨组织的成分类似，但其硬度较身体其他部位骨质低。由于牙齿的硬度，使其能耐受数十年每日难以计数的碰撞，而只有少量磨耗，不断地行使功能并维持终身。但是，釉质易遭受破坏，且表面有细小的沟窝点隙，是细菌容易孳生的部位，也是龋齿好发的部位。老年人牙根暴露，也极易患根面龋。如果用人工材料修复牙齿必须考虑牙齿的硬度，这也是色泽、硬度均佳的陶瓷材料最受青睐的原因之一。

牙髓腔位于牙本质深层，在牙体硬组织的包围之中，惟借狭窄的根尖孔与外界相通，因此在发生炎症时，牙髓内压力升高，产生剧痛，牙髓组织也容易坏死。牙髓腔内的牙髓包括形成牙本质的细胞和营养牙体组织的血管、神经。牙髓内的神经末梢，只有痛觉感受器，无定位感受器，所以不论冷、热、酸、甜、触压等任何刺激，都会引起痛觉反应，而缺乏明确的定位能力。因此，"牙疼"是到口腔科就诊患者最多的主诉。牙髓炎也是人体器官对炎症反应的共同表现"红、肿、热、痛"中的唯一例外，牙髓炎仅有疼痛，看不到"红、肿、热"的表象。因此人们常说"牙疼不是病，疼起来要命"。

人一生有两副牙，即乳牙和恒牙。有两副同种器官，随着年龄增长而自然更替，这在人体也是唯一的。乳恒牙依一定规律交替，这个规律或某一环节发生问题，则会产生疾病，如"错𬌗畸形"。"错𬌗畸形"与医学中其他疾病相比，无论是发病原因、诊断方法，还是治疗方法，均有很大区别。

3. 口腔疾病（oral diseases）是人类最常见的疾病之一。人体有恒牙28～32颗，而其他器官最多只有两个，如眼、耳、肾等。这种数量上的悬殊差异，决定了它的发病率必然高。况且，由于局部因素、全身因素、先天因素和环境因素等作用，龋病和牙周病的发病率很高。世界卫生组织（WHO）在《全球口腔健康报告》中曾指出：口腔疾病是继癌症和心血管疾病之后的世界第三大慢性非传染性疾病。据全国第四次口腔健康流行病学调查（2015）结果显示：12岁儿童的恒牙龋患率为38.5%，35～44岁中年成人组为89.0%，65～74岁老年组高达98.0%。牙周炎的发病率也很高，仅以牙龈出血检出率为例，12岁儿童为58.4%，35～44岁年龄组为87.4%，65～74岁年龄组为82.6%。口腔疾病既影响人民的健康水平和生活质量，也给社会带来沉重的经济负担。因此，口腔疾病的预防十分重要。

4. 口腔疾病的诊疗过程与口腔设备器材密切相关。与临床医学相比，口腔疾病诊疗过程中，不需要太多的药物，而经常需要与口腔设备、器械和材料打交道，如利用金属、树脂、陶瓷材料等来进行牙体和牙列的修复。据不完全统计，口腔医学涉及的各种材料和器械多达4000～5000种。因此，口腔医学生除了学习和掌握医学以及生物学知识之外，还要学习和掌握口腔设备学、口腔材料学、口腔理工学等课程，具备理工学的基础。口腔医学专业和口腔设备器材产业是口腔医学事业发展的两翼，口腔医学的发展依赖于口腔设备、器械和材料的进步，口腔专业工作者要积极参与口腔设备器材的研发，以促进口腔医学的发展。

5. 口腔医学的实践性和操作性很强。口腔疾病的诊疗过程大多数与操作有关，操作水平的高低直接影响到最终的疾病治疗效果。口腔医学是科学与艺术紧密结合的学科，高水平的医疗既要有准确的诊断和精密的设计，也要有灵巧的双手和规范精细的操作来实施。因此，口腔医学生既要系统学习和掌握理论知识，也要十分注重实践技能的训练，做到"懂理论，会实践"。

（俞光岩 冯海兰）

第二节 口腔医学发展史
History of Development of Stomatology

有了人类，就有了人类历史。有了人类，就有了医疗活动，并逐渐发展分化出口腔医学，也就有了口腔医学史。口腔医学是人类医学活动中的一个重要组成部分，它的发展是伴随着人类的发展及医学的发展，从巫医不分的时代开始，经过对疾病的观察与治疗的实践，不断深入，不断发展，从而进入建立在生命科学、理工学及社会人文学等多学科基础上的现代口腔医学的新时代。

一、中国口腔医学发展史

中国是历史悠久的文明古国，也是人类起源和发展的重要地区。在我国，迄今为止发现最早的人类化石是云南省元谋县出土的猿人牙齿化石，距今已有 170 万年左右。从古人类化石中我们可以看到，自古人们就患有口腔疾病，而我国古代人民对口腔疾病的认识与治疗，为口腔医学发展做出了重要贡献。

（一）中国口腔医学的起源

1. 旧石器时代（170 万—1 万年前）人类口腔变化特征与疾病 旧石器时代是人类以石器为主要劳动工具的早期，使用打制石器为主。人类的发展分为猿人、古人、新人三个阶段，与旧石器时代的初期、中期和晚期相对应。在中国，以上三个阶段都发现有哺乳动物或人类的化石，这些化石有助于我们认识人类发展的过程。牙齿是人体中最坚硬的组织，不易腐败且不易受风化作用的影响，所以古人类化石的绝大多数是以牙齿、颌骨、头骨的形态被发现的，从这些化石中我们可以了解人类发展不同阶段的颌面部特征、口腔情况及古代人类的口腔疾病。

（1）猿人阶段（相当于旧石器时代初期）：1965 年在云南元谋发现两个元谋猿人的中切牙化石，距今约 170 万年，这是我国发现最早的古人类化石。1963 年在陕西蓝田县发现了一个距今 65 万年的老年女性猿人的完整下颌骨化石。其右下第一恒磨牙颊侧牙槽骨萎缩，近远中根暴露到根分歧部，右下第二磨牙和第二前磨牙的牙槽骨萎缩为根长的约 1/3。这些病变充分说明右下 3 颗后牙患有牙周病，为猿人已经患有牙周病提供了确凿的证据。另外，牙冠的硬组织仅余一半或更少，大部分已经磨损，这是我国现已发现的最早的患有牙齿磨损疾病的猿人化石。

猿人阶段以北京猿人（50 万—60 万年前）为代表，1927—1951 年在北京周口店发现男女老幼 40 余个北京猿人化石，其口腔颌面部及牙齿特征为头骨较厚、眉弓突出、嘴巴前伸、多颏孔，为 2～4 个不等；上下颌关系为钳状（对刃），牙冠和牙根部都较现代人硕大、粗壮，前牙舌面呈铲形，磨牙牙冠结构复杂（下磨牙冠部有 5～6 个结节），但牙冠的高度则相对低矮，也可见到牙周病及牙齿磨损疾病。

（2）古人阶段（相当于旧石器时代中期）：此阶段现已发现的留存化石较少：1954 年在山西襄汾县发现丁村人的 3 个牙齿化石，年龄约 13 岁，距今约 30 万年前；1956 年在湖北长阳县发现长阳人的上颌骨和牙齿化石，距今约 30 万年前；1922 年在内蒙古伊克昭盟（现鄂尔多斯市）发现 1 个河套人牙齿化石，距今约 10 万年前。

（3）新人阶段（相当于旧石器时代晚期）：1975 年在山西省阳高县发现了距今 10 万年的古人阶段的头骨化石，其中一块儿童上颌骨和牙齿化石中牙冠有明显的黄褐色凹陷，这是氟牙症的遗迹。它的表现与现今生活在那个地区的居民的氟牙症基本相同，说明当地的水源含氟量一直很高。

1951 年在四川资阳县发现资阳人的头骨和牙齿化石，这个化石头骨完整，其上颌磨牙区牙槽骨部位有明显的病理变化，经鉴定认为这是由于生前曾患过慢性局限性骨髓炎，距今约 10 万年以内，也有观点认为该化石距今约 3.5 万年。1958 年在广西柳江县发现柳江人的头骨和牙齿化石，右上第二磨牙有龋齿遗迹，距今 4 万～5 万年。这是我国发现的最早的龋齿遗迹。从猿人到新人的发展过程中，颌面部及牙齿形态变化明显，主要表现在：牙齿的牙冠和牙根变小，牙面趋向平整；上下牙槽骨向后缩，随着牙齿体积缩小使下颌明显后退，形成了颏，咬合关系为中性。这些成为现代人类颌面部和牙齿形态的基本特征。

2. 新石器时代（1 万—4 千年前）人类头骨中的口腔疾病状况   旧石器时代之后，即进入中石器时代，除打制石器外，人类开始使用磨制石器。我国在中石器时代的历史资料较少，中石器时代的结束期也因地而异，最早的结束期距今约 1 万年，就进入新石器时代。

新石器时代是石器时代的最后一个阶段，这时人类广泛使用磨制的石器，开始从事农业和畜牧，能够制造陶器和进行纺织，定居生活成为可能。在此基础上，人类生活得到了更进一步的改善，开始关注文化事业的发展，人类开始出现文明。

目前我国发现的这个时期的各种类型文化遗址已达 3000 多处，资料极为丰富。新石器时代的人类口腔疾病的患病率已很高，其中龋齿、牙周病已成为常见的口腔疾病（原因可能是随着农耕的发展，人们更多地食用小麦、稻米这些淀粉含量很高的食物，而它们残留在牙齿表面，很容易导致龋齿）。还可以见到由龋齿、重度磨损导致的并发症，如根尖病变、牙弓宽大；第三磨牙萌出率比现代人高得多，但已开始有牙列拥挤及第三磨牙阻生现象。𬌗畸形患病率高达 26%，并可见到因下颌骨生长异常所造成的面部不对称畸形。这些情况反映出从新石器时代开始，龋齿等主要的口腔疾病已经严重危害人类的健康。

新石器时代遗址的人骨化石中，发现有一些特殊表现，据推测可能和拔牙、含球等习俗有关。

（1）拔牙习俗：我国山东、江苏及广东等地区的新石器时代人骨中常可见到生前拔牙的遗迹。超过半数的两性个体生前缺少上颌侧切牙，其牙槽骨愈合良好，看不出因病变而拔牙的遗迹。由此推断是由于这个时期有拔牙习俗而造成的。

（2）含球习俗：我国考古工作者在鉴定新石器时代骨化石时，发现了一些颌骨异常磨损变形的标本。其变形表现为磨牙牙冠颊侧有异常磨损面，同时下颌磨牙区的牙槽骨向舌侧退缩，形成一个近似半圆的凹陷。研究者在一个大约 6 岁儿童的下颌骨旁发现了陶球，说明这种异常磨损是由于口腔内长期含球的机械原因所造成。这种习俗始于幼年，其含球时间长短与磨损程度密切相关，严重者可同时出现牙槽骨萎缩，牙根暴露，甚至磨牙早期脱落。

（二）奠定古代口腔医学基础的时期（殷商、周秦、两汉、三国、两晋、南北朝）

人类有了语言，就可以积累知识形成文化。有了文字，就可以记录语言、交流资讯。文字打破了时间和空间上的限制，扩大了语言的交际功用，将人类社会的原始阶段和文明阶段区分开来。

最早的汉字大约在夏代产生（约公元前 21 世纪—约公元前 16 世纪）。最早的成体系汉字，是发现于河南安阳的甲骨文，产生于公元前 16 世纪—公元前 11 世纪的殷商时代。汉字的产生，奠定了中国古代口腔医学发生发展的基础。

1. 殷商时代的口腔医学（公元前 16 世纪—公元前 11 世纪）　殷商时期医巫不分，他们认为所有的疾病都是因为天意、鬼神的作祟和惩罚所造成的，因此他们采用的治疗方法是卜求上天祖先来预测吉凶祸福，期望祖先赐福，使疾病早日痊愈。殷代王室行事，不论大小，都要占卜以决吉凶，事后史官将卜辞刻在骨面上，作为档案保存起来，此即为后世所发现的甲骨文。

据周大成教授考证，甲骨文中与口腔疾病有关的卜辞有 5 类：疾口、疾齿、龋齿、疾舌、疾言。甲骨文中有我国最早对龋齿的记录。疾齿的卜辞非常多，证明殷商时期牙病已是常见病了。例如："贞，疾齿，御于父乙"，卜辞的意思是殷王武丁患牙病，以为是先父小乙作祟所致，乃向其先父举行御祭，求其赐愈。此外，疾口、疾舌和疾言分别表示占卜口腔黏膜病、舌病及发音困难或声音嘶哑的疾病。

2. 周秦时代的口腔医学（公元前 1066 年—公元前 207 年）

（1）最早的医学分科和医事制度：周代的医学比起殷商时代有了较大的进步，此时巫、医已经分开。在医学组织上，已经有了新的分工，这是我国医学分科的开始。医师分为 4 科——食医、疾医、疡医和兽医，分别相当于现代的营养医师、内科医师、外科医师和兽医师，并建有医务人员考核制度及医案制度。

秦代在医事制度方面，医官有太医令丞，主医药，还有太医令、侍医、太医等。

（2）《黄帝内经》中有关口腔医学方面的论述：《黄帝内经》是我国最早的医学经典著作，大约成书于战国时代。内容包括《素问》九卷，偏重于中医人体生理、病理学、药物治疗的基本理论，论述了人体的发育规律与自然的相应关系、养生原则和方法，运用阴阳五行学说、脏腑学说对各种疾病的治疗原则和方法作了阐述；《灵枢》九卷，论述针灸理论、经络学说和人体解剖。

《黄帝内经》的问世，标志着中国医学由单纯的积累经验，发展到系统的理论总结阶段，为中医学的发展提供了理论依据。《黄帝内经》中口腔医学方面的内容非常丰富，所叙述的口腔解剖、口腔生理以及用阴阳五行观念分析龋齿、牙周病、口腔黏膜病的观点为口腔医学的发展奠定了理论基础。《黄帝内经》中有关口腔医学方面的认识和描述如下。

1）在口腔生理方面关于牙萌出、脱落时间的认识："女子七岁，肾气盛，齿更发长……三七，肾气平均，故真牙生而长极……丈夫八岁，肾气实，发长齿更……三八，肾气平均，筋骨劲强，故真牙生而长极……五八，肾气衰，发堕齿槁……八八，则齿发去。"认为女子 7 岁和男子 8 岁开始换牙，女子 21 岁和男子 24 岁智齿萌出。

2）对口腔形状的认识："唇至齿长九分，口广二寸半，齿以后至会厌深三寸半，大容五合，舌重十两，长七寸，广二寸半。"这是最早对口腔形状的描述，反映了当时对人体解剖的认识程度。

3）对龋齿的认识："齿龋，刺手阳明，不已，刺其脉入齿中，立已。"这是针刺治疗龋齿的方法，也是治疗龋齿的最早记录。"诊龋齿痛，按其阳之来，有过者独热。在左左热，在右右热，在上上热，在下下热"，这是根据压痛部位来诊断龋齿。

4）对牙周病的认识："故骨髓不濡，即肉不着骨。骨肉不相亲，即肉濡而却，故齿长而枯，发无润泽。"认为龈部柔软、退缩，致牙齿根部暴露，使牙齿（临床冠）变长，是牙周病的原因。"齿长而垢"为牙龈退缩，牙齿变长，齿附污垢，这是牙周病的表现之一。

5）对口腔黏膜病的认识：《黄帝内经》中对口腔糜烂、口疮、舌病、口干、口苦等有详细记载，并对口腔黏膜病与全身的关系和系统性疾病的口腔变化都有介绍。

3. 两汉三国时代的口腔医学（公元前 206 年—公元 265 年）

（1）马王堆汉墓出土帛书中有关口腔医学方面的论述：1972 年，我国开始对马王堆汉墓进行了科学的发掘，在这群墓葬中出土了大批文物及帛书，其中包括《足臂十一脉经》《阴阳十一脉灸经》《脉法》《五十二病方》《养生方》等。经鉴定，认为这些书大部分成书年代在《黄帝内经》之前，是我国现存的最早医方。

《足臂十一脉灸经》《阴阳十一脉灸经》中有关于牙齿疼痛治疗的内容，表明在《黄帝内经》以前，已用灸法治疗口腔疾病，同时表明古代是先有灸法，针是在冶炼术发达后才有。

《五十二病方》是马王堆汉墓中出土的 14 种医书中内容最丰富的一种，是已发现的最古医方，为公元前的写本，记录了 52 种疾病，所用的治疗方法和方剂达 283 个，涉及内、外、妇、儿、五官各科，尤以外科最为突出。书中有一段关于牙齿充填方面的论述："贰（蝕）食（蚀）齿，以榆皮，白□，美桂而并□□□□傅空（孔）□"。这是一种以药物填孔治疗龋齿的方法，即用榆皮、白□、美桂填充牙齿的龋坏部分。据《中国药学大辞典》谓："榆皮研末，以水调和，可用以粘物，胜于胶漆"。白□，可能是白芷，味辛温、芳香，可用以治口齿气臭及风热牙痛，再加上美桂等其他药物就可用以"傅孔"，即充填牙齿的空洞。这是我国口腔医学史上最早的龋齿充填记录。

（2）我国第一例龋齿诊籍：西汉医学家淳于意曾做过齐国太仓长，人称太仓公或仓公。司马迁撰写的《史记·扁鹊仓公列传》中详细介绍了淳于意治疗过的 25 例诊籍（即现在的病历），诊籍中记录了内、外、妇、儿各种疾病。其中值得介绍的是口腔科方面的龋齿症例："齐中大夫病龋齿，臣意灸其左太阳明脉，即为苦参汤，日漱三升，出入五六日，病已，得之风，及卧开口，食而不漱。"该诊籍将患者姓名、病名、灸法、药名、用法、病程、病因等，记录得非常清楚。淳于意首先对疾病作出正确诊断，分析其致病的原因，指出"病得自风气，以及睡觉时张口，食后不漱口"是致龋因素。对龋齿的治疗采用了多种治疗方法，首先灸左手阳明脉，后用苦参汤漱口，最后对病程及预后做了交代，医案全面完整。这是我国现已发现的第一例龋齿诊籍，成为我国口腔医学史中极其珍贵的资料，淳于意本人也被誉为我国口腔科医师的鼻祖。

（3）张仲景在口腔医学方面的贡献：张仲景（公元 150—154 年至公元 215—219 年），名机，字仲景，东汉末年著名医学家，被称为医圣，著有《伤寒论》《金匮要略》和我国第一部口腔医学专著《口齿论》。《口齿论》现已遗失，该书曾被多种医书引用过。

张仲景首先应用砷剂治疗牙齿，他在《金匮要略》中提到了"小儿疳虫蚀齿方：雄黄、葶苈、右二味末之，取腊月猪脂熔，以槐枝裹头，四五枚，点药烙之"。雄黄亦名石黄，化学成分为硫化砷（As_4S_4）或二硫化二砷（As_2S_2）。这是世界上最早记载用砷剂治疗龋齿（牙髓炎）的方法，是我国口腔医学中的四大发明之一，比美国 Spooner 用三氧化二砷治疗牙齿要早 1600 余年。

（4）我国最早对氟牙症的认识：嵇康（公元 223—262 年）是三国时代魏国文学家、思想家、音乐家。在其著作《养生论》中记有"齿居晋而黄"。是说住在山西的人，他的牙齿是黄的。这种黄牙即为现在的氟牙症，这是世界上第一个认识氟牙症的人，比 1901 年美国 Eager 发现氟牙症要早 1600 余年。

（5）最早的牙签：1967 年发掘三国东吴的高荣墓，其随葬品中有金制的剔牙签，这是我国最早的牙签，距今已有 1700 余年的历史。

4. 两晋南北朝时期的口腔医学（公元 265—589 年） 此阶段口腔医学的最大成就是手术方法治疗唇裂。《晋书·魏咏之传》中记录了我国最早的唇裂手术，原文："魏咏之，……生而兔缺，年十八……医曰：'可割而补之，但须百日进粥，不得笑语。'……仲堪于是处之别室，令医善疗之。遂闭口不语，唯食薄粥……"这里明确指出唇裂可以手术修补，而且包括术后用流质饮食、不得与人谈笑等很合理的术后注意事项。

（三）隋唐及五代十国时期的口腔医学（公元 581—960 年）

隋唐时期是中国封建社会的鼎盛时期。由于经济文化的繁荣，医药学得到迅速发展：造纸、雕版印刷技术的发达，给医学方面增添了新的成就；医学学校的发展，培养出大量的医学人员；医学家辈出，医学著作大量出现。我国古代有关口齿疾病的著作大多数合并在医学著作之中，如隋代的《诸病源候论》（又名《巢氏病源总论》），唐代的《外台秘要》和《千金方》。唐代邵英俊所著的口腔医学专著有《邵氏口齿论》《排玉集》等，但均遗失。

医学分科中有了耳目口齿科，这是我国口腔医学分科的开始。同期的医学教育中有了耳目口齿科，4 年学成，这是我国口腔医学教育的开始。这一时期在口腔疾病病因、治疗及预防上都取得了重大的进展。

1.《诸病源候论》对口腔医学的论述　《诸病源候论》是隋朝太医博士巢元方组织撰写的。全书共 50 卷，包括 1700 多种病候，该书的病因、病理解释，基本上根据《黄帝内经》的理论加以阐发，概括了隋以前各家病源学的研究成果。其最大的特点是对于各种疾病的记载都比较详细，专讲病源和症候，不记载药方。其中卷 29 为《牙齿诸病候》，共 21 论；卷 30 为《唇口诸病候》，共 17 论。书中全面系统地记载了口腔主要疾病的病因及症状。

（1）对牙痛病因的认识：《牙痛病候》记载："手阳明之支脉，入于齿，若髓气不足，阳明脉虚，不能荣于牙齿，为风冷所伤，故疼痛也。又有虫食于牙齿，则齿根有孔，虫居其间，又传受余齿，亦皆疼痛。"说明巢元方已经认识到龋齿和牙周疾病是引起牙痛的两个主要原因。

（2）全面论述牙周病的病因与症状：该书在《齿龈肿候》《齿间出血候》《齿挺候》和《齿动摇候》中分别叙述了牙龈肿胀、牙龈出血和牙齿动摇的病因，以及牙周病引起齿龈萎缩而导致牙齿突出的症状。并在《齿音离候》中对严重牙周病进行了生动形象的描述："齿音离者，是风冷客于齿龈间，令齿龈落而脓出，其齿则疏，语则齿间有风过之声，世谓之齿音离也。"

（3）对口腔黏膜病的进一步认识：①对口疮的认识：《口舌疮候》中将口疮的病因与临床检查的脉象结合起来观察，将对口疮的认识更加提高了一步。另外，在传染性疾病中介绍了《伤寒口疮候》《时气口疮候》及《热病口疮候》，反映了当时已经认识到传染病与口疮的关系，在口疮病因方面有了更深入的理解。②对唇病的认识：《唇疮候》中对慢性唇炎的阐述详细而生动，强调了其"积月累年，乍瘥乍发"的慢性特点。③对鹅口疮的认识：《鹅口候》记载"小儿初生，口里白屑起，乃至舌上生疮如鹅口里，世谓之鹅口。"这是对本病的最早记录，病因和症状的描述都是正确的，为中医口腔医学的发展做出了贡献。

（4）关于拔牙的记载：《拔齿损候》中"手阳明，足阳明之脉，并入于齿，拔齿而损脉者，则经血不止，藏虚而眩闷"阐述了拔牙后出血的原因，指出血若不止可引起出血性虚脱。说明当时拔牙已是经常进行的手术了，人们才能认识其并发症。

（5）对口腔预防方面的认识：书中在主要疾病的下方都附有"其汤熨针石，别有正方，补养宣导，今附于后"的记载，说明作者对口腔疾病预防方面的重视。《牙齿诸病候》的养生方共介绍了叩齿、咽津、漱口三种方法。叩齿："鸡鸣时，常叩齿三十六下，长作之，齿不蠹石，令人齿牢。"咽津："人能恒服玉泉，必可丁壮颜悦，去虫牢齿，谓口中唾也。"漱口："食毕当漱口数过，不尔，使人病龋齿。"

2. 孙思邈对口腔医学的贡献　孙思邈（公元 581—682 年）是唐代著名医药学家。他一生在医药卫生方面的成就主要反映在他的代表作《备急千金要方》《千金翼方》（合称《千金方》）中，被后人誉为"药王"。

（1）孙思邈的医德思想：《备急千金要方》在"大医习业第一""大医精诚第二"及"治病略例第三"中记载了很多关于医德方面的观点，阐述了医学生在接受医学技术教育的同时应该接受医德教育。主张："凡大医治病，必当安神定志，无欲无求。先发大慈恻隐之心，誓愿普救含灵之苦，若有疾厄来求救者，不得问其贵贱贫富，长幼妍蚩，怨亲善友，华夷愚智，善同一等。"指出医生要具备职业道德，不为名利，把救死扶伤、保护人民的健康看成是自己的职责。只有这样，医生才能对所来的患者不论地位高低、权力大小、贵贱贫富、知识多少、容貌美丑、关系亲疏都能一视同仁。在治疗上要求医生："亦不得瞻前顾后，自虑凶吉，护惜生命，见彼苦恼，若已有之，深心凄怆，忽避，昼夜寒暑，饥渴疲劳。一心赴救，无作功夫形迹之心，如此可为苍生大医，反之则是含灵巨贼。"即要求医生要认真负责、一丝不苟地及时诊治患者，不得患得患失、粗心大意、敷衍马虎地处理，明确指出对患者极端负责是医生必须具备的职业品德。

孙思邈认为医疗技术也是衡量医德规范的重要内容。书中记载："……也有愚者读方三年，便谓天下无病可治，及治病三年乃知天下无方可用，故学者必须博及医源，精勤不倦，不得道听途说而言医道已了，深自误哉。"这是要求医生要刻苦钻研医疗技术，要博览医书，不能道听途说，对每一个问题都要认真思考，深入研究。另外，孙思邈要求医生要有一定的道德修养，不应"道说是非，议论人物，炫耀声名，訾毁诸医，自矜己德，偶然治瘥一病，则昂头戴面，而有自许之貌，谓天下无双"，指出医生要谦虚谨慎，不能骄傲自大、自以为是、打击同行。又云："大医之体，欲得澄神内视，望之俨然，宽裕汪汪，不皎不昧，不得多语调笑，误谑喧哗。"说明医生的仪表要整洁大方，说话适当，态度要和蔼，提高自己在患者面前的信任感，只有这样才能成为人民需要的医生。

根据上述孙思邈的医德论述，足以看出传统医学中，包括一些可贵的医学思想和高尚的医德，今天读来仍有深刻的教育意义，我们应当继承和发扬。

（2）《千金方》中的口腔医学论述：孙思邈的《千金方》保存了唐朝以前的主要药方，他按口、齿、唇、舌四部分论述了治疗各种口腔疾病的药物、方剂及外治方法。在药物方面，他对某些疾病总结出特效的治疗方剂：如用蔷薇根、角蒿治疗口疮；用附子、细辛治疗龋齿；用生地治疗齿根动、痛；用盐治疗齿根肿、痛、出血；用豆蔻、丁香治疗口臭。除上述内治方法外，书中还介绍了多种外治方法：其中齿病的治疗方法有熏法、含法、灸法和吹法，此外还有治疗牙周病、黏膜病及颞颌关节脱位的傅法、贴法、洗法、烙法、手术方法及手法。

孙思邈在研究治疗口腔疾病的同时也很重视口腔预防保健。在《齿病论》中，提出了预防龋齿及牙周病的方法，谓："每旦以一捻盐内口中，以暖水含，揩齿及叩齿百遍，为之不绝，不过五日，口齿即牢密。"盐水漱口和揩齿既是我国防治龋齿及牙周病的优良传统，也是孙思邈对口腔医学的重要贡献之一。

3. 王焘《外台秘要》中的口腔医学论述　王焘（公元670—755年）搜集了由汉至唐五六十种古代方书和唐代新作数百卷，辑录了唐以前的医书和疾病理论及方药6000余首著成《外台秘要》。该书是唐代继《诸病源候论》和《千金方》之后的又一巨著，书中所引用的方论都注明了出处，对介绍和保存唐以前的文献，作出了重要贡献。《外台秘要》共记载了307首治疗口腔疾病的处方。其治疗方法分为含法、啮法、嚼法、熨法、烙法、熏法、封法、贴法、傅法、涤法、咽法、塞法、刺治、灸法、揩法、手术法等16种。其中值得一提的是对牙石的认识和治疗方法："附齿有黄色物，如烂骨状，名为食床，凡疗齿者，看有此物，先以钳刀略去之，然后依方用药。其齿内附齿根者，形如鸡子膜，有如蝉翼缠着齿者，亦须细看之，不尔，其齿永不附着齿根也。"

4. 汞合金充填牙齿的应用　我国是最早使用银汞合金充填牙齿的国家，据考证，汞合金的应用早在唐代就已经开始了，当时称之为"银膏"。659年，苏敬等编辑的《唐本草》中叙述用"银膏"充填牙齿，《唐本草》一书已遗失，但可以从宋代唐慎微著的《大观经史证类备急本草》和明代李时珍著的《本草纲目》这两部著作对"银膏"的叙述及引用《唐本草》中推断，我国从唐代已开始应用银汞合金治疗齿患。这是我国口腔医学中四大发明之二，比国外约早1200年。

5. 牙刷的发明　1954年，辽宁省赤峰市大营子村一号辽代驸马墓中出土了两把骨制牙刷，牙刷柄长 19 cm，植毛部分为扁平长方形，有 8 个植毛孔，分为两排，每排 4 孔。经鉴定这是辽穆宗应历九年（959 年）的遗物，距今已有 1000 多年，说明最迟在公元 959 年，中国人已经发明并使用了牙刷。这是我国口腔医学中的四大发明之三。国外牙刷起源的年代为 1770 年，至少比中国迟了 800 多年。其时英国的一位囚徒威廉·阿迪斯在一块长而扁平的骨头上钻了几排小孔，用猪鬃嵌入小孔中制成牙刷。

（四）宋、元、明、清时期的口腔医学

1. 两宋、金元时期的口腔医学概况（公元 960—1368 年） 宋元时期是中国医药学发展的一个重要阶段：宋朝政府设立"校正医书局"，完成编辑宋以前 10 部有代表性的医学巨著；医学校成为独立机构；医学教育分科更细，元朝政府将口齿咽喉科拆分为口齿科与咽喉科两门学科，这对培养口齿科专业人才，发展口腔医学起到了一定的作用。

《太平圣惠方》由宋太宗赵光义命王怀隐等编纂，历时 14 年完成，全书 100 卷，是一部较有临床实用价值的方书，其中第 34 卷专门针对口齿疾病，第 36 卷专论口、舌、唇、耳，涉及部分口腔黏膜病。

《圣济总录》又名《政和圣济总录》，由宋政府编辑，成书于宋政和元年（公元 1111 年）至政和 7 年（公元 1117 年），是征集当时民间和内府所藏秘方整理汇辑而成。全书共 68 门，录方 2 万余首，其中关于口齿方面的处方有 462 首。

从《太平圣惠方》和《圣济总录》可以看出这一时期治疗口腔疾病时药物种类的发展及治疗方法的进步：对疑难病症（如牙齿急疳）有了新的治疗方法，总结了适合小儿口腔疾病的治疗方剂，最早记录了牙齿再植术，对再植牙的适应证、方法及注意事项都记述得很清楚，首次对重症口疮作了记录，在口疮的治疗方法上也有了一些新的记载。

值得重视的是宋代已经能够安装义齿，并出现专业从事口腔治疗的医生。宋代文学家楼钥在其著作《攻媿集》中有一段关于义齿的叙述，《赠种牙陈安上》文谓："陈生术妙天下，凡齿有疾者，易之一新，才一举手，使人保编贝之美。"此处种牙即安装义齿，看来，这时的义齿修复，已经较为常见了，这是我国口腔医学中四大发明之四。欧洲在 18 世纪才有以人牙、河马牙、象牙、牛骨等制成义齿修复体，大约比我国的宋代晚 700 余年。1125 年，陆游在所著《岁晚幽兴》中"残年欲遂追期颐，追数朋俦死已迟。卜冢治棺输我快，染须种齿笑人痴"。诗词后面注有"近闻有医，以补堕齿为业者"。

苏轼在《东坡集》卷 70 杂记中的《漱茶说》，记有他在食后以浓茶漱口，可以去除嵌塞的食物残渣而使牙齿牢固，并可防龋。现在的研究已证实茶叶中含氟量较高，对防龋确有一定效果。

金代张从正的《儒门事亲》、李杲的《兰室秘藏》、忽思慧的《饮膳正要》、危亦林的《世医得效方》等著作中均有口腔医学的论述。其中，《饮膳正要》在口腔卫生方面提出："凡食讫温水漱口，令人无齿疾口臭"和"凡清旦刷牙，不如夜刷牙，齿疾不生"极有意义。

元人郭玉的诗中写道："南州牙刷寄来日，去腻涤烦一金直。"说明宋元时期的牙刷使用尚不普及，牙刷常作为珍贵礼品馈赠亲友。

2. 明代口腔医学概述（公元 1368—1644 年）

（1）《普济方》：刊于永乐四年（1406），原作 168 卷，凡 1960 论，2175 类，778 法，239 图，61 739 方，是中国历史上最大的方剂书籍，是一部研究祖国医学的重要典籍。关于口腔医学方面有头门、口门、舌门、牙齿门、婴孩唇舌口齿咽喉门。

（2）《口齿类要》：成书于明朝嘉靖七年（公元 1528 年），我国现存最早的口腔医学专著，作者薛己（公元 1488—1558 年），字新甫，号立斋，江苏吴县人。《口齿类要》全书共有十二篇及附方并注，与口腔疾病相关的有四项：茧唇、口疮、齿病、舌症。薛己著作的突出特点是

附有症例，用他自己的临床经验来说明疾病的原因、症状、疗法及预后等整个过程。在叙述方面，既有前代医家的医学理论，又有自己的独特见解。

（3）《本草纲目》：李时珍（公元 1518—1593 年）是明代伟大的医药学家，他所著的《本草纲目》在国内外享有很高的声誉。李时珍经过 30 年的努力，著成《本草纲目》52 卷，书中录载了明以前的药物 1518 种，新增加当时发现收集的药物 374 种，其中有 450 味左右可作为口腔科疾病治疗之用。李时珍对于常见口腔疾病的病因、病名、病机、诊断、辨证、治疗用药以及保健预防等均有精湛的论述。他对口腔疾病的辨证分类详细，提出了明确的辨证要点，据此采用灵活多变的治疗方法和丰富多彩的药物剂型。

（4）《外科正宗》：著者陈实功（公元 1555—1636 年），字毓仁，号若虚，江苏南通人。《外科正宗》4 卷，附图 30 余帧，介绍了 100 多种外科常见病，且附有典型症例，该书素以"列症最详，论治最精"见称。书中有 14 例口腔外科症例。有茧唇、骨槽风（颌骨骨髓炎）、痄腮（流行性腮腺炎）等病的病因、诊断和治疗方法及对下颌骨脱臼进行治疗的落下颏拿法。

3. 清代的口腔医学（公元 1644—1911 年） 清代的主要医学著作有《古今图书集成医部全录》和《医宗金鉴》，主要是对以往各种医学典籍的总结和索引。陈梦雷等以 11 年的时间，于雍正十二年（公元 1734 年）纂辑《钦定古今图书集成》，其中有《医部全录》520 卷，它总结了《黄帝内经素问》以来的各种医学典籍而成，是索引性文献，关于口腔医学的有 34 种医籍，还有医方、医案等。吴谦、刘裕铎等在乾隆七年（公元 1742 年）编成《医宗金鉴》90 卷，是一部综合性医学丛书，为清代医家 200 余年的必读医书，其中《外科心法要诀》有口、唇、齿、舌、颈下等口腔医学部分的内容，《正骨心法要旨》中也有唇口等相关的论述。

这一时期的传统口腔医学没有大的变化，但此时期西方现代口腔医学开始传入中国，日本根据美国的口腔医籍编辑出版的《保齿新论》和美国医师 S. A. Hunter 在我国烟台译出的《万国药方》中的口腔医学部分，给我国口腔医学增添了新的内容。《万国药方》于公元 1886 年完成，译自《英国药物学指南》（*Companion to the British Pharmacopaeia*），共 8 卷，介绍了西方各种药物，其中有一部分讲到了西方的口腔器材和口腔用药。西式镶牙法及牙科用脚踏机在这一时期进入中国。

清光绪 24 年后，太医院中已有牙科诊室。西太后、同治的瑜妃都曾安装过义齿。

光绪年间，北京街头已有拔牙摊。关元昌（公元 1833—1911 年）和徐善亭（公元 1853—1911 年）曾被称为"中国牙科第一人"。关元昌跟随美国哥伦士医生学习牙科，并在广州行医，是早期师徒式教育培养出的较早学习牙科并第一位执业的华人；徐善亭曾在澳大利亚学外科和牙医，以后在中国香港做开业牙医，著有《新发明牙科卫生书》，可惜已失传。

（五）中华民国时期的口腔医学（公元 1912—1949 年）

辛亥革命至中华人民共和国成立前的 38 年，是中国口腔医学建制发展的重要阶段。教育从师徒式发展到院校教育，出版了多种口腔医学专业期刊和书籍，形成数个专业共同体，并制定了口腔医师执业管理制度。

这一时期先后建立近 20 所各类口腔医学教育院校，至新中国成立时，除了迁往台湾省的南京军医学校牙科学系外，全国还有 5 所颇具规模的口腔医学院校，即华西协合大学牙医学院、震旦大学医学院牙医系、上海牙医专科学校、国立中央大学医学院牙本科和牙医专修科、北京医学院牙医系。这几所院校均形成了较完善的教学体系，教育内容基本上与国外近代口腔医学相类似。

民国时期我国的口腔医学出版书籍有 40 余种，现存 20 多种，其中译自日文者较多，现存最早的是彭菊州 1928 年所著的《牙医大全》。出版口腔医学期刊 23 种，最早的是 1914 年创刊的《齿科学报》。期刊类型以月刊为主，也有周刊、季刊和半年刊，一般页数不多，寿命最短的只发 1 期，持续最长的 8 年，是口腔医生联络沟通、增长知识的重要媒介。

随着从事口腔医学诊疗专业人员增多，职业群体不断壮大，先后出现了多个学会和公会。1914 年 7 月，第一个全国性的共同体中国牙科医学会在广州成立，该学会连续多年组织展览会、学术会等，当时颇具影响，1947 年广州创办的中国牙科医学研究会也是一个较有影响力的全国性共同体。

1923 年以后，多地政府制定了口腔医师执业注册管理制度。1935 年，卫生署制定了全国性的《牙医师管理暂行规则》，制定了从业人员资格及卫生署审查颁发牙医师证的规定。1944 年，考试院形成了包括牙医师和镶牙生在内的《专门职业及技术人员考试法》，考试及格方准执业，并在 1948 年修订纳入《考试法》的第三章之中。

1948 年《中华年鉴》统计：截至 1946 年历年登记给证的各级医药人员共 3 万余人，其中牙医师仅 372 人；截至 1947 年年底，全国共有省辖卫生机构 214 个，市辖卫生医疗结构 248 个，其中只有牙科医院 3 个。至 1949 年年底，我国除新疆、西藏等少数地区外，都有了口腔医疗的业务活动，有许多牙科诊所及综合医院的牙科成立，先后开展金属冠、固定桥、活动义齿修复、拔牙、充填、根管治疗及牙周病的治疗和预防清洁等工作。

就全国而言，此阶段口腔医学建制有了一定发展，但是与全国对口腔医学人才培养和诊疗的需求相比，"缺医少药"的情况相当严重。

（六）中华人民共和国成立后的口腔医学

1949 年新中国成立后，我国大陆的口腔医学无论从教育、医疗、科研、预防等各方面都有了长足的发展，在过去牙科的基础上经过了重新调整、发展、停滞、再发展的过程。新中国成立前我们的口腔医学底子薄，再经过 10 年动乱的停滞，我国的口腔医学与先进国家相比落后较多，到改革开放后，我国的口腔医学事业有了飞速的发展。同期港澳台地区的牙医学发展也取得了不错的进展，其中台湾省的几家牙学院也仿效大陆改为口腔医学院。

1950 年，在北京大学医学院牙医学系主任毛燮均教授的倡议和卫生部、教育部的关怀下，过去的牙科、牙医学更名为口腔科、口腔医学。当年，北京大学医学院牙医学系更名为北京医学院口腔医学系，这不仅仅是名称的变更，更是内容的充实，这为日后有我国特色的口腔医学发展奠定了基础。

1950 年，中央人民政府卫生部和人民军事委员会卫生部在北京召开新中国第一次全国卫生工作会议。会议决定医疗部门将牙科改为口腔科，医学教育部门将牙医学系改为口腔医学系，学科英文由牙医学 "Dentistry" 改为口腔医学 "Stomatology"。卫生部成立教材编审委员会，统一口腔医学名词。口腔医学专业确定为全国高等医药本科专业，成为医学、口腔医学、公共卫生学、药学四个一级专业之一。

1951 年，中华医学会口腔科学会成立，主任委员朱希涛。

1953 年，《中华口腔科杂志》创刊，总编辑毛燮均、宋儒耀。

1954 年，卫生部颁布《口腔医学专业教学计划》，口腔医学由基础医学、临床医学、专业医学三部分组成。1956 年颁布《口腔医学教学大纲》，对各门课程都规定了具体的内容和学习要求。

1957 年，卫生部颁发《关于龋病牙周病全国性统计调查的规定》。各地根据此规定开展调查工作，调查对象约 400 余万人，初步反映了我国牙病流行情况。同年卫生部召开口腔专业教科书会议，确定编写《口腔内科学》《口腔颌面外科学》《口腔矫形学》及《口腔正畸科学》，这四种教材于 1960 年出版，为我国第一批统编口腔专业教材。

1963 年，中华医学会在成都召开第一次全国口腔医学学术会议。

新中国成立以来，在党和政府领导下，开展了大量口腔疾病防治工作。1989 年 2 月卫生部全国牙病防治指导组与顾问组成立，制定了 2000 年我国口腔卫生保健规划目标，并联合九部委共同发出通知，规定每年 9 月 20 日为全国爱牙日，举行全国性的口腔卫生教育普及活动。卫生部又把口腔卫生纳入初级卫生保健计划之中，以便更加广泛地向全民普及口腔卫生保健工作。1994 年，成立了中国牙病防治基金会，负责向公众筹措资金，开展了大量牙病防治公益活动。

2007 年，卫生部发出公告，决定撤销全国牙病防治指导组（简称牙防组），同时宣布在疾病预防控制局成立口腔卫生处，负责全国牙病防治管理工作，使牙病防治管理工作正式走上了政府监管的轨道。

1982 年，卫生部组织口腔专业工作者进行了首次全国口腔疾病流行病学调查。调查 7～17 岁学龄儿童 131 340 人，结果表明城市儿童恒牙患龋率为 40.5%，农村儿童为 29.7%；人均龋齿 12 岁儿童为 0.67，龋齿充填率城市为 7.54%，农村为 0.83%。此后，分别于 1995 年和 2005 年由原全国牙病防治指导组组织，2015 年由中华口腔医学会组织开展了第二、三、四次全国口腔疾病流行病学调查。其中第四次调查覆盖了全国 31 个省市自治区，分 5 个年龄组，共有 172 425 名受检者。调查结果显示，我国儿童患龋呈快速增长趋势，中老年人牙周健康状况较差，老年人存留牙数有所增加，居民口腔卫生服务利用率提高，居民口腔健康知识和行为均有所改善。根据我国口腔疾病发病状况及特点，中华口腔医学会有针对性地向国家卫生管理部门提供如下政策建议：建立和健全口腔疾病综合防控体系；针对重点人群开展口腔疾病综合防控策略；加强全民口腔健康教育，提高居民口腔健康素养；加强动态监测，科学评估口腔健康状况；统筹多方资源，建立健全口腔健康服务保障体系。

在口腔医学人力资源方面。20 世纪 80 年代统计各国口腔科（牙科）医师人数与人口的比例，在北欧是 1∶（600～1000），在美、日约为 1∶2000，而我国约为 1∶100 000。这就明确了我国口腔医学在当时是短线学科，于是在各省均建立了口腔医学系，并在中职卫生学校中增招口腔医士班和技士班。现在，全国已有在教育部备案口腔医学本科专业的院、系 100 余个。

1999 年 5 月 1 日起《中华人民共和国执业医师法》正式施行，近年来，每年有 2 万余名口腔专业人员通过执业医师考试获得口腔医师或助理口腔医师资格。截至 2018 年年底，我国现有在卫生主管部门注册执业的口腔执业医师 17.3 万人，口腔执业助理医师 4.4 万人，合计 21.7 万左右。而同年总人口为 13.95 亿，口腔科（牙科）医师人数与人口的比例为 1∶6400。自新中国成立以来的 70 余年中，全国的口腔医师人数增加了 600 多倍。世界卫生组织（WHO）对全球口腔医师∶人口比例的建议值为 1∶5000，我国离这个建议值还有相当距离，仍然是口腔医师短缺的国家。

1994 年，原中华医学会口腔科学会正式加入世界牙科联盟（FDI）。1999 年，中国被国际牙科研究会（IADR）接纳为正式成员。中国成为 FDI、IADR 和国际牙医师学院（ICD）三大国际牙科组织的成员国。2006 年，我国在深圳成功承办了 FDI 世界口腔医学大会。

我国的学术团体不断增强，作用发挥得更加充分。1996 年 11 月 7 日，在政府主管部门的关怀下，中华医学会口腔科学会从中华医学会中独立出来，成立了中华口腔医学会，成为全国一级学会。第一、二届会长为张震康教授，第三、四届会长为王兴教授，第五届会长为俞光岩教授。截至 2019 年年底，学会下设 38 个专业委员会及分会，会员人数超过 10 万名。2019 年，在中华口腔医学会促进和地方政府大力支持下，成立了西藏自治区口腔医学会。至此，大陆 31 个省、直辖市及自治区全部成立了口腔医学会。各级口腔医学会积极开展学术交流，引领学科发展；强化继续教育，促进人才培养；着力口腔健康科普教育，使民众不断提高口腔健康意识，改善口腔健康行为；广泛开展"西部行"等社会公益活动，提高我国的口腔健康整体水平。

我国的学科建设不断增强。绝大多数口腔医学院校建立了博士和硕士培养点，相当一批口腔医学院校建立了省市级口腔医学重点实验室，在全国设有口腔疾病研究国家重点实验室、口腔数字化医疗技术和材料国家工程重点实验室、军民共建口腔医学国家重点实验室等国家级研究基地，设有 4 个口腔医学国家临床医学研究中心。这些机构的建立和完善为开展高水平的科学研究创造了十分有利的条件。

我国的科学研究不断深入，口腔疾病防治相关的临床和基础研究不断取得新的成果，面向临床转化的组织再生、生物治疗等基础研究不断取得新的进展，数字化技术及机器人辅助技术等前沿技术不断有新的突破，跨学科、多中心、前瞻性临床研究逐步推行，一批优秀成果先后获得国家科技奖。

在国家优秀人才政策的指引下，人才培养环境不断优化，一大批年轻学者迅速成长，大批学术骨干活跃在医疗、教学、科研以及管理岗位，老中青相结合的学术梯队不断建立和完善，为口腔医学的学科发展提供了人才保障。各个学科涌现出一批学科带头人和领军人物，邱蔚六教授、张志愿教授、王松灵教授先后入选为中国工程院院士和中国科学院院士。

口腔医学是一级学科，各个分支学科均取得了显著进展，具体内容将在本书各个章节中分别加以叙述。

（七）民营口腔医疗得到快速发展

口腔医疗的特点是不需要大型设备，可以由一名或若干名口腔医师在口腔卫生师或口腔护士的配合下，相对独立地开展口腔疾病的诊疗工作，因此适合以诊所的方式开展工作。在一些发达国家，口腔医疗机构以诊所为主，口腔医师也是以民营口腔医师为主，其优点是方便患者就近就医。数量不多的牙科医院则以培养学生、处理疑难病例以及开展科研工作为主，这是口腔医学行业的一个特点。

在 20 世纪 70、80 年代以及之前，我国的口腔医疗机构以公立的为主，个体牙医很少。之后，逐渐有少量民营口腔医疗机构出现，在 90 年代，民营口腔医疗机构和医生的数量逐渐增多。进入 21 世纪，民营口腔医疗得到了快速的发展。根据第四次全国口腔疾病流行病学调查结果，我国有口腔专科医院 552 家，综合医院或其他医院口腔科 15 160 个，社区中心（站）口腔科 6680 个，乡镇卫生院口腔科 9417 个，口腔门诊部或口腔诊所 38 933 个，其中口腔门诊部和口腔诊所以民营为主。随着民营口腔医疗机构的显著增加，民营口腔医生的数量迅速增长，目前民营口腔医师的数量已占全部口腔医师的一半以上。更重要的是，民营口腔医师的成分发生了根本性变化。早年，民营口腔诊所的医师多为师徒传承式，学历低。目前，民营口腔医师均为大专以上学历，不少是研究生学历，有的具有国外留学的经历，还有一些是公立大医院的高年资医师转向民营口腔医疗机构。民营口腔医师已经成为我国口腔医师队伍的生力军，为广大人民的口腔健康提供了很好的服务，为保障人民的口腔健康做出了很大的贡献。

（八）口腔医疗相关产业正在兴起

我国的口腔医疗相关产业起步较晚，原来的设备、器械、材料等生产都相对落后，高端的设备器材几乎都依赖于进口，很少有国产的。口腔医疗机构在改革开放之前及之后的一段时间（大约十年）基本使用国产的设备和材料，然后从三甲医院开始逐步使用进口产品，个体及县级医院口腔科还继续使用较多国产设备器材。

最近一二十年来，国产的口腔医疗设备器材等有了快速发展，如口腔综合治疗台的生产，国内相关的企业，无论在数量还是在质量上，都达到了相当高的水平，产品出口占到了较高的比例。一些高端产品，如口腔颌面锥形束 CT（CBCT）、根管显微镜等，已有 10 余家企业生产，产品不仅满足于国内，而且在开拓国际市场方面也实现了一些突破。现在不少个体和县市级口腔医疗机构大量使用新的国内设备器材，三甲医院也在逐步增加国内设备器材的使用，但大多仍是进口产品。总体来说，我国的口腔医疗设备器材等相关产业保持着一个很好的发展趋势，但是与发达国家相比，仍然有不小的距离。

二、国外口腔医学发展史

和中国类似，国外有据可考的口腔医学发展史也多是人类有了文字记载后流传下来的，文字发明前只能通过化石等遗迹进行推测。

（一）古代

1. 埃及　古埃及已有专治牙病的医生。公元前约 2600 年，Djoser 法老时代一私人墓葬（Mastaba of Hesy-Re）的考古发现，其中一块木雕表示 Hesy-Re 为当时的宫廷牙医，这是最早被记录的"牙医"。

公元前 16 世纪，在埃及记录医事的《埃伯斯纸草书》（*Ebers Papyri*）中，记录了龋齿的病因：蛀虫钻入牙齿导致蛀洞形成及剧烈的牙痛。也有使用乳香和没药治疗牙病的简单介绍。

与《埃伯斯纸草书》几乎同时期的《艾德温·史密斯纸草书》（*Edwin Smith Papyri*）中有关于下颌骨脱位的复位方法，与我们现在采用的方法几乎一致。

公元前 400 至公元前 300 年的菲尼基人的墓地中，发掘出一下颌骨装有假牙（义齿），是用金线将两颗脱落的切牙结扎在缺牙隙的双侧邻牙上。

2. 巴比伦　公元前 2100 年，巴比伦制定的《汉谟拉比法典》中就有关于医事法制的规定。在巴比伦的历史文献中已有牙列、牙龈、牙槽等名称，并提出要重视漱口。

3. 印度　公元前 6 世纪，印度 Sasruta 的著作涉及牙科病理及牙科治疗，列举了坏血病、牙周膜炎、牙齿松动、牙痛、虫牙等，治疗则有泄血、洗口、乱刺、切开、拔牙等。

公元前 2 世纪，Charaka 的著作中记载了可以将有收敛作用的小木棍嚼成刷形后清洁牙齿，每日 1 ～ 2 次。

4. 希腊　公元前 4 世纪希波克拉底的著作中有牙齿发生的叙述，并记载了牙齿与发育的关系以及龋牙能引起颌骨炎症而形成死骨，还有关于颌骨骨折、脱位的处理和拔牙手术的记载。

Aristotle（公元前 384—公元前 322 年）对牙齿解剖生理有很多贡献，并设计了多种拔牙钳。

5. 罗马　Celsus（公元前 30 年—公元 50 年）的著作中记录有结扎松动牙，并会使用口镜，当时已有较精巧的拔牙器械，可以治疗牙痛及颌骨骨折，注重口腔卫生，利用油、骨粉、蛋壳碎片及蛎壳粉的混合物来清洁牙齿。

Galen（公元 131—210 年）著作中对牙根数目的记录与现代相同，并首先说明牙齿神经分布与脑神经间的关系。

（二）中世纪

在欧洲，中世纪牙医学长期操纵在江湖医生手中，是医学和牙医学的低落时期。

阿拉伯外科学家 Abulcasis（公元 1050—1123 年）对口腔外科学的贡献很大，在他的著作中描述和设计了整套的牙科手术器械，多种牙石除去器、拔牙钳、残根钳、牙挺、锯、锉等。他提倡对牙龈窦道用烧灼法，对牙龈瘤用全切除法进行治疗，并用硫酸铜粉末撒布疮面止血、止痛；他认为牙石能使牙龈退缩，应积极去除。

（三）近代的口腔医学

15—16 世纪时，解剖学开始得到科学的发展。意大利人达·芬奇（公元 1452—1519 年）

绘出真实的人体解剖图，包括牙冠、牙根的外形，并指出牙齿与邻牙及𬌗牙间的关系以及牙冠形态和其功能间的关系；1543 年，比利时人 Vesalisa（公元 1514—1564 年）编著的《人体的构造》中有许多口腔相关的重要发现：牙齿解剖，牙泡及牙齿的萌出；1563 年，意大利人 Eustachius 出版了第一部牙齿解剖学专著 *Book on the Teeth*，书中除总结了前人（从希波克拉底到 Vesalisa）有关牙齿解剖的内容外，还加上了许多他自己的研究成果。

荷兰人列文·虎克利用显微镜观察组织和细菌，于 1678 年报告有牙本质小管的存在，1683 年报告了牙石上附着的微生物。

1728 年，法国人 Pierre Fauchard（公元 1678—1761 年）出版了 *Le Chirurgien Dentiste*（英文译名为 *The Surgeon Dentist*），其中有牙齿的解剖、生理、胚胎发育、口腔病理和临床病例，列举了 103 种牙病和口腔疾病。他还同时完善了牙科临床工作，被称为现代牙科学之父。

1840 年美国人 Hydan 和 Harris 在马里兰州创办了巴尔的摩牙科学院，揭开了近代牙医学快速发展的序幕。

1844 年 Horace Wells 用笑气麻醉拔牙，1846 年 Morton 用乙醚麻醉拔牙，麻醉下进行口腔操作大大减轻了患者的痛苦。

1851 年美国 Nelson Good Year 用硬橡胶（硫化橡胶）作义齿基托，1937 年德国首先采用悬浮聚合法制成聚甲基丙烯酸甲酯聚合粉（polymethylmethacrylate，PMMA），并很快替代硬橡胶应用于义齿基托材料。

1859 年，美国牙医协会（American Dental Association，ADA）成立。

1864 年英国人 Harrinton 发明脚机，用作牙钻制洞充填。到 20 世纪 40 年代发明电动牙钻机，每分钟转速提高至 1 万～ 2 万转。50 年代起应用涡轮机，每分钟转速达 20 万～ 30 万转。原来的牙科椅也由油泵升降改为电动，现已发展为电脑控制的卧式牙科椅。

1884 年可卡因被用作口腔局部麻醉。

1889 年，基于细菌学的发展，Miller 提出了龋病的化学细菌病因学说。

1895 年 Rontgen 将 X 线用于医学临床和研究，并很快应用于口腔医学中。

1905 年，副作用远小于可卡因的局麻药物普鲁卡因（别名：奴佛卡因）开始应用于口腔临床。

到 20 世纪中叶，随着高分子材料的广泛应用、高速涡轮钻机的普及使用和全景 X 线影像的推广，现代牙医学进入了发展的快速期。20 世纪 70 年代开始发展起来的种植技术，大大增加了缺牙患者采用更接近于自然生理状态的固定修复的可能性，协助提高了缺牙患者的生活质量。20 世纪后期，随计算机技术而快速发展的数字技术在口腔医学领域的应用日渐成熟，具体的进展此处不详述，将在本书以后各学科的章节内分别叙述。

（江 泳 单艳华 马 琦）

第三节 中国口腔医学教育发展及现状
Development and Current Status of Stomatological Education in China

中国口腔医学早在殷商时期就有记载，其后经历了漫长的发展过程。口腔医学教育正如口腔医学发展一样，也经历古代、近代、现代这一长期发展过程。口腔医学教育发展到今天，是社会文明进步、经济发展和技术进步的体现。

一、古代口腔医学教育

在有文字记载的 5000 年历史长河中，明确地记载有口腔或牙医学教育是从唐朝开始的，这是我国口腔医学教育的萌芽。古代医学是一种经验医学，它依赖于人们的实践经验，强调通过自己的亲身体验去领悟其真谛，所以口腔医学教育的基本方式是师承教育。公元 618 年建立的唐王朝，经济空前繁荣，给文化和卫生带来了很大的发展，医学及医学教育在唐朝出现了前所未有的蓬勃发展。唐代医学设有太医署，太医署实际上是世界上最早的医学教育学校。公元 629 年有了医药博士及医学生。唐朝的医学有 5 个分科：体疗（内科）、疮科（外科）、少小（儿科）、耳目口齿（五官科）、角法（理疗）。这是第一次将耳目口齿独立成为一个专业，可以认为我国口腔（牙）医学教育自唐朝正式开始。耳目口齿科学生人数占医学生总人数的 10%，修业年限 4 年。可见口齿科当时已有相当的发展。

宋朝在医学上的重大贡献是由政府组织编写了大量医学书籍。公元 982—992 年由王怀隐等编辑《太平圣惠方》。该巨著共有 100 卷，分 1670 门，收集了 16 834 张处方，其中第 34 卷专门论著口齿，包括口齿论 1 首、病原 19 首、医药处方 232 道。第 36 卷专论口、舌、唇、耳，包括病原 25 首，医方共计 329 道，内容十分丰富。北宋末年，又由官方组织编辑了《圣济总录》。该书共有 20 000 多个处方，分为 200 卷宗，其中详尽地记载了有关口齿科方面的种种诊治原则和方法。宋朝在医学上的另一重要贡献是设立医学学校，在太医寺下设有太医局，医师必须按科举办法严格考选。据记载（1076 年），太医在明确分科基础上各科学生名额发展至 300 人，即大方脉（内科）科 120 人，风科（神经科）80 人，小方脉科（儿科）20 人，产科 10 人，眼科 20 人，针灸科 10 人，口齿兼咽喉科 10 人，金镞兼书禁科（战伤外科）10 人，疮肿兼折伤科（骨科、外科）20 人。各道、州、府按照京师太医院办法设立了地方医学校，大郡为 10 人，小郡为 7 人。

元朝的医事制度已相当完善，从元代开始太医院从 9 个分科发展为 13 个分科，其中口齿门类则作为独立的一科。医官考试共分为 13 科，即大方脉科、风科、小方脉科、产科、眼科、针灸科、口齿科、咽喉科、金疮科、禁科、祝由科、正骨科、杂医科。考试科目即使是口齿及咽喉科的，同样必须考经典医书，如《素问》《难经》《神农》《本草》等各部及《圣济总录》8 卷。

明代太医院分为 13 科，即大方脉科、小方脉科、妇人科、伤寒科、针灸科、口齿科、咽喉科、疮疡科、金镞科、祝由科、接骨科、按摩科、眼科。"凡医学弟子择教而教之，三年、五年一试、再试，三试乃黜陟。"隆庆五年（1571 年）奏定御医吏目共 20 员，大方脉科 5 人、小方脉科 2 人、妇人科 2 人、伤寒科 4 人、针灸科、口齿科、咽喉科、疮疡科、正骨科、外科、眼科等 7 科各 1 人。

清代的医药教育造就的医学人才分为内教与外教两种，内教为教授内监之习医学者，外教为教授平民百姓及医官子弟之习医学者。外教的课程编制如下：设置学科——大方脉科、小方脉科、妇人科、伤寒科、针灸科、口齿科、咽喉科、疮疡科、正骨科、痘疹科、眼科共 11 科。后痘疹科纳入小方脉科，口齿咽喉并为一科，又归并为 9 科学习。至光绪年间仅设五科，即大方脉科、小方脉科、外科、眼科、口齿科。教学实习——设在太医院教习厅内，常常从御医、吏、目内选择品学兼优者担任教学。考试——由太医院堂官根据经典医学著作及有关分科科目主要章节进行出题考试。优秀者、学术精通者方考虑候补顶替。如学业已荒疏，行医时间虽久也不准顶补，但可发教习厅肄业证书。同治六年（1867 年），又恢复设置医学学馆，委派教习厅 3 人，按春秋二季考试医士及恩粮肄业生等，按名次前后次序排列等第，依次顶补，每届六年。除院吏、院判及内庭可以不必参加考试外，其余八或九品吏、目、医士、恩粮肄业生等一律参加考试，由太医院堂官坐镇监考。根据考试成绩区别去、留、列定等第，然后封存送礼部复勘待复查，最后才能由太医院拆封填榜，并送咨行吏礼二部注册。如未经录取或医学荒废者，其食俸、食粮或降或革之，但仍可继医者，须一律考试以为去取。考试有内科、外科、妇科、幼科之类及产科、痘科、眼科、牙科等。任其报一科或数科，听候考试。每科摘要设为问题数条，能答中若干条者即给予相当分数。将考分列为最优、优、中、下、最下五等，考取中等以上者才发给文凭，准其行医；考分为下、最下等则不准行医。并在太医院内附设一医学研究所，考取中等以上各生方能进入所内听讲、见习，以求深造。

在古代口腔医学教育的发展过程中，无论是其分科情况，还是考试录用情况都是现在口腔医学教育的起源。严格的考试、选拔制度，不仅在培养造就医学人才方面起到积极作用，对杜绝游医、巫医或庸医来说无疑也是十分有力的措施。

二、近代口腔医学教育

近代牙医学是以研究和治疗牙齿、牙周疾病，修复牙列缺失、缺损为主要内容的科学。我国科学技术发展甚为缓慢，这影响了医学及医学教育的发展，口腔医学及教育也不例外。鸦片战争失败以后，我国沦为半封建、半殖民社会，一些西方传教士随同传道设立了医院，也设立了一些牙科诊所，西方近代医学开始传入我国。英、美等国以教会名义相继在澳门、厦门、宁波、上海、福州等地设立了医院与医学学校。

自1911年10月10日武昌起义至1949年近四十年间，我国医学工作者对西方传入的医学，包括牙医学进行了消化吸收，并开始了我国近代牙医学与医学教育的缓慢发展。近四十年的民国时期，除外国人在成都、上海、哈尔滨、北京等几个大城市创办的牙科医学教育机构外，还有我国自己开设的中央大学牙学院（南京）、北平大学医学院牙医学系（北平）及上海徐少明、司徒博分别建立的齿科医学院和牙医专科学校等口腔（牙）医学教育机构，以下分别作简要介绍。

（一）华西协合大学

1910年，华西协合大学（West China Union University）在四川成都正式成立，它是由英、美、加三国五个基督教会合办的私立教会学校，是一所拥有文、理、医学院的综合大学。华西协合大学自1914年设置医科，1917年设置牙科系，两年后扩建为牙学院。它是我国较早创立的近代牙科医学高等教育基地，是按西方近代牙医学模式培养我国高级口腔医学人才的摇篮。华西协合大学的创始人之一，也是首任系主任，是牙医学博士林则（Dr. Ashley W. Lindsay）。华西协合大学牙学院从建院开始，在教学计划安排上就十分强调要有宽广、扎实的基础，在技术、技能训练上十分严格细致。牙医学院当时的学制为六年。前三年的课程与医学系基本相似，主要课程为中文、英文、化学、物理、生物、比较解剖学、胚胎学、组织学、生理学、生物化学、药物学与药理学、细菌学、病理学、普通医学、普通治疗学、麻醉学。其后三年的专业课程有牙体比较解剖学、牙体解剖学、牙体组织学、胚胎学、牙科麻醉学、牙体病理学、口腔外科学、牙体修复外科学、冠桥学、牙体正畸学等。不久，整个教育计划又增加一年预科，学制从六年改为七年。在基础和临床课中又增添了牙科英语、物理诊断学、冶金学、放射学、公共卫生学。以后又增设医学伦理学、口腔生理学、口腔临床病理学、牙周药物治疗学、牙病预防学、牙体病学、根管治疗学、牙周病学等。经过几年实践后又把学制改为预科两年、正科四年、实习一年，学制仍为七年。

1927年华西协合大学合并，分别成立文、理、医三个学院。1928年，牙科大楼落成，这是我国第一座牙科大楼。华西协合大学牙症医院同年成立，后迁至成都南郊华西坝，更名为华西协合大学口腔病院，林则博士担任院长。1936年创办了华西协合大学牙医学研究室，1942年更名为华西协合大学口腔病研究室。

华西协合大学于 1933 年在教育部成功立案，1934 年 6 月，美国纽约州大学决定给华西大学毕业生同时授予纽约州大学文、理、药学士和医、牙博士学位。

1937 年抗日战争爆发，大批学校在动乱中内迁。1938 年南京中央大学、南京金陵大学、金陵女子文理学院、山东齐鲁大学和次年燕京大学先后迁址至四川成都华西坝。华西坝成了我国当时有名的文化教育中心之一，几所大学的医学、牙学院不少课程都采用合班上课，全国一批著名医学专家担任了五大校基础和临床课的教学工作，当时的华西坝学术气氛空前活跃。

从 1917 年华西协合大学牙学院成立到 1949 年三十多年间，华西协合大学牙学院共毕业学生 156 名。这些毕业生分布在国内外各医学和牙医学部门，不少在国内外各大学任教，他们成为各院校牙医系的基本师资和骨干力量，为我国口腔（牙）医学发展做出了重要的贡献。

（二）哈尔滨早期的牙科教学

现代口腔（牙）医学及牙医学教育随西医传入。在东北地区，随着中东铁路的修建，大批俄侨牙科医师来到铁路沿线。随着口腔（牙）诊所的开设，逐步建立了相应的牙科学校。

1. 哈尔滨（私立）俄侨第一牙科专门学校

俄侨第一牙科专门学校成立于 1911 年，校址在哈尔滨市秦家岗（现在南岗义州街 9 号）。创办人兼校长冯阿尔诺里德是俄籍法国人，曾毕业于俄国别德罗奇拉女子大学及瓦拉沙齿科学院。该校 1911 年建校至 1931 年 20 年间只招收俄侨学生，自 1932 年才开始招收中国学生，每年每期招收学生 15～20 名。1935 年首届中国学生毕业，第二班在 1937 年毕业，两班学生约为 40 名。当时中国籍的教师有赵连壁、傅涵溪、黄东尚、唐华庭等人。

2. 哈尔滨（私立）俄侨第二牙科专科学校

俄侨哈尔滨第二牙科专科学校创办于 1928 年，创办人林恩德尔是一名外科医师。学校校址设在哈尔滨道里石头道街。1934 年由拉脱维亚人葛拉策任学校校长，他是苏联莫斯科大学毕业生，口腔科医师。该校在建校初期全部聘请外籍教师任教，约有教师 15 名。1935 年起才增添中国籍教师，其中有刘凤书、陈素梅等。该校只招收俄籍学生，学制为两年半，其中两年讲课、半年实习。另设有技工班，学制为一年。技工班学生 10 名，主要招收中国籍学生。

第二牙科专科学校主要课程设置与俄侨第一牙科专门学校相似。基础课有解剖学、牙体解剖学、生理学、病理学、药理学、拉丁文等，临床课有牙体治疗学、拔牙手术学、牙科技工学和牙体材料学等。1937 年时第一牙科学校与第二牙科学校共有在校学生 130 名（一校 82 人、二校 48 人），任课教师 34 人（一校 22 人、二校 12 人）。

3. 哈尔滨医科大学齿科医学院

1938 年初，由原私立俄侨第一、第二两所牙科专科学校合并后成立哈尔滨齿科医学院。该学院当时的院址是在哈尔滨道里石头道街 112 号，是一座四层楼房，二层是附属医院，三层是教室及办公室。该校的牙科设备比较齐全，以后又陆续添置了口腔（牙）科治疗椅、牙科 X 线机等。当时牙科治疗椅位已达 60 余台，具有相当的规模。学校在读学生约 100 人，其中俄籍学生 30 余人。任教教师全部是日本人，并用日语授课。该院院长由曾在东京医科齿科专门学校任职的著名牙医学专家福岛参策教授担任，此外还有 8 位专职教员。1938 年年底，医学院与哈尔滨医科大学合并改称为哈尔滨医科大学附属齿科医学院。1939 年又改名为哈尔滨医科大学齿科医学部，该学院的基础课程与医学部学生一起上，专业课则在齿学部上。学院的基础课程有：解剖学、病理学、公共卫生学、生化学、生理学、内科学基础、细菌学、日语等，此外还安排国民道德课及军事训练；临床课包括内科学、外科学、眼科学、耳鼻喉科学、传染病科学、齿科解剖学、齿科病理学、齿科保存学、齿科充填学、齿槽外科学、牙齿矫正学、义齿修复学等。学制为三年。

1940 年哈尔滨医科大学校长是植树秀一，齿学部部长仍是福岛参策。1941 年增设预科，开始为期半年，以后改为一年，实际学制延长至四年，每年招收学生 40 ～ 50 名。

（三）上海牙医学教育基地

上海是我国最大的城市，也是当时远东最大的港埠。它是我国开放最早的城市之一，是口腔（牙）医学与牙医学教育相对来说发展较早、较快的地区，也是我国早期牙医学教育的重要基地之一。

1. 上海震旦大学牙医学系

上海震旦大学创办于 1903 年，当时称震旦学院，由天主教法国耶稣教士马相伯先生主办。校址设在徐家汇天文台附近，1908 年迁到卢家湾鲁班路。该校由法学院、文学院、理工学院与医学院四个独立学院组成大学校本部，除中国语文外，全部教材用法语教授。大学附设中学两所，一所在院本部，一所在江苏扬州。20 世纪 30 年代后期震旦大学在长乐路瑞金路（今向明中学）设震旦女子文理学院，以英语进行教学。

1932 年初，震旦大学校长才尔孟认为中国地大人众，牙医教育十分落后，因此决定在大学医学院内增设牙医学系。经大学医学院著名外科医师 Brugeas 教授大力推荐，当年秋天即高薪聘请在天津工作的法国牙医学博士勒·乔爱（Le Goear）来沪工作并主持筹建震旦大学牙医学系。

1933 年勒·乔爱在巴黎购置了当时比较先进的牙科医疗器械和设备，在上海广慈医院（现瑞金医院）院内开设了震旦大学牙医系附属门诊部。牙科门诊部有牙科治疗椅 5 台、牙科 X 线摄片机 1 台、电动牙钻机 1 台、牙科治疗脚机 6 台。

1935 年初，牙医系及附属门诊部迁入新建的广慈医院四舍三楼内，总面积约 150 平方米，仍直接由震旦大学负责，牙医学系学制为四年，分为前期和后期各两年。前期课程主要有国文、法文、英文、哲学、植物学、动物学、物理学、化学、人体解剖学、组织学、生理学、病理学；后期课程有牙形态学、牙解剖学、牙组织学、牙病理学、口腔卫生学、牙修复学、牙周病学、口腔黏膜病学、牙颌外科学、托牙学、冠桥学、牙颌正畸学等。

震旦大学牙医学系学生入学条件为：凡有高中毕业文凭并具有相应法文基础者经考核及格可进入正科，否则必须先修法文特别班 1 ～ 1.5 年。凡已获医学系前期结业证书者（P.C.B）可直接插班进入牙医学系第三年学习。凡已修毕医学系并获毕业文凭者，只需再修牙医系最后两个学期的课程。

震旦大学考试制度比较严格，每次课程结束后均有考试，第三、第四学年有证书考试，临毕业前最后一次考试是实行临床答辩考试。考试团由大学各学院院长，医学系内、外科主任各 1 名及牙医系主任 1 名组成。考试及格者授以中文及法文毕业文凭各 1 份，中文文凭由大学校长签署，法文文凭则必须由上述 5 人考试团共同签名，待法国政府承认后学生可免试到法国牙医系院进修。

1938 年，勒·乔爱合同期满回法国后，大学特聘第一届毕业生沈国祚接替主持门诊日常工作，当年已有 3 届毕业生共 9 名。同年秋天，学校选送沈国祚赴巴黎大学口腔医学院进行深造，震旦牙医系理论教学暂停，并由朱家康医师代理门诊工作。1940 年，沈国祚被正式任命为牙医系主任（第一任中国籍系主任）。此后，逐步全面恢复牙医系专业理论课教育。当时震旦大学牙医系全部教材均为法文编写，后来陆续聘请到一些中国籍教师后，才逐步形成本国语言为主体的专业教材。

1948 年春，震旦大学牙医学系学制由四年改为六年，学校名称也改为震旦大学牙医学院。

2. 司徒博牙科学校——我国自己创办的牙医学校

我国著名的牙医学教育家司徒博鉴于中国齿科医学及口腔卫生事业正处于萌芽时期，认为要发展该事业，当务之急是培育高质量优秀的口腔（牙）医学人才。1923 年，他首先在自己的诊所开办了一个齿科医学讲习班，以后逐步扩充成立了司徒博齿科医学专门学校（1923—1926 年），聘请了医学家与齿科专家分别任教授课。但仅办了两期，就因学校资金有限又缺乏师资而被迫停办。该校毕业的学生以后服务于社会并具有一定声誉者也不乏其人。

司徒博于 1941 年再次筹集资金创办了中国牙科医科学校。学校只收高中毕业生，学制为三年，所聘任的教师不少是留日归国的牙科医师。

学校的课程设置：基础医学有生理学、解剖学、病理学、组胚学、药物学等；临床医学有外科、内科、儿科、耳鼻喉科、放射医学；专业课有牙治疗学、充填学、有床义齿学等。该校第二届毕业生毕业时正值抗战胜利，牙科学校停办。两届毕业生共 34 人，其中吴超然、徐声华两名学生参加民国 35 年（1945 年）高等学校统一考试、牙医师资格考分获甲等第一名及中等第一名。全国参加该次同一科目考试仅 4 人及格，次年考试无一人及格，由此可见中国牙科医科学校的教学要求是相当高的。

1945 年，司徒博第三次创办了上海牙医专科学校并亲任校长（于右任为名誉校长）。第一年招收 42 名学生，毕业时仅剩 12 人。该校校址设在上海复兴西路 40 号（原司徒博私人住宅），部分在江湾上课，学制为四年。当时学校附属病院有牙科治疗椅 14 台，加上另一学校基地司徒博牙医院 10 台，共有治疗椅 24 台。前期课程有人体解剖学、生理学、细菌学、放射学等；后期课程有齿科医学概论、牙科补缀（托牙）学、牙科充填学、麻醉拔牙学、牙科材料学、冠桥学、军阵齿科学、牙科治疗学等；其他课程尚有国文、英文、牙科英文、化学、分析化学、生化学、组织学、胚胎学、药理学、调剂学、内科学、外科学、耳鼻喉科学、皮肤科学、法医学、公共卫生学、牙科冶金学、口腔外科学、口腔外科诊断学、口腔病理学、牙矫正学、口腔卫生学等。该校采用学分制，第一年 12 门 57 学分，第二年 15 门 58 学分，第三年 18 门 47 学分，第四年 6 门 10 学分，共 51 门 168 学分。该校仅办两期后并入震旦大学牙医学系。

3. 上海齿科医学院及上海齿科补习夜校——我国自己创办的早期牙医学院

1930 年 8 月，徐少明等 15 人一同发起成立上海齿科医学院，学制三年。1933 年 7 月，上海齿科医学院第一届学生毕业，共 12 名学生获得齿科医学毕业证书、牙医师证，但是同年因备案问题学校停办。于是徐少明等 1934 年 7 月创办上海齿科补习夜校，在上海市教育局完成备案，学制 1 年。1936 年，政府举办全国第一届牙医师甄别，夜校不符合直接领取证书的范畴，齿科补习学校第一届 20 名毕业生参加甄别，全部通过甄别考试，获得牙医师证。

（四）我国国家办的第一所牙医专科学校——南京国立牙医专科学校

1935 年 7 月在南京创办了我国国家办的第一所牙医专科学校——国立牙医专科学校，当时委托南京国立中央大学代办。校址在国立中央大学内，地址为南京四牌楼（现南京工学院）处。招收高中毕业生，学制为四年，第一批学生 32 名。校长由中央大学罗家伦兼任。聘请黄子漾教授为系主任。至此，我国才有了第一所由国家出资兴办的牙科医学专科学校，结束了只有外国人或私人创办牙医教育的局面。

1936 年，牙医专科学校另外又开办口腔卫生训练班（收初中毕业生），学制为两年。同年开始建造牙科大楼，后因抗日战争爆发学校内迁而未能启用。1937 年秋学校随中央大学内迁至四川，校本部移迁到四川重庆沙坪坝，医学院和牙医专科学校迁移到成都华西坝。

1938 年增聘陈华教授主持牙科工作，筹建牙科门诊部。学生在华西协合大学牙学院学习部分基础和临床课程。

中央大学医学院、华西大学医学院、山东齐鲁大学医学院三校在四川成都成立中大、华西、齐鲁三校联合医学院后，开设了牙科门诊部供牙医专科学校学生实习。

1939 年，国立中央大学医学院成立六年制牙本科，同时将国立牙医专科学校学制改为三年，在成都布后街租用了志诚高级商业学校校舍，在扩充牙科设备的基础上建立了规模较大的附属牙科门诊部，进行牙本科与牙专科学生的临床实习。1941年，由国家兴办的高级牙本科学生毕业，共有9名毕业生。

1942年，原有三年制学生按时毕业后，学制又改为四年制。1944年，教育部决定撤销国立牙医专科学校建制，改为中大医学院牙专科。

抗战胜利后，1946年学校迁返南京。1947年，中央卫生实验院牙病防治所建成（南京市口腔医院前身），这是当时中国第一个独立牙病防治机构。1952年成为南京市牙病防治所，1958年更名为南京牙病防治院，后又更名为南京市口腔医院。1947年，牙科大楼经过装修后，安装了由德国进口的全新牙科设备，并扩建为国立中央大学医学院附属牙症医院，3月开诊。陈华教授回国后，任牙科主任兼牙症医院院长。

1949年，中央大学改名为南京大学，医学院改为南京大学医学院。

（五）南京军医学校——我国另一所自己开办的医科学校

该校创办于清光绪年间，也是我国开办较早的医科学校之一。

1932年校址在南京。抗战爆发后，1937年秋先迁至广州，次年秋再迁到桂林，1939年春迁到贵州安顺，更名为安顺军医学校。当时仅有五年制与四年制的药科两个班。

1940年增设牙科，并聘请军医学校附属医院牙科主任谢晋勋负责筹建牙医学系。1941年正式开始招收牙医系学生，学制为四年。1942年兴建了牙科医院和教学楼。谢晋勋主任离任后改由肖卓然教授接任。1943年附属牙科医院建成，由张锡泽教授任院长兼口腔外科主任，戴策安任牙体修复科主任，余德明任赝复科主任。

1943年夏，该校已招收牙科三期学生，学制从四年改为五年。当时因处在抗战后期，医疗器械供应异常困难，牙科治疗椅和牙科用脚机等大多由当地仿造，教学挂图和模型也由自己动手制作，牙科医学教学是在非常困难的条件下坚持进行的。1944年张锡泽院长离开该校。1945年年底牙科第一期毕业生毕业，毕业生仅2名。

1946年学校迁往上海改名为上海国防医学院。第二期学生在1947年上半年毕业，其中4人留校任助教。1948年国防医学院迁往中国台湾，部分教员及学员随学校迁台。

（六）北平的牙医学教育

1. 同仁医院牙科专科学校

1914年美国教会创办北平同仁医院牙科专科学校，学校只有1位外籍教师W.B. Prentice，学制三年，培养了6名毕业生。该校在我国牙医教育的早期开办，学校没有牙科专用教材，主要靠教员口授，学生记笔记。该校仅办了3年就停办了。毕业生后来多成为名医，在北京地区比较有影响力。

2. 北平大学医学院牙医学系

北平的国立北京医学专门学校创建于1912年10月26日，是中国政府依靠自己的力量开办的第一所专门传授西方医学的国立医学校。1923年9月，学校奉命改建为国立北京医科大学校，1927年奉命更名为国立京师大学校医科，并设附属医院，1937年抗战爆发，学校西迁，留在北平的北平大学医学院院务工作完全停顿，1938年1月，当时的教育部将原北京大学和北平大学合并办起"国立北京大学"，医学院为下设的六个学院之一，5月复课。

1941年位于西单背阴胡同的北平大学医学院附属医院建立齿科诊室，设保存修复科和口腔外科，总面积300平方米，治疗椅10台，工作人员约20人。1943年，在齿科诊疗室的基础上，成立齿学系。1945年抗战胜利，齿学系更名为牙医学系，系主任由毛燮均教授担任，教授还有钟之琦、郑麟蕃，以及来自协和医院的张乐天、王洁泉，来自华西协合大学牙学院的胡郁斌、张光炎、朱希涛和中央大学的邹兆菊等。1948年10月，北平大学医学院附属牙科门诊及牙医学系迁址到西什库后库，成立了独立的牙医学系门诊部，总面积2200平方米，钟之琦担任门诊部主任，设4个科室：口腔外科、牙体外科、义齿科、口腔卫生预防科，工作人员26人，治疗椅13台。

1943年，成立齿学系后开始招收高中毕业生，当年录取20名，学制四年，于1946年延长为六年制，毕业时授予医学士学位。设专业课程11门，有牙体形态学、牙体外科学、口腔外科学、口腔诊断学、口腔病理学、材料学、口腔组织学、牙周病学、根管治疗学、儿童牙医学和药物学。考试用试卷，百分制，60分及格，有降级制度。第一班学生于1949年毕业，毕业生7名。

除上述我国近代牙医学教育几个主要基地外，还有正在艰苦条件下进行抗战的延安，也曾有从新加坡归国的华侨李得奇在八路军卫生部工作，任牙科医师并组建牙科诊所，曾先后办过五期短期牙医训练班，培养了一批战斗在前线及农村山区基层的牙科医师，也在某种程度上解决了边远基层民众及军士们的疾苦。

至新中国成立时，全国仅有成都华西协合大学牙学院、南京中央大学医学院牙医本科及专修科、北京大学医学院牙医系、哈尔滨医科大学齿学部、上海震旦大学医学院牙医系、上海牙医专科学校等高等院校培养牙（口腔）科医师，设备差，师资少，全国受过牙医学专门训练的医师仅约数百名，整个近代我国牙医学水平远远落后于世界先进水平。

三、现代高等口腔医学教育

现代口腔医学是应用生物学、医学、理工学及其他自然科学的理论和技术，以研究和防治口腔及颌面部疾病为主要内容的科学。

我国现代口腔医学是在新中国成立后逐步建立起来的一门新兴学科。1949年至今，我国口腔医学教育经历了由小到大、由弱到强、不断发展的历程。从建国初期的4所高等口腔医学专业学校，发展到遍布全国的100余所本科高等院校；从年招生量不足50人到近万名本科生；从照搬欧美、日本、俄国等不同教学蓝本到统一、规范的，有中国特色的口腔医学教育体系。我国口腔医学教育随着经济的发展，随着人民群众对口腔医疗保健日益增长的需求，取得了空前的发展。

下面根据不同时期的特点，分四个阶段叙述。

（一）1949—1958年口腔医学教育的更名、调整、稳定时期

1949年中华人民共和国成立后，原有的各院校、系根据国家需要进行了重新调整与布局，开始了一个缓慢而稳步发展的过程，办学规模逐渐扩大。调整前，华西协合大学牙学院设有八个系，即口腔解剖生理系、口腔组织病理系、正牙系、口腔外科系、牙周病系、牙体病系、赝复系、小儿牙医系，学制为七年。北京大学医学院牙医系设有牙形态学、牙体外科学、口腔诊断学、牙周病学、根管治疗学、儿齿牙医学、口腔组织学、口腔病理学、材料学、药物学、口腔外科学11门课程。1949年8月，国立中央大学改为南京大学，医学院改为南京大学医学院。上海震旦大学牙医学院自1949年后，因国家急需大批口腔医务人员，学制从六年制改为四年制，牙医学院也改为牙医系。当时，这4所高等牙科教育院校，无论从学科建制、教学内容、学制年限均有很大不同。

新中国成立后，1950年7月，北京大学医学院将牙医学系正名为口腔医学系并报卫生部和教育部，8月10日正式获得批复，这一更名丰富了我国口腔医学的内涵，开启了口腔医学教育新篇章。北京大学医学院牙医学系随后更名为北京医学院口腔医学系，附属的牙医系门诊部也同时改为附属口腔门诊部，并扩大了每年的招生名额，达120人。

　　1950年，根据卫生部高等院校教材编审会议精神，统一了"口腔医学"这一名称，全国各地的牙医系、牙科医院相继改名为口腔医学系和口腔医院。1951年10月6日，华西协合大学更名为华西大学，牙学院也改名为口腔医学院。1953年院系调整后，更名为四川医学院。1951年根据卫生部决定，南京大学医学院改为专科重点制，牙医学本科与牙医学专科合并为四年制牙科，同年11月改名为中国人民解放军第三军医学院；1952年第三军医学院改为第五军医大学；1954年第五军医大学大与第四军医大学合并为第四军医大学，原牙科和牙病医院改为口腔医学系和口腔医院。1952年将司徒博医师主办的私立上海牙医专科学校并入震旦大学医学院牙医学系，1952年10月上海原圣约翰大学医学院与同德医学院均并入震旦大学医学院，三校合并后成立上海第二医学院，震旦大学牙医系则成为上海第二医学院牙医系，不久则改名为口腔医学系，学制为四年。这些不仅是单纯的名称更改，学科的内容及教育范围也有了扩大。几所教学医院和专科医院相继设置了口腔颌面外科住院部或病室，从而结束了中国牙科没有病床的历史，使口腔科的业务内容得到了充实，服务的范围更为广泛了。

　　在牙科更名、扩大业务方面，毛燮均和柳步清两位教授发表了很好的意见。毛燮均教授在《中华医学杂志》35卷第7期（1949年）发表了《中国今后之牙医教育》，写道："革新牙医教育是发展'牙科'为'口腔医学'"，他是第一位提出将牙医学更名为口腔医学的专家。当时在成都出版的《中华口腔医学杂志》于5卷1期转载了这篇文章。柳步清教授于1951年在《中华口腔医学杂志》5卷3期上发表了《关于口腔医学的命名问题》。他指出："现在牙医学的研究内容和研究对象，已经不是牙齿本身及其所发生的疾病，而是整个口腔及其所发生的疾病了。因此，我觉得用'口腔医学'去代替'牙科'或'齿科'是很妥当的。"他们的文章发表后，得到全国牙医学界的热烈响应。

　　在全国各行各业向苏联学习的高潮中，我国口腔医学教育体系的模式也逐步按照苏联的模式进行变更。1954年7月，教育部、卫生部在北京联合召开了全国高等医学教育会议，会议指出：必须全面学习苏联，继续进行教学改革。会议决定按照苏联口腔医学教育的组织机构，口腔医学系设口腔内科学、口腔颌面外科学和口腔矫形学三个教研室。在这次全国高等医学教育会议上还通过了口腔医学专业教学计划。1956年春，高等教育部、卫生部在北京召开第二次医学教育会议，会议确定了口腔专业各门课程的教学大纲和教材编辑委员会的名单。

　　为适应改革需要，四川医学院口腔系将原有八个教研室调整合并为三个教研室。同年各附属医院也进行了调整，合并并撤销了口腔病院的建制，将口腔病院并入四川医学院附属医院内。在医院门诊部设立口腔内科、口腔外科和口腔矫形科三个临床学科和一个颌面外科病室。当时的北京医学院口腔系院址在西什库，所占房屋仅地上一层与地下一层。为了口腔系的发展，西什库口腔楼于1953年完成了四楼（地上三层）建筑，连同周围建筑约为6000平方米，这给口腔医学教学带来了很大的促进。第五军医大学和第四军医大学合并后，1955年在口腔医学教学中全面采用苏联的教学计划、教学大纲和内容，将原有科室合并为口腔内科学、口腔外科学和口腔矫形学三个教研室和三个临床学科，1956年将口腔外科改名为口腔颌面外科，1958年增设了口腔基础学教研室，1957年学校从南京迁至西安。1954年至1961年上海第二医学院口腔医学系所属门诊部两次扩建，1952年院系调整后当年即招生，以后陆续增加招生人数，1953年为23名，1954年为54名。口腔医学系设口腔内科、口腔外科及修冠托牙三个临床学科及牙体解剖、修复冠桥、托牙三个实验室。1954年全系按苏联口腔医学教育模式进行了医学教学改革，原有各专业再次进行调整，按口腔内科学、口腔外科学及口腔矫形学三门临床学科组织教学，学制改为五年。

　　在这一时期，各个院校在国家的指导下，不仅从牙医学系更名为口腔医学系，而且调整体制、学制，扩大招生。四大口腔医学系的建立，成为近半个世纪以来我国现代口腔医师的摇篮。学习苏联，从原有的十几个分科归并为以口腔内科、口腔颌面外科和口腔矫形科三大临床专业学科为主体的口腔医学教育体系。其中重要的是从牙医学系更名为口腔医学系，这为日后发展、建立有中国特色的口腔医学教育体系奠定了基础。

（二）1958—1965年口腔医学教育起伏发展时期

在1958年"大跃进"的年代，"左"的思潮使口腔医学教育也受到影响。学校师生在"教育和生产劳动相结合"的口号下，下到基层。低年级学生以参加工农业体力劳动为主，到农村去，实行"三同"。高年级学生实行"单科独进"，不学基础课，而单独快速学习每一门专业课，不遵循教学规律。学生还参加"大炼钢铁""大搞除害灭病"等形式主义的群众运动，这些都对教学秩序产生严重破坏。1958年后，随着党中央"调整、巩固、充实、提高"的方针，纠正"左"倾错误，对高等教育事业进行了调整。在这段时期，口腔医学教育事业随着经济的起伏而出现起伏发展。

1959年，国家卫生部领导就湖北卫生工作作出指示，认为中南地区广大，人口众多，迄今无一个口腔医学专业，远不能适应国家建设及人民群众的需要，指定湖北医学院筹建口腔医学系。在卫生部的直接帮助下，1960年上半年，四川医学院口腔系主任夏良才等奉调到武汉筹建湖北医学院口腔系。经过一年多的紧张筹备，湖北医学院口腔医学系于1961年6月29日正式成立，口腔系成立后即开始筹建口腔医院。1962年9月口腔医院正式开院，1966年建筑面积为2094平方米的新门诊大楼落成。

洛阳医学院也筹建了口腔医学系。1958年由原北京医学院张光炎教授率北京医学院应届毕业生10名及上海第二医学院4名口腔医学生到洛阳，1959年建系后招收20名学生，1962年下半年因各种原因停办口腔系，1980年张光炎教授调回北京医学院。

哈尔滨医科大学曾在1958年建立口腔系，学制五年，但1962—1976年只办五官系，有不少毕业生改行做口腔科医生。河北医学院也曾于1958年建立口腔系，1962年停办，无毕业生。

几所老校在这段时期也有缓慢发展。四川医学院1958年10月成立了我国第一个口腔医学研究所，开始了口腔医学实验研究工作和研究生的培养，并取得了一批高水平的研究成果。1964年四川医学院改为卫生部直属院校，口腔医学系第一次公开在全国招收本科生。

在认真分析我国口腔医学专业发展的过程中，口腔医学专家一致认为要使口腔医学得到进一步发展，必须建立独立的口腔医院。1964年10月由卫生部投资106万元建筑面积达8000平方米的四川医学院附属口腔医院破土动工，1966年5月1日正式建成。

北京医学院1956年建立的口腔颌面外科病房附设在北京医学院附属一院内，有30张床位。1958年决定将北京医学院附属平安医院划给口腔系作为教学医院，专门为口腔系学生解决临床医学的实习问题，这样的调整在一定程度上提高了口腔医学系整体的教学水平。1962年在口腔医学系门诊部基础上成立了北京医学院附属口腔医院。1963年北京医学院口腔系进行了第一次硕士研究生毕业答辩，同年成立口腔病理研究室。

上海第二医学院口腔医学系1965年12月将教学基地由原来的上海第二医学院附属广慈医院搬迁至上海第九人民医院内。此时上海第九人民医院正式列为上海第二医学院口腔系教学基地，并更名为上海第二医学院附属第九人民医院，占地面积39亩，当时建筑面积约2万平方米。同年经上海市政府批准由高教局拨款建造建筑面积6000平方米的口腔门诊大楼，次年建造新病房大楼。

尽管洛阳医学院、哈尔滨医科大学、河北医学院等的口腔系没有坚持下来，但湖北医学院口腔系坚持发展起来，在全国形成五大口腔系的局面，口腔医学教育得到一定的发展。

（三）1966—1976年的口腔医学教育

1966年8月，由于"文化大革命"的原因，全国所有院校全部停止招生，原留校学生推迟至 1969—1970 年才一起分配工作。西安第四军医大学口腔系 1969 年 11 月随学校调防到重庆，12 月 18 日被撤销建制，口腔医院迁入重庆后并入第三附属医院。

1972 年中断 6 年的口腔医学教育恢复招生，学制暂定为三年。成都、北京、上海、重庆、武汉等地几所老院校开始招收口腔医学专业学生。

（四）20 世纪 70 年代后期至今口腔医学教育的发展

20 世纪 70 年代后期至今口腔医学教育的发展是我国口腔医学教育发展的重要阶段，在改革开放政策的指引下，随着各行各业蓬蓬勃勃的发展，口腔医学教育也得到了前所未有的大发展。这个时期的发展过程大致经历了三个主要阶段，即老校复苏、全面铺开、深入提高三个阶段。

1. 老校复苏

成都、上海、北京、西安、武汉等地已有的院校口腔系复苏。

四川医学院口腔系、北京医学院口腔系、上海第二医学院口腔系、第四军医大学口腔系、湖北医学院口腔系纷纷于 1977 年恢复全国高考制度后重新开始招收五年制本科生。同年卫生部委托四川医学院在成都召开全国高等医学院校口腔医学教材会议，会上决定了口腔专业试用教材的编写大纲与要求，同时审定了教材的主编单位，各全国统编教材陆续由人民卫生出版社出版后作为全国高等院校口腔医学生的必修教材。

1980 年 11 月，经教育部批准，四川医学院口腔系、北京医学院口腔系、上海第二医学院口腔系、第四军医大学口腔系修业年限由五年改为六年。

1978—1979 年，上述院校恢复研究生招生，学制为三年。

1978 年，北京医学院成立口腔医学研究所，由著名口腔病理学专家郑麟蕃教授任首任所长。1980 年四川医学院恢复成立口腔医学研究所，由口腔修复学专家陈安玉教授任所长。1983 年上海口腔医学研究所成立，由著名口腔颌面外科专家张锡泽教授任首任所长。1987 年根据省教育局批准，成立湖北医学院口腔医学研究所，首任所长为李辉奉教授。

1981 年，国务院批准首批口腔科学博士学位授予单位及专家名单。1985 年在北京医科大学口腔医学院，第一批我国自己培养的博士毕业了。按医学人才的培养特点，北京医科大学较早实行了研究生的分型培养，即将医学研究生分为科研型和临床技能型两种，前者以基础科研为主，后者以临床技能培训及临床科研为主，并于 1987 年培养出国内第一批医学临床技能型博士，其中就有口腔医学临床技能型博士，为日后国家设立临床医学及口腔医学专业学位研究生的培养体制奠定了良好的基础。

随着本科生和研究生招生制度的恢复、全国统编教材的编写和出版、口腔医学研究所的成立以及各院校内部调整和扩充，几所老校得到了全面复苏，向全国输送了大量口腔医学高级人才，为各省成立口腔系起到了先导作用。

2. 全面铺开

从 1980 年前后开始，为了解决口腔医学人才缺乏的现状，各省医学院纷纷成立口腔系。据 1982 年 6 月综合统计（暂未能包括台湾、香港、澳门等地区数字）：全国有口腔科医师 9236 名。口腔科医师总数与全国人口总数的比例为 1∶108 698，约占人口总数 10 万分之一。在各省、市、自治区中口腔科医师占人口总数比例最高的是北京市，每万人口中口腔科医师也不到 1 名，而在最低的省份湖南省，每 27 万人口中才有 1 名口腔科医师。而一些发达国家口腔科医师与人口总数的比例约为 1∶（1000～2000），相差悬殊。我国高等口腔医学专业的人才需求与培养之间的矛盾非常突出，为此，尽快发展口腔医学教育这一严重短线学科成为共识。

1982 年，卫生部修订了高等医学院校五年制口腔医学专业和口腔医士专业教学计划。1982 年 6 月经反复审订，通过了我国高等院校五年制口腔医学专业的教学计划。当时各新建院校的口腔医学系很需要有这方面的指导性文件，因此该教学计划在原有基础上重新修订是十分必要的。

1983 年在武汉召开了全国高等口腔医学教材编写工作会议，确定了《口腔预防医学》《口腔解剖生理学》《口腔颌面外科学》《口腔正畸学》《口腔修复学》《口腔颌面 X 线诊断学》《口腔内科学》《口腔组织病理学》八门教材的主编及编写人员，并确定了有关编写大纲。

这次会议同时提出了教育改革问题。改革从全面修订专业教学计划入手，提出我国的口腔医学教学计划基本上还没有脱离 20 世纪 50 年代全盘苏化所形成的模式，远远不能适应 70—80 年代世界口腔医学发展的趋势，并在某种程度上阻碍了我国口腔医学教育和各专业学科的发展。1984 年 10 月，中华医学会医学教育委员会在成都召开了全国口腔医学教育学术研讨会，讨论口腔医学教育的模式、培养目标、学制、课程设置及教学方法等问题。会议提出为适应我国口腔医学事业的发展，必须多层次、多规格、多形式办学。课程设置上要改变口腔系学生同医学系学生大体一致的倾向，应该加强口腔医学的基础课和专业课，减少临床医学的临床课。会议一致认为"要改善我国口腔医学事业落后现状的首要任务和关键在于大力加强和发展我国的口腔医学教育事业。"

在全国上下的共同努力下，经过十余年的发展，口腔医学本科院系即从原有的 5 所发展到 34 所，高等口腔医学教育机构在全国范围普遍建立并规范起来了。

3. 深入提高

深入提高阶段是以整顿学制、成立口腔医学院、深入教学改革为特点的。在 1984 年全国口腔医学教育研讨会上提出应当改变当时三、五、六、八年学制并存的混乱状态，建议调整为三、五、七年学制。经过 3 年的反复调研和论证，根据社会对不同层次高级医学专门人才的需要，原国家教委决定将我国高等医学教育的学制逐步规范化为三年、五年、七年制。即：修业三年，暂不授予学位的医学专科教育；修业五年授予医学学士学位的医学本科教育；修业七年授予医学硕士学位的高等医学教育。从我国社会主义初级阶段国情出发，原国家教委决定自全国 131 所高等院校中选择 15 所专业比较齐全、教学质量较高、治学严谨、对外学术交流和科学研究基本条件较好的，并有办长学制医学教育经验的老校，先试办临床医学专业七年制，其中再选三所院校，即北京医科大学口腔医学院、华西医科大学口腔医学院、上海第二医科大学口腔医学院试办七年制口腔医学专业。上述三所院校自 1988 年起开始招收七年制本科生（各 15 ～ 20 名）第四军医大学自 1993 年起招收七年制本科生，同时原有六年制本科生改为五年制。此后又有一些口腔医学院开始招收七年制本科生。

同期提出，根据各系人员梯队、科室设置、设备状况、研究机构和招收研究生状态，建立医科大学的口腔医学院。1985 年北京医科大学口腔医学院、华西医科大学口腔医学院正式成立；1987 年上海第二医科大学口腔医学院成立；1989 年第四军医大学口腔医学院成立；1992 年湖北医科大学口腔医学院成立。截至 2019 年年底，全国共有口腔医学本科院校 100 余所，相当一部分都成立了口腔医学院。

2000 年，我国增设了口腔医学专业学位，分为口腔医学硕士专业学位（Master of Stomatological Medicine，SMM）和口腔医学博士专业学位（Doctor of Stomatological Medicine，SMD）两级，并从培养目标、课程设置以及培养模式等方面对口腔医学专业学位的设置进行了基本的纲领性规定。首批 18 家院校成为口腔医学硕士专业学位授权点单位，其中北京大学、四川大学、上海交通大学、第四军医大学、武汉大学、吉林大学 6 所院校为博士专业学位授权点单位。后经 2003 年、2004 年、2009 年、2010 年及 2017 年多次增选，共有 66 家院校获批成为口腔医学硕士专业学位授权点单位，其中 18 所院校为博士专业学位授权点单位。口腔医学专业学位涵盖了口腔全科学、口腔内科学、口腔颌面外科学、口腔修复学、口腔正畸学、口腔病理学、口腔颌面影像学等专业领域，成为我国高层次应用型口腔医学人才培养的重要途径。

目前，口腔医学硕士专业学位授权点单位分布于 29 个省级行政区域，西藏自治区与青海省无口腔医学硕士专业学位授权点单位，18 所口腔医学博士专业学位授权点单位分布于 16 个省级行政区域。口腔医学专业学位培养院校在我国的总体分布不够均衡，院校主要集中于东部、南部及沿海地区，中西部地区分布较少。

4. 面向 21 世纪的教学改革工作

1995 年前后，原国家教委组织了"面向 21 世纪教学改革"的研究工作。在一批教改课题中，唯一一项口腔医学教学改革研究项目由北京医科大学牵头，联合了全国 6 所口腔医学院校共同进行。这项历时近 5 年的课题研究了"我国高等口腔医学教育课程体系和教学内容改革"的总体方案，分别在三次国内口腔医学教育改革会议上征求国内口腔医学和口腔医学教育专家们的意见后，形成了"我国高等口腔医学教育课程体系和教学内容"改革的总体方案，初次提供了一份口腔医学五年制本科生教学计划、教学进程表和临床医学课、口腔专业基础课及专业课教学大纲。指导思想是改革后的教育课程体系和教学内容必须既符合中国的国情，又能适合于培养 21 世纪口腔医学发展需要的人才。主要内容如下。

（1）改革基础、临床和专业三大段分段式课程体系和学习模式为交叉式相互渗透、循序渐进式教学模式，从一年级就开始接触了解专业。口腔专业五年中下述各段内容的比例建议为：①公共基础课的比例限制在 18% 左右，并应该改变公共基础课的内涵，在物理、化学、生物课内容上避免与高中学习内容的重复。②医学基础课不应与医疗系学生完全一致，可以减少一些学时，而要选择医学基础中重要的、基本的内容，应有口腔医学专业的特色，并试行增加相应的专业基础课程交叉进行。③保持一般临床医学课程学时比例设置在 14% 左右，这一段课程的安排具有中国特色，使口腔医学生首先是医学生，然后是口腔医学生。④增加口腔医学专业基础课学时，应达到 9% 左右的比例，逐步增加应开设的科目，保证口腔医学专业课程的学时数，加强临床前技能的训练。在五年本科教育期间，口腔专业基础＋专业＋临床实习应不少于 50%。

（2）教学内容：①必修课的科目数应限制在 55 门左右，周学时应限制在 28 ～ 30 学时以内。②公共基础课应改变内涵，应增强人文、心理学、法律、信息、素质教育等方面的内容。③医学基础课在现有课程体系的基础上，增加生命科学内容，合并或重组相关学科，保持我国传统医学特色课程"中医学概论"的内容。④医学临床课学习内容以外科总论、内科的诊断学和人体主要疾病为重点。⑤制定口腔专业基础必修课科目：建议包括口腔医学导论、牙体解剖学、头颈部局部解剖学、口腔生理学、口腔组织病理学、口腔生物学、口腔药理学、口腔材料学、口腔放射影像诊断学、口腔生物力学、口腔工程技术学、专业外语等口腔专业基础课程。⑥制定口腔专业必修课科目：建议包括口腔内科学（牙体牙髓病学、牙周病学、儿童口腔病学、口腔黏膜病学）、口腔颌面外科、口腔修复、口腔正畸学、口腔预防医学。⑦选修课：一、二年级以人文，包括医学心理、心身医学、社会自然科学为主；三、四年级以口腔专业为主，使我国的口腔医学教育既有保证教学质量、反映专业水平的主干课程，又有反映各校特长、符合各院校实际情况的选修课目。有条件的学校逐步过渡到"学分制"。

由国内这 6 所高等口腔医学院校组成的课题组举办的"中国高等口腔医学教育课程体系和教学内容改革"研讨会，在我国口腔医学教育史上具有重要意义，表明我国口腔医学教育已初步形成了有中国特色的、完整的教学体系，这是几代人不断努力奋斗的结果。

从 50 多年前"牙医系"更名为"口腔系"为起点，我们形成了有别于欧美、日本等发达国家的口腔医学教育体系。这个体系促进了发展以口腔颌面外科为突出特点的内涵，保证了我们培养的学生首先是医学生，然后是口腔医学生，使我们有能力将口腔医学发展壮大成为与医学并列的一级学科。

21 世纪初，教育部又启动了"21 世纪初教改项目"，口腔医学高等教育进一步探讨长学制的教育体系和教学模式。

2018年9月召开的全国教育大会，明确提出教育的首要问题是"培养什么人"。我们的教育必须把培养社会主义建设者和接班人作为根本任务，培养一代又一代拥护中国共产党领导和我国社会主义制度、立志为中国特色社会主义奋斗终身的有用人才。同时明确提出要把立德树人融入思想道德教育、文化知识教育、社会实践教育各环节，贯穿基础教育、职业教育、高等教育各领域，学科体系、教学体系、教材体系、管理体系要围绕这个目标来设计，教师要围绕这个目标来教，学生要围绕这个目标来学。这些都给口腔医学高等教育提出了新的要求。

5. 与综合大学合并，努力创建世界一流大学

1999年以来，在党中央、国务院的统一部署和领导下，进行了高等学校管理体制改革和布局结构调整。当今世界，高等教育的发展趋势呈现出多学科交叉的特点。一批学术水平一流、杰出人才荟萃、在国际上有重要地位和影响的著名大学，基本上都是综合大学。世界一流的医学院绝大多数都设立在综合大学，著名的综合大学绝大多数都有高水平的医学院。因此，为我国创建世界一流大学，许多医科大学合并到综合大学。几所口腔医学院也在这一改革和调整中得到良好的机遇和挑战，为口腔医学的科学发展开始了新的篇章。北京医科大学和北京大学进行了强强联合，北京医科大学口腔医学院更名为北京大学口腔医学院；华西医科大学口腔医学院更名为四川大学华西口腔医学院；湖北医科大学口腔医学院更名为武汉大学口腔医学院；上海第二医科大学口腔医学院更名为上海交通大学口腔医学院。

随着许多医科大学合并到综合大学，我国加入WTO及高等教育国际化进程加快对医学教育提出了更高要求，八年制医学教育应运而生，这种学制代表了目前医学教育的最高层次。目前，全国共有十多所高校招收八年制医学专业学生。教育部、国务院学位委员会规定，各校八年制医学教育招生规模每年不得超过100人，试办八年制医学教育的学校也已停止七年制临床医学专业招生。北京大学口腔医学院为我国首个招收八年制的口腔医学院，从2001年开始招生，迄今已十余年，取得了良好的成绩。北京大学医学教育依据《中国本科医学教育标准（草案）》的要求，贯彻"八年一贯，本博融通"的原则，强调"通识通科的医学基础、贯穿全程的医学素质和面向未来的医学潜能"的培养模式，八年制口腔医学专业教育的总体培养目标是适应医药卫生事业发展需要，具有较为扎实的理论知识及人文基础、基本临床工作能力和科研思维能力、较强创新精神和国际交流能力、有一定发展潜能的高素质口腔医学人才。其专业培养目标是具有医学博士学位的口腔医师。北京大学口腔医院还以八年制毕业生为基础试行"8＋3"培养，于2012年培养出我国第一位口腔医学双博士，为推动我国口腔医学高层次人才的培养开拓了一条新路。

2017年1月，经国务院同意，教育部、财政部、国家发展改革委印发《统筹推进世界一流大学和一流学科建设实施办法（暂行）》，"双一流"建设进入实施操作阶段。结合"双一流"建设实际，确定了稳中求进、继承创新、改革发展的总体工作原则，即：从建设基础出发，平稳开局，充分调动各方面的资源和力量，促进高等教育区域协调发展，切实推动高校内涵式发展、提高质量。当年9月正式公布的"双一流"建设高校及建设学科名单中，北京大学、上海交通大学、武汉大学及四川大学四所综合大学的口腔医学包揽了口腔医学入围双一流建设学科的4个名额，必将给口腔医学的快速发展提供强大的助力。

6. 住院医师规范化培训及专科医师规范化培训试点

医学教育是由院校教育、毕业后教育和继续教育组成的统一体，住院医师规范化培训和专科医师规范化培训是毕业后医学教育中两个非常重要的阶段。

我国的住院医师培训起自1921年北京协和医院的"24小时住院医师负责制和总住院医师制度"。1993年，在部分院校及地方多年实践探索的基础上，卫生部印发《临床住院医师规范化培训试行办法》，将住院医师培训分为各2～3年的两个阶段进行，其中第二阶段类似于专科医师培训，2006 年在全国扩大了试点，对提高临床医师的技术水平和服务质量发挥了重要作用。2009 年，中共中央国务院颁布《关于深化医药卫生体制改革的意见》，明确要求"建立住院医师规范化培训制度"。

2013 年 12 月，7 部委联合印发《关于建立住院医师规范化培训制度的指导意见》（国卫科教发〔2013〕56 号），对建立国家级住院医师规范化培训制度作出了总体部署，将住院医师规范化培训与人事待遇、财政投入及专业硕士学位授予相衔接，于 2014 年在全国各地普遍实施，要求 2015 年各省（区、市）全面启动住院医师规范化培训工作，并提出了"到 2020 年所有新进医疗岗位的本科及以上学历临床医师均接受住院医师规范化培训"的刚性要求。口腔相关住院医师规范化培训设置了口腔全科、口腔颌面外科、口腔修复科、口腔内科、口腔正畸科、口腔病理科及口腔颌面医学影像科等 7 个专业基地，培训年限均为 3 年。2014 年，六部门联合印发了《关于医教协同深化临床医学人才培养改革的意见》，明确提出加快构建以"5 + 3"为主体（5 年临床医学本科教育 + 3 年临床医学硕士专业学位研究生教育或 3 年住院医师规范化培训）、以"3 + 2"（3 年临床医学专科教育 + 2 年助理全科医生培训）为补充的临床医学人才培养体系。在此医教协同的大政策下，口腔医学专业硕士研究生的培养，特别是临床培训，都和住院医师规范化培训细则看齐；开设 7 年制口腔医学本硕连读专业的院校也逐步将学制延长一年，形成 5 + 3 的培养格局，学生毕业前即可完成相应专业的住院医师规范化培训，同时获得执业医师资格证书、硕士学历证书、硕士学位证书及住院医师规范化培训合格证书。

2016 年 1 月 11 日，国家卫生和计划生育委员会发布《关于开展专科医师规范化培训制度试点的指导意见》（国卫科教发〔2015〕97 号），文件明确了专科医师规范化培训的主要培训模式是"5 + 3 + X"，即在 5 年医学类专业本科教育和进行了 3 年住院医师规范化培训后，再依据各专科培训标准与要求进行 2 ~ 4 年的专科医师规范化培训，成为有良好医疗保健通识素养、扎实专业素质能力、基本专科特长和相应科研教学能力的临床医师。2018 年，口腔颌面外科被纳入国家专科医师规范化培训试点。部分院校如北京大学医学部也自行开展了其他口腔相关专科医师规范化培训的试点工作，并探索和口腔医学博士专业学位研究生教育有机衔接。

（江　泳　单艳华　潘　洁　马　琦）

第四节　口腔医学发展展望
Prospect of Development of Stomatology

口腔健康（oral health）是全身健康的重要组成部分，是一个国家文明程度的标志。新中国成立 70 余年来，我国的口腔医学取得了显著的成绩，民众的口腔健康水平有了显著提高。但是，与发达国家相比，与我国快速发展的经济水平相比，口腔医学和民众的口腔健康整体水平还有较大的差距。党和政府对于口腔卫生给予高度重视，伴随着科学技术的全面进步，口腔医学将得到快速发展。

一、强化全民口腔健康意识，改善口腔健康行为，降低口腔常见病的发病率

大多数口腔常见病，如龋病、牙周病，是可防可治的。要建立和完善政府主导、专业人员指导、全社会参与的口腔卫生体系。口腔医学专业工作者要利用各种媒体和椅旁诊疗的机会，进行口腔健康教育，宣传口腔保健知识，提高民众对于口腔健康重要性的认识及口腔疾病预防

知识的知晓度，促进民众自觉改善口腔健康行为，做到每天 2 次刷牙，用含氟牙膏刷牙，定期进行口腔检查和牙周洁治，有效地降低口腔常见疾病的发病率。

二、现代科学技术的进步促使口腔疾病防治水平大幅提高

未来的口腔医学将进一步向口腔医学科学方向深入发展，更加注重与生命科学、临床医学、生物医学工程学、组织工程学等多学科的交叉与融合，推动口腔医疗数字化、微创化、功能化、个性化理念的不断深入与发展。

1. 口腔医学基础研究促进对于口腔疾病病因、发病机制及发病规律的认识，从根本上改变疾病的治疗模式，发展根治性治疗方法和完整性治疗技术。目前，不少口腔疾病的发病机制和发病规律尚未阐明，其治疗属于对症性处理，采用的是不完美的"半吊子技术"（midway technology）。这依赖于深入的基础研究，如 20 世纪 50 年代 DNA 双螺旋结构的发现，使生命科学和医学科学的研究进入分子水平，从分子水平去认识疾病，揭开了以基因为研究对象的新时代，从基因本质上去认识生命，认识疾病，开始了某些疾病的基因诊断和基因治疗，成为医学发展进入医学科学发展新的里程碑。

2. 组织工程和颅颌面组织再生技术的发展自 2000 年首次发现牙髓干细胞以来，有很多新的与口腔颌面组织相关的干细胞被发现。牙齿被认为是研究上皮-间充质相互作用、器官发育的最理想模型，诸多研究机构认为组织工程牙齿有可能成为人类第一个再生器官。在牙髓和牙根组织工程方面进行的相关研究取得了一些突破性进展和成果，为牙髓、牙周膜、牙根再生以及牙根的保存治疗奠定了基础。将组织工程的原理和策略引入牙周病的治疗，为牙周缺损的修复带来了全新的理念。

3. 数字化技术大幅提高口腔颌面诊疗技术的精度和速度。数字化技术越来越广泛地应用于口腔医学领域。数字化外科技术综合了传统外科、三维图像重建、计算机辅助设计和制造及计算机导航和机器人手术等技术优势。主要优势在于：①通过三维重建获得直观的三维可视化图像，提高诊断精确性；②术前制订个性化治疗方案：在模拟手术的过程中及时发现设计缺陷进行改进，提高手术效率；③术中实现精确引导与定位，提高手术精度；④术中精确定位重要解剖结构位置，提高手术的安全性，降低手术并发症；⑤术后提供定量评价方法，利于客观地发现问题和改进。数字化技术的发展突破了传统手工模式的复杂性和局限性，实现精确、自动、高效和微创的精准修复，带来传统修复工艺技术的一场革新。今后将进一步拓展应用范围，实现口腔医学技术的全面创新。

4. 人工智能及大数据将引领口腔医学的新一轮发展。人工智能（artificial Intelligence，AI）是研究、开发用于模拟、延伸和扩展人的智能的理论、方法、技术及应用系统的一门新的技术科学，是计算机科学的一个分支，它致力于了解智能的实质，并生产出一种新的能以人类智能相似的方式做出反应的智能机器。该领域的研究包括机器人、语言识别、图像识别、自然语言处理和专家系统等。最近一些年，人工智能亦被应用于口腔医学领域，如机器人已使用于口腔修复的牙体预备、口腔种植以及口咽癌的手术切除。伴随着大数据的积累和应用，将人工智能应用于影像诊断以及病理诊断，不但速度快，而且正确率高，具有广泛的应用前景。

三、加强多层次人才的培养，全面提高口腔专业人才的整体水平

目前我国有口腔执业医师和执业助理医师 20 余万名，口腔医师与人口之比为 1∶6500 左右，口腔医师尚明显短缺。口腔医师的专业水平和职业素质参差不齐，优劣不一，其间差距较大，整体水平有待提高。口腔医师的分布集中在城市，农村及边远地区稀缺。因此，一方面，要加强口腔医学生的培养，增加口腔医师人数。另一方面，要加强口腔医师的毕业后教育，通

过住院医师和专科医师的规范化培训、各种继续教育活动，提高基层口腔医师的专业能力和素质，着力提高口腔医师的整体水平。

四、口腔设备器材的创新助力口腔医学事业跨越式发展

口腔疾病的诊疗高度依赖于口腔设备器材，每分钟转速为 40 万次的涡轮机和高速手机的发明，不仅大幅提高工作效率，而且显著减轻患者痛苦。高分子复合充填材料替代银汞合金，既保持了牙冠的美观，又避免了汞的污染。当前，新型设备器材不断涌现，新的生物材料层出不穷，如纳米材料、激光技术等，都将带来口腔疾病诊疗技术的革新和口腔医学的跨越式发展。

总体来说，我国已经是一个口腔大国，但距离成为口腔强国还有不小的距离。口腔医学处于大发展的历史时期，前景迷人。选择口腔医学是一种幸运，从事口腔医学大有作为。口腔医学是一个精彩的专业，充满着神秘和未知，投身这一精彩事业，必将成就精彩人生！

（俞光岩　郭传瑸）

参考文献

［1］郑麟蕃，吴少鹏，李辉奉 . 中国口腔医学发展史 . 北京：北京医科大学、中国协和医科大学联合出版社，1998.
［2］孙宝志 . 临床医学导论 . 4 版 . 北京：高等教育出版社，2013.
［3］朱潮，张慰丰 . 新中国医学教育史 . 北京：北京医科大学、中国协和医科大学联合出版社，1990.
［4］周大成 . 中国口腔医学史考 . 北京：人民卫生出版社，1991.
［5］王兴 . 第四次全国口腔健康流行病学调查报告 . 北京：人民卫生出版社，2018.
［6］张震康 . 展望 21 世纪中国口腔医学发展趋势 // "中国高等口腔医学教育课程体系和教学内容研讨会"论文集，1998.
［7］国家卫生健康委员会 . 2019 中国卫生健康统计年鉴 . 北京：中国协和医科大学出版社，2019.
［8］王松灵，吴云 . 我国口腔医学专业人才培养模式的现状与发展趋势 . 中华医学教育杂志，2012，30（5）：665-668.

第二章 口腔基本结构

Basic Oral Structure

口腔基本结构是口腔医学的基础内容，是口腔临床医学的桥梁课程，它与口腔内科学、口腔颌面外科学、口腔修复学、口腔正畸学、口腔预防医学等关系十分密切。这一章简单介绍口腔解剖生理学（oral anatomy and physiology）的主要内容，其目的在于通过学习，对口腔、颌面部器官的形态和结构特点有基本了解，为口腔医学导论的临床医学课程学习奠定必要的基础。口腔基本结构包括的内容有：口腔及牙体解剖、殆与颌位、牙周组织等。

第一节 口腔前庭与固有口腔
Oral Vestibule and Oral Cavity Proper

口腔（oral cavity）为消化道的起始部分，具有重要的生理功能。它参与消化过程，协助发音和言语动作，具有感觉和表情功能，并能辅助呼吸。

口腔的前壁为唇，经口裂通向外界，后经咽门与口咽部相延续，两侧为颊，上下壁分别为腭和舌下区组织。闭口时，口腔由上下牙列、牙龈及牙槽骨弓将口腔分为两部分，前外侧部称口腔前庭（oral vestibule），内侧部为固有口腔（oral cavity proper）。

一、口腔前庭

口腔前庭为牙列、牙龈、牙槽骨弓与唇、颊之间的蹄铁形的潜在空隙。在口腔前庭各壁上可见以下表面解剖标志（图 2-1）：前庭沟（唇颊龈沟）、上下唇系带、颊系带、腮腺导管开口、磨牙后垫、翼下颌皱襞（是下牙槽神经阻滞麻醉的重要标志）、颊垫尖等。

二、固有口腔

固有口腔前方及两侧以牙列为界，上以硬、软腭为顶，下为口底，向后延伸到两侧腭舌弓和腭咽弓所组成的咽门，中间为舌所充满。除牙列以外，固有口腔内的主要解剖结构有：

1. 腭（palate） 又名口盖，为固有口腔的上壁，分隔口腔和鼻腔，参与发音、言语和吞咽等活动。腭分为前 2/3 的硬腭和后 1/3 的软腭（图 2-1）。

（1）硬腭（hard palate）：呈穹隆状，有牙弓围绕。在硬腭的口腔面，有下列解剖标志：腭中缝、切牙乳头（又称腭乳头）、腭皱襞等。

（2）软腭（soft palate）：为一能动的肌肉膜样隔，厚约 1 cm，附着于硬腭后缘并向后延伸。软腭的主要解剖标志有：腭帆、腭垂（悬雍垂）、腭舌弓、腭咽弓、腭扁桃体、咽门。

2. 舌（tongue） 位于口底，几乎充满固有口腔，对咀嚼、吞咽、吮吸、味觉及语言功能

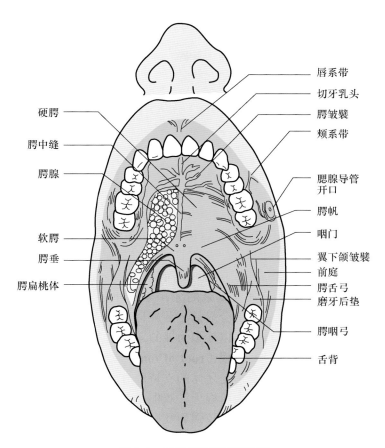

图 2-1 口腔前庭与固有口腔

起重要作用，并且在建𬌗的动力平衡中提供内侧的动力。此外，舌又是观察全身某些疾病的重要窗口，不少病理变化可通过舌黏膜反映出来，因而系统性疾病与舌之间有着密切的联系。舌分上、下两面，上面拱起称为舌背，舌的下面为舌腹。舌主要由舌肌及被覆其表面的舌黏膜构成。

3. 口底（floor of the mouth） 是指舌腹以下和两侧下颌骨体之间的口腔底部（图 2-2）。

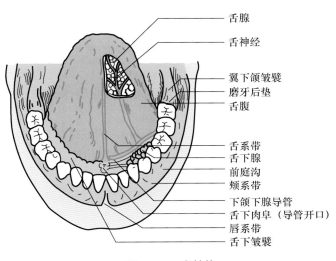

图 2-2 口底结构

主要解剖标志有舌系带、舌下肉阜（也称为舌下阜，是下颌下腺导管及舌下腺大管的共同开口）、舌下皱襞（也称为舌下襞，是舌下腺小管开口部位）。

第二节　牙的结构、类型与功能
Structure, Classification and Function of Teeth

一、牙的结构

（一）牙的外观

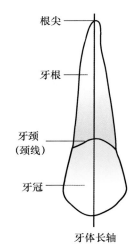

图 2-3　牙体外形及长轴

从外部观察，牙体由牙冠、牙根及牙颈三部分组成（图 2-3）。

1. 牙冠（crown of tooth） 在牙体外层由牙釉质覆盖的部分称牙冠，是发挥咀嚼功能的主要部分。牙冠的外形随其功能而异。功能较弱而单纯的牙，其牙冠形态也比较简单；功能较强而复杂的牙，牙冠外形也比较复杂。正常情况下，牙冠的大部分显露于牙龈以外的口腔中，称为临床牙冠（clinical crown）。以牙颈为界的牙冠称为解剖牙冠（anatomical crown）。

2. 牙根（root of tooth） 在牙体外层由牙骨质覆盖的部分称牙根，是牙体的支持部分。其形态与数目随着功能而有所不同，分为单根牙、双根牙和三根牙。功能较弱而单纯的牙多为单根；功能较强而复杂的牙，其根多分叉为 2 个以上，以增强牙在颌骨内的稳固性。根的尖端，称为根尖。每个根尖都有通过牙髓、血管、神经的小孔，称为根尖孔。在正常情况下，牙根整个包埋于牙槽骨中。

3. 牙颈（neck of tooth） 牙冠与牙根交界处呈一弧形曲线称为牙颈，又名颈缘或颈线（cervical line）。

（二）牙齿的剖面观察

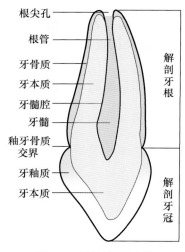

图 2-4　牙体纵剖面观

从牙体的纵剖面可见牙体由三层硬组织及一层软组织组成（图 2-4）。

1. 牙釉质（enamel） 也称珐琅质，构成牙冠表层的硬组织，含无机盐 95%～97%，含有机物和水 3%～5%，是牙体组织中高度钙化的最坚硬的组织，呈白色半透明状。

2. 牙骨质（cementum） 构成牙根表层的硬组织，色泽较黄。邻近牙颈部的牙骨质较薄，根尖部及根分叉处的牙骨质较厚。

3. 牙本质（dentin） 构成牙体的主质，位于牙釉质与牙骨质的内层。它是钙化的特殊组织，不如牙釉质坚硬。牙本质内有很多细微的小管，称牙本质小管（dentinal tubule）。管内是成牙本质细胞的胞浆突起。牙本质对外界刺激敏感，所以当牙本质外露后，遇冷、热、酸、甜刺激时，就会产生酸痛。

在牙本质内层有一空腔，称为髓腔（pulp cavity）。髓腔朝向牙冠的一段扩大，称为髓室（pulp chamber）；朝向根部的一段缩小，名为根管（root canal）。根管在根尖表面的开口，称为根尖孔（apical foramen），是牙髓血管、神经与牙周组织联系的通道。

髓室形状与牙冠的外形相似，一个牙体内仅有 1 个髓室。前牙髓室与根管无明显界限，后牙髓室呈立方形，由六个髓室壁围成。髓角（pulp horn）为髓室伸向牙尖突出成角形的部分，其形状、位置与牙尖的高度相似（图 2-5）。根管口（root canal orifice）为髓室底上髓室与根管的移行处。后牙髓室与根管界限明显，故根管口明显可见。

4. 牙髓（dental pulp）　是充满在髓腔中的蜂窝组织，内含丰富的细胞、血管、淋巴和神经纤维，具有敏锐的感觉功能，对牙体硬组织的代谢起着主要作用。牙髓通过根尖孔和颌骨的骨髓腔相连通。

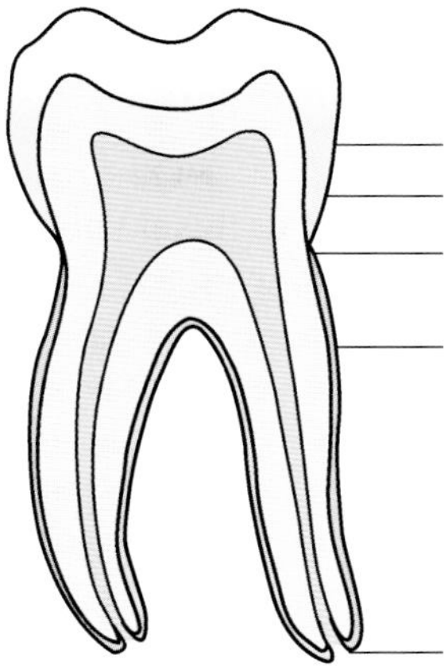

髓角
髓室
根管口

根管

根尖孔

图 2-5　髓室、根管与牙髓

二、牙体形态基本术语及表面标志

（一）基本术语

1. 中线（median line）　为平分颅面部为左右两等分的一条假想线，该线与矢状缝一致。正常情况下，中线通过两眼之间、鼻尖、两上颌中切牙及两下颌中切牙之间，将牙弓分成左右对称的两部分。

2. 牙体长轴（long axis）　通过牙冠和牙根中心的一条假想直线，称为牙体长轴（图 2-3）。

3. 接触区（contact area）　牙与牙在邻面互相接触的部位，也称为邻接区。

4. 线角（line angle）与点角（point angle）　牙冠上两面相交处成一线，所成的角称线角；三面相交处成一点，所成的角称点角。

5. 外形高点（height of contour）　牙体各轴面最突出的部分。

（二）牙冠各面的命名

牙有与牙体长轴一致的四个轴面和与牙体长轴垂直的𬌗面、切嵴（图 2-6）。

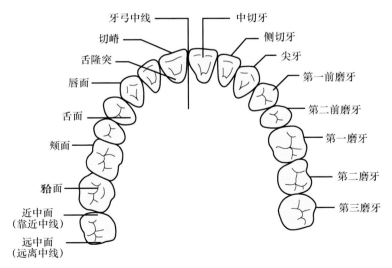

牙弓中线　中切牙
切嵴　侧切牙
舌隆突　尖牙
唇面　第一前磨牙
舌面　第二前磨牙
颊面　第一磨牙
𬌗面　第二磨牙
近中面（靠近中线）　第三磨牙
远中面（远离中线）

图 2-6　牙冠各面命名

1. 唇面（labial surface）和颊面（buccal surface）　前牙的牙冠接近口唇的一面，称为唇面；后牙的牙冠接近颊黏膜的一面，称为颊面。

2. 舌面（lingual surface）　前牙和后牙的牙冠接近舌的一面，统称舌面。上颌牙的舌面接近腭又称腭面（palatal surface）。

3. 近中面（medial surface）与远中面（distal surface） 牙冠与邻牙相邻接的两个面，总称邻面（proximal surface）。离面部中线较近的一面，称为近中面；离面部中线较远的一面，称为远中面。

4. 𬌗面（occlusal surface）和切嵴（incisal ridge） 上、下颌后牙咬合时发生接触的一面，称为𬌗面。前牙切端有切咬功能的嵴称为切嵴。

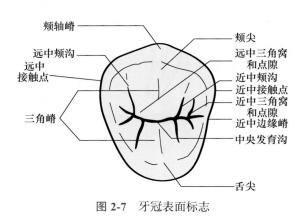

图 2-7 牙冠表面标志

（颊轴嵴、远中颊沟、远中接触点、三角嵴、颊尖、远中三角窝和点隙、近中颊沟、近中接触点、近中三角窝和点隙、近中边缘嵴、中央发育沟、舌尖）

（三）牙冠的表面标志

1. 牙冠的突起部分（图 2-7）

（1）牙尖（dental cusp）：牙冠上近似锥体形的显著隆起，好似山峰挺立，位于尖牙的切端、前磨牙和磨牙的𬌗面。

（2）结节（tubercle）：为牙冠某部牙釉质过分钙化所形成的小突起。

（3）嵴（ridge）：为牙釉质的长形状隆起。根据嵴的位置、形态和方向可分为：

①切嵴（incisal ridge）：切牙切缘舌侧长形隆起。

②边缘嵴（marginal ridge）：位于后牙𬌗面与轴面相交处，以及切牙、尖牙的舌面近中、远中边缘处长形隆起。

③轴嵴（axial ridge）：在轴面上，从牙尖顶端伸向牙颈部的纵行隆起。

④颈嵴（cervical ridge）：牙冠的唇、颊面上，沿颈缘部位微显突起。

⑤舌隆突（cingulum）：为牙釉质的半月形突起，位于切牙及尖牙的舌面颈 1/3 处（图 2-6）。

⑥三角嵴（triangular ridge）：位于𬌗面，由牙尖的两斜面相遇而成。该嵴由牙尖的尖顶至𬌗面中央。

⑦横嵴（transverse ridge）：相对牙尖的两三角嵴相连，且横过𬌗面。

⑧斜嵴（oblique ridge）：𬌗面的三角嵴斜行相连。

2. 牙冠的凹陷部分（图 2-7）

（1）窝（fossa）：为不规则的凹陷。位于切牙和尖牙的舌面，前磨牙和磨牙𬌗面。

（2）沟（groove）：位于牙冠的轴面及𬌗面，介于牙尖和嵴之间，或窝的底部的细长凹陷部分。

①发育沟（developmental groove）：为牙生长发育时，两个生长叶相连所形成的有规则的浅沟。

②副沟（supplemental groove）：除发育沟以外的任何沟都称副沟，形态不规则。

③裂（fissure）：钙化不全的沟称为裂，常为龋齿的好发部位。

（3）点隙（pit）：为 3 个或 3 个以上的发育沟相交所成的点形凹陷。此处釉质未完全连接，亦为龋齿的好发部位。

3. 斜面（inclined surface） 组成牙尖的各面称为斜面。两斜面相交成嵴，四斜面相交则组成牙尖的顶。

4. 生长叶（development lobe） 牙发育的钙化中心称为生长叶，其交界处为发育沟。多数牙是由 4 个生长叶发育而成，部分牙是由 5 个生长叶发育而成。

三、牙的分类及形态

（一）按照牙齿的形态特点和功能特性分类

根据牙齿的形态特点和功能特性，人类的牙齿分为切牙、尖牙、前磨牙和磨牙四种类型。上、下颌的左右侧各有 8 个左右成对的同名牙，其解剖形态相同，故恒牙的形态只有 16 种。其名称从中线起向两旁分别为中切牙、侧切牙、尖牙、第一前磨牙、第二前磨牙、第一磨牙、第二磨牙、第三磨牙（图 2-8）。

1. 切牙（incisor） 位于上、下颌骨的前部，在中线两侧，即上颌中切牙、上颌侧切牙、下颌中切牙、下颌侧切牙共 8 个，均为单根牙。切牙牙冠由唇面、舌面、近中面、远中面和切嵴组成。邻面观牙冠呈楔形，唇舌面的外形高点在颈 1/3。因此颈部厚而向切端渐薄，其形似斧，用以切割食物。下面主要介绍上颌中切牙的特征。

上颌中切牙（maxillary central incisor）：为切牙中之最大者，排列在中线两侧，远中面则与同侧侧切牙的近中面相邻（图 2-9）。

唇面：长度大于宽度，光滑平坦，切缘与近中缘相交而成的近中切角近似直角，切缘与远中缘相交而成的远中切角略为圆钝，借以区分左右。在唇面的切 1/3 处可见两条浅的纵行发育沟。牙冠唇面形态又可分为方圆形、椭圆形、尖圆形三种，常与人的面型相协调。

舌面：似唇面但较小。中央凹陷成窝称舌窝，四周围以突起的嵴，在颈部有舌隆突。

邻面：近中面似三角形，较大而平，三角形的底为一曲线，呈 "V" 字形，称为颈曲线。三角形的顶为切嵴，接触区靠近切角。远中面与近中面相似，稍短较圆突。接触区离切角稍远。

切嵴：唇侧较平，舌侧圆突成嵴，与下颌切牙的切嵴接触时，能发挥切割功能。从侧面观察，切嵴在牙体长轴的唇侧。

牙根：为粗壮而直的单根。唇侧宽于舌侧，颈部横切面为圆三角形，根尖较直或略偏远中。

2. 尖牙（canine） 俗称犬齿。位于口角处，左、右、上、下共 4 个。牙冠较厚仍为楔形，

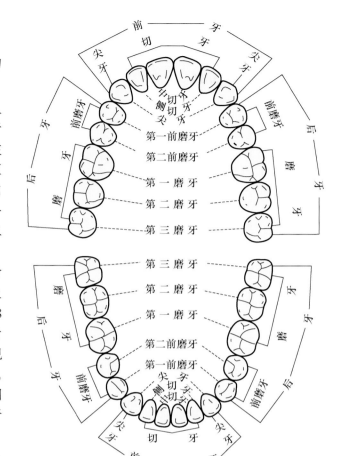

图 2-8 恒牙列

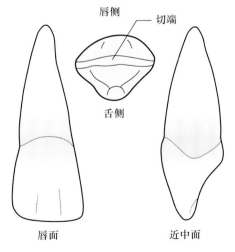

图 2-9 右侧上颌中切牙

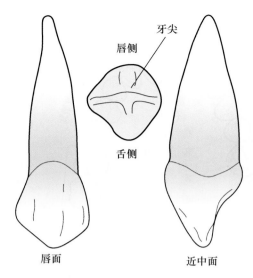

图 2-10　右侧上颌尖牙

牙根长大，其特点是切缘上有一个突出的牙尖。牙尖由近中牙尖嵴、远中牙尖嵴、唇轴嵴、舌轴嵴以及相邻二嵴间的斜面组成，似一四刃匕首，以利穿刺和撕裂食物。

上颌尖牙（maxillary canine）如图 2-10 所示。

唇面：似圆五边形，由颈缘、近中缘、远中缘、近中斜缘与远中斜缘组成。初萌的尖牙，近中斜缘与远中斜缘在牙尖相交成 90°。发育沟较中切牙显著，可见三个生长叶。唇轴嵴明显，由尖牙的顶端伸延至颈 1/3 处，分唇面为两个斜面。

舌面：舌隆突显著。由牙尖至舌隆突有一明显的纵嵴称舌轴嵴，将舌窝分成近中舌窝和远中舌窝。

邻面：似三角形，较切牙的邻面突出。远中面较近中面更为突出且短小。

牙尖：由近中牙尖嵴、远中牙尖嵴、唇轴嵴、舌轴嵴四个嵴以及相邻两嵴间的四斜面组成。形尖似匕首，利于穿刺和撕裂食物。

牙根：单根，形粗壮，根长远大于冠长，有时接近冠长的 2 倍。根尖略向远中弯曲。

3. 前磨牙（premolar）　又名双尖牙（bicuspid）。位于尖牙之后磨牙之前，左、右、上、下共 8 个。牙冠呈立方形，𬌗面有两尖（下颌第二前磨尖牙有三尖类型）。其主要功能为协助尖牙撕裂和协助磨牙捣碎食物。牙根扁，单根，也有分叉者，以利于牙的稳固。下面主要介绍上颌第一前磨牙的特征。

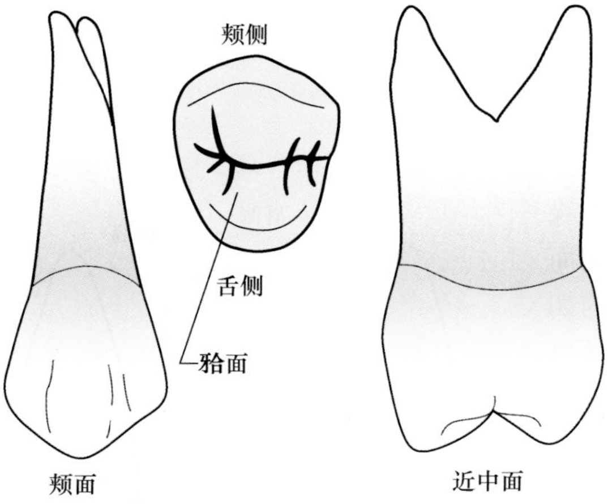

上颌第一前磨牙（maxillary first premolar）：为该组牙中体积最大者（图 2-11）。

颊面：与尖牙唇面相似，但冠较短小，颊尖略偏远中。颊轴嵴与牙体长轴约平行，两侧可见发育沟各 1 条。

舌面：小于颊面，似卵圆形，光滑而圆突。舌尖略偏近中。

邻面：呈四边形，颈部最宽。近中面近颈部凹陷，有沟从𬌗面近中缘跨过至近中面的𬌗 1/3 处。远中面较凸。

𬌗面：外形为轮廓显著的六边形。有颊舌两尖，颊尖长大锐利，舌尖短小圆钝。从颊尖顶斜向𬌗面中央的嵴，称颊尖三角嵴。由舌尖

图 2-11　右侧上颌第一前磨牙

顶斜向𬌗面中央的嵴，称舌尖三角嵴。中央凹下成窝，称中央窝。窝的四周有近、远中边缘嵴和颊舌尖的牙尖嵴围绕。在中央窝内有近远中向的沟，称中央沟；由近中点隙向近中方向越过近中边缘嵴至近中面的沟，称近中沟；由远中点隙向远中方向至远中边缘嵴的沟，称远中沟。牙根：根扁，有的单根，约 80% 在牙根中部或根尖 1/3 处分叉为颊舌两根。颊根较长，舌根较短。

4. 磨牙（molar）　担负着咀嚼的主要任务，位于前磨牙的远中。上下颌每侧各有 3 个磨牙，牙体积由第一磨牙至第三磨牙依次渐小。其共同特点为：牙冠体积较大，呈立方形。𬌗面大，有 4～5 个牙尖，结构比较复杂，便于磨细食物。一般上颌磨牙为三根，下颌磨牙为双根，以增强牙的稳固性。下面主要介绍上颌第一磨牙的特征。

上颌第一磨牙（maxillary first molar）：6 岁左右即出现于口腔，位于上颌第二乳磨牙的远中，又名六龄牙（图 2-12）。

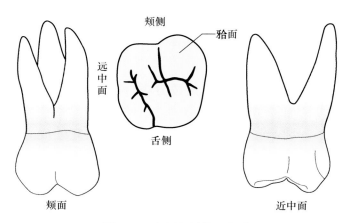

图 2-12　右侧上颌第一磨牙

颊面：近远中宽度大于船颈长度，船缘长于颈缘，缘由 4 个牙尖嵴组成。近中颊尖略宽于远中颊尖，两尖之间有颊沟通过。

舌面：大小与颊面相近或稍小，船缘由 4 个圆钝的牙尖嵴组成。远中舌沟由两舌尖之间延续到舌面的 1/2 处。近中舌尖宽于远中舌尖，近中舌尖的舌侧偶有第五牙尖出现，与近中舌尖之间有新月形的沟分隔。

邻面：近中面为梯形，颊舌面厚度大于船颈高度。远中面不如近中面规则，且稍小。

船面：呈斜方形，周界由 4 个边缘嵴及 4 个点角组成。船面结构复杂，犹如峰谷起伏，沟嵴错综（图 2-13）。叙述如下：①船面的四边为颊船边缘嵴、舌船边缘嵴、近船边缘嵴和远船边缘嵴。颊船边缘嵴由两颊尖的 4 个牙尖嵴构成；舌船边缘嵴由两舌尖的 4 个牙尖嵴构成；近船边缘嵴短而直；远船边缘嵴稍长。近中颊船角及远中舌船角为锐角；远中颊船角及近中舌船角为钝角。②船面的牙尖有近中颊尖、远中颊尖、近中舌尖及远中舌尖，在近中舌尖的舌侧有时有第五牙尖。颊

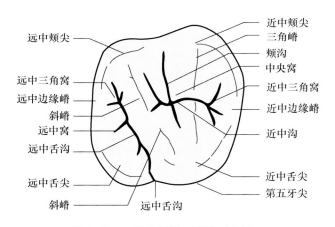

图 2-13　右侧上颌第一磨牙面的标志

侧牙尖较锐，近中颊尖稍大于远中颊尖；舌侧牙尖较钝，近中舌尖是牙尖中最大者，是上颌磨牙的主要功能尖；远中舌尖则是其中最小的牙尖。③4 个牙尖各有一条三角嵴。远中颊尖三角嵴与近中舌尖三角嵴在船面中央相连，称为斜嵴，为上颌第一磨牙的解剖特征。④船面中部凹陷成窝，由斜嵴将船面分成较大近中窝及较小远中窝两部分。⑤有两条发育沟起自中央点隙，一条是颊沟，自中央点隙伸向颊侧，在两颊尖之间经颊船边缘嵴而至颊面；另一条是近中沟，自中央点隙伸向近中，止于近船边缘嵴之内。沿斜嵴的远中缘尚有远中舌沟，其一端至远中边缘嵴，另一端经两舌尖之间越过舌船边缘嵴至舌面。⑥每个牙尖都有 4 个斜面。颊尖的颊斜面无咬合接触，颊尖的舌斜面、舌尖的颊斜面及舌斜面都与对颌牙有咬合接触。此外斜嵴尚有两个斜面，即近中斜面与远中斜面。

牙根：由三根组成，两根在颊侧，一根在舌侧。牙根未分叉的部分称根干或根柱。近中颊根位于牙冠近中颊侧颈部之上；远中颊根位于牙冠远中颊侧颈部之上，较近中颊根短小；舌根（腭根）位于牙冠舌侧（腭侧）颈部之上，为三根中最大者。两颊根相距较近，颊根与舌根分开较远。三根尖端所占的面积较大，故有利于牙的稳固。

上、下颌切牙和尖牙位于口腔前部，故又合称为前牙；上、下颌前磨牙和磨牙位于口角之后，合称后牙。

（二）按照牙齿在口腔存在时间的久暂分类

分为乳牙和恒牙。

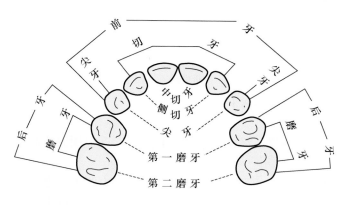

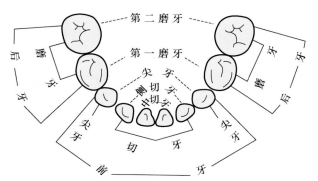

图 2-14　乳牙列

1. 乳牙（deciduous teeth）（图 2-14）婴儿生后 7～8 个月乳牙开始萌出，至 2 岁半左右陆续萌出 20 个牙。自 6～7 岁至 12～13 岁，乳牙逐渐脱落，而为恒牙所代替。因此乳牙在口腔内的时间，最短者为 5～6 年，最长者可达 10 年左右。自 2 岁半至 6 岁左右，为乳牙时期，此时正值儿童全身及面颌部发育的重要阶段。乳牙存在的时间虽较短暂，却是儿童的主要咀嚼器官，对消化和营养的吸收、刺激颌骨的正常发育、引导恒牙的正常萌出都极为重要。乳牙分为乳切牙、乳尖牙、乳磨牙三类。可用乳牙公式表示：$2/2 \cdot 1/1 \cdot 2/2 \times 2 = 20$，口腔内共有乳牙 20 个，每侧各 10 个。

2. 恒牙（permanent teeth）（图 2-8）恒牙是继乳牙脱落后的第二副牙列，非因疾病或意外损伤不至脱落，脱落后再无牙替代。恒牙自 6 岁左右开始萌出和替换，全口恒牙共 32 个。近代人第三磨牙有退化趋势，故恒牙数可在 28～32 颗。恒牙分为切牙、尖牙、前磨牙、磨牙四类。

恒牙公式为：$2/2 \cdot 1/1 \cdot 2/2 \cdot 3/3 \times 2 = 32$，每侧各 16 颗。

3. 乳牙与恒牙形态的主要区别

（1）恒牙体积较大，磨牙的体积依次递减，即第一、第二、第三磨牙一颗比一颗小，而乳牙的体积较小，磨牙体积却依次递增，即第二乳磨牙较第一乳磨牙大。

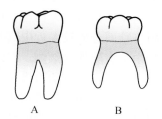

图 2-15　第一恒磨牙（A）与第二乳磨牙（B）的比较

（2）恒牙牙冠为乳黄色，而乳牙牙冠为乳白色。

（3）恒牙的颈嵴略突起，乳牙的颈嵴明显突起（图 12-15）。

（4）恒牙牙冠颈部略显狭窄，冠根分界不很明显，乳牙牙冠颈部显著狭窄，故冠根分界特别明显。

（5）由于乳牙下方有恒牙牙胚，故乳中切牙根尖 1/3 处向唇侧弯曲，乳磨牙根干较短，根的分叉度显著增大。

（6）乳切牙由于钙化程度较低，当上下切牙建立咬合关系后不久，切缘结节即被磨去。而恒切牙在 10 岁以前（即萌出后 3～4 年）切缘结节都较清楚，因此，6 岁左右发现切缘有结节者一定是恒牙。

（7）乳尖牙刚萌出时牙尖均锐利，建立咬合关系后即开始磨损，即乳尖牙和乳磨牙牙尖成一平面，而恒尖牙和前磨牙在儿童时期很少出现磨损。

（三）牙位记录

上下颌牙齿按一定的顺序紧密地排列在牙槽骨上，形成一个弓形整体，即为牙弓（牙列）。牙位记录时，以"十"符号将上下牙弓分为四个区。横线划分上下颌，纵线划分左右，如：

$$
\begin{array}{c|c}
A & B \\
\hline
C & D
\end{array}
$$

1. 恒牙牙位记录　用序数 1～8 分别依次代表中切牙至第三磨牙。

上

右	8	7	6	5	4	3	2	1	1	2	3	4	5	6	7	8	左
	8	7	6	5	4	3	2	1	1	2	3	4	5	6	7	8	

下　中切牙　侧切牙　尖牙　第一前磨牙　第二前磨牙　第一磨牙　第二磨牙　第三磨牙

如：6| 代表患者的右上第一磨牙；|3 代表患者的左下尖牙。

2. 乳牙牙位记录　用罗马数字 I～V 依次代表乳中切牙至第二乳磨牙。

上

右	V	IV	III	II	I	I	II	III	IV	V	左
	V	IV	III	II	I	I	II	III	IV	V	

下　乳中切牙　乳侧切牙　乳尖牙　第一乳磨牙　第二乳磨牙

如：|IV 代表患者的左上第一乳磨牙　　II| 代表患者的右下乳侧切牙。

四、牙的功能

牙是直接行使咀嚼功能的器官，并与发音、言语及保持面部的协调美观等均有密切关系。

（一）咀嚼

食物进入口腔后，经过牙的切割、撕裂、捣碎和磨细等一系列机械加工过程被粉碎。在咀嚼（mastication）过程中，舌搅拌食物，使其与唾液混合，唾液中的酶对食物起部分消化作用。

咀嚼力通过牙根传至颌骨，可刺激颌骨的正常发育。咀嚼运动产生的生理性刺激，还可增进牙周组织的健康。原始人由于食物粗糙，咀嚼功能强，颌骨发育大，牙列整齐，错𬌗、龋齿少。现代人食物精细，所需咀嚼功能弱，颌骨发育较小，多出现牙列拥挤，错𬌗、龋齿发病率也高。

（二）发音和言语

牙、唇和舌参与发音和言语，三者的关系密切。牙的位置限定了发音时舌的活动范围，舌与唇、牙之间的位置关系对发音的准确性与言语的清晰程度有着重要的影响。特别是前牙的位置异常，直接影响发音的准确程度。若前牙缺失，则对发齿音、唇齿音和舌齿音影响很大。

（三）保持面部的协调美观

由于牙及牙槽骨对面部软组织的支持，并有正常的牙弓及咬合关系的配合，使唇颊部丰满，肌肉张力协调，面部表情自然，形态正常。若缺牙较多，则唇颊部因失去支持而显得塌陷，使得面部衰老；如无牙颌患者，出现唇颊塌陷、唇红变窄、皱纹增多等一系列面容苍老的表现。牙弓及咬合关系异常者，面形也受到影响，如反𬌗的患者出现下颌前突。

第三节　牙的发育与萌出
Development and Eruption of Teeth

牙的发育过程分为发生（development）、钙化（calcification）和萌出（eruption）三个阶段。牙胚是由来自外胚叶的造釉器和来自中胚叶的乳突状结缔组织构成，形成牙滤泡，包埋于上下颌骨内。随着颌骨的生长发育，牙胚亦钙化发育，逐渐穿破牙囊，突破牙龈而显露于口腔。牙胚破龈而出的现象称出龈。从牙冠出龈至达到咬合接触的全过程叫萌出。牙萌出的时间是指出龈的时间。

牙萌出的生理特点是：在一定时间内、按一定先后顺序、左右成对地先后萌出。在一般情况下，下颌牙的萌出略早于上颌同名牙。

一、乳牙的萌出

新生婴儿的颌骨内已有钙化的20个乳牙胚，约在婴儿第6个月萌出，2岁半时乳牙完全萌出。其萌出的顺序大约依次为下颌乳中切牙、上颌乳中切牙、下颌乳侧切牙、上颌乳侧切牙、下颌第一乳磨牙、上颌第一乳磨牙、下颌乳尖牙、上颌乳尖牙、下颌第二乳磨牙、上颌第二乳磨牙。

二、恒牙的萌出

新生儿及婴儿期第一恒磨牙胚、切牙胚、第一前磨牙胚和第二前磨牙胚已钙化。在5岁以前，尖牙胚及第二磨牙胚都已钙化，第三磨牙胚发生。6岁左右第一恒磨牙在第二乳磨牙的远中萌出，是最先萌出的恒牙，不替换任何乳牙。6～7岁以后，直到12～13岁，乳牙逐渐为恒牙所替换，此时期称为替牙期，或为混合牙列期。12～13岁以后为恒牙期。

第四节　牙列、𬌗与颌位
Dentition，Occlusion and Mandibular Position

一、牙列

上、下颌牙齿的牙根生长在牙槽窝内，其牙冠连续排列成近似抛物线的弓形，称为牙弓或牙列（dentition）。在上颌者称为上牙列，在下颌者称为下牙列。

（一）牙列形状

个体之间，牙列形状各不相同，概括地分为尖圆形、椭圆形及方圆形三种基本类型。牙列形状与颜面外形、上中切牙唇面形态相协调者较自然、美观。有的个体则不完全一致。上下牙列形状一般相似，上牙列大于下牙列。

（二）牙齿排列的对称性

牙齿的排列如同面部五官，左右相互对称，以保持面部的美观和下颌功能运动的协调性。

二、殆与牙齿的咬合

殆（occlusion）一词是口腔医学专有词。"occlusion"在 Webster 字典中是指上下颌牙齿的相对表面接触到一起；中文的"殆"字也具有相同的意思。以往"殆"表达下颌静止时上下颌牙的接触，而咬合（articulation）则为下颌在运动中上下颌牙的接触。目前，殆与咬合在临床上和文献中有时通用，例殆纸，也称为咬合纸。

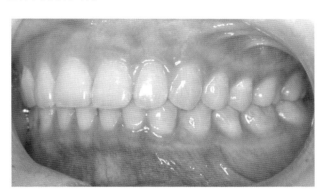

图 2-16　牙尖交错殆

在日常生活中，不论是咀嚼食物，还是吞咽食物或唾液，上下牙列经常咬合到牙尖相互交错的位置。在此位置上下牙咬合接触最密切和最广泛，称为牙尖交错殆（intercuspal occlusion，ICO），如在牙尖交错殆下颌位于正中时又可称为正中殆（centric occlusion，CO）（图 2-16）。上下颌牙齿咬合在牙尖交错殆时，下颌所处的位置称为牙尖交错位（intercuspal position，ICP），牙尖交错位是下颌的最基本位置之一。

三、下颌姿势位

当口腔在不咀嚼、不吞咽、不说话的时候，下颌处于休息状态时，上下颌牙弓自然分开，保持着一个后小前大的楔形间隙，称之为息止殆间隙（free-way space）。这个间隙在上下切牙的切缘间距离一般为 1 ～ 3 mm（图 2-17）。此时下颌所处的位置，称为下颌姿势位（mandibular postural position），以往称息止颌位。

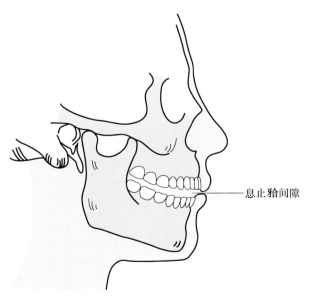

息止殆间隙

图 2-17　下颌姿势位

第五节　牙周组织
Periodontal Tissues

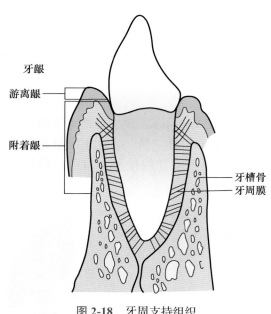

图 2-18　牙周支持组织

牙周组织由牙槽骨、牙周膜、牙龈和牙骨质组成。它的主要功能是支持牙体，所以一旦牙周患病，即使牙体完整，也会削弱或丧失咀嚼能力，甚至导致牙齿松动脱落。牙骨质已在本章第二节讲解过，下面介绍牙槽骨、牙周膜与牙龈（图 2-18）。

一、牙槽骨

牙槽骨（alveolar bone）是包围在牙齿周围的颌骨突起部分，其中有牙槽窝容纳牙根。包围着牙根的骨组织称固有牙槽骨。牙槽骨是人体骨骼中最易变化的部分，它的变化与牙齿的发育、萌出及恒牙的脱落、咀嚼功能和牙齿的移动均有关系。该变化反映出骨组织的改建过程，亦即破骨与成骨两者相互平衡的生理过程。当牙列缺失后，咀嚼功能及机械刺激减弱，残存的牙槽骨不断地萎缩吸收，逐渐降低其高度而失去原有的大小和形状，萎缩吸收显著者几乎接近平坦，有时牙槽嵴顶变得薄锐。

二、牙周膜

牙周膜（periodontium）是一种介于牙槽骨和牙根之间，富有血管又有致密的胶原纤维的结缔组织膜（又称牙周韧带）。牙周韧带将牙根悬吊在颌骨的牙槽窝中，能缓冲、调节牙齿所受的压力，又能对牙槽骨形成生理刺激。牙周膜中密布着神经末梢，因而对触压和本体感觉都很灵敏。由牙周膜传入中枢的冲动可对整个咀嚼系统的生理功能产生影响。

三、牙龈

牙龈（gingiva）是口腔黏膜的一部分，覆盖着牙槽突表面和牙颈部周围的，呈粉红色，质地坚韧，微有弹性。牙龈由游离龈、附着龈和龈乳头三部分组成（图 2-19）。游离龈（free gingiva）宽约 1 mm，呈领圈状包绕牙颈部，粉红色，菲薄紧贴牙面。游离龈与牙面之间形成

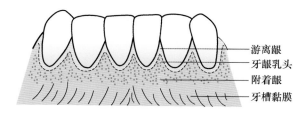

图 2-19　牙龈的表面解剖

间隙，称龈沟（gingival sulcus）。附着龈（attached gingiva）与游离龈相连续，均为覆有角化的复层鳞状上皮。在牙龈表面二者以一条微向牙面凹陷的小沟即游离牙龈沟分界。附着龈自游离龈沟向根方直至与牙槽黏膜相接。两牙之间突起的牙龈称为龈乳头（gingival papilla），亦称为牙间乳头。当患病时，牙龈可因组织增生或萎缩而改变，其色泽可变为暗红，其质地可变为松软。正常的龈沟一般不超过 2 mm，如果过深则为病理现象。

第六节　口腔颌面部的主要解剖标志
Main Anatomical Marks of Oral Maxillofacial Region

临床上常用的解剖标志有（图 2-20A、B）：

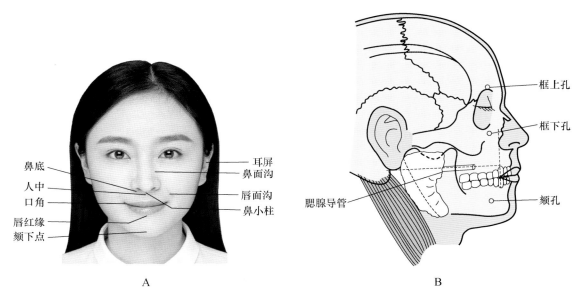

图 2-20　**A.** 颌面部表面解剖标志；**B.** 颌面部解剖标志

1. 眶上孔　位于眶上缘中内 1/3 交界外，距中线约 2.5 cm。眶上神经、血管经过此孔。

2. 眶下孔　位于眶下缘中点下 0.5 ～ 1 cm 处。眶下神经、血管出眶下孔的位置，其体表投影为自鼻尖至眼外角连线的中点。

3. 颏孔　位于下颌体外侧面，成人多位于第二前磨牙或第一、第二前磨牙之间的下方，下颌体上、下缘中点稍上处，距正中线 2 ～ 3 cm。

4. 外鼻　是面部最突出的部位，易受损伤。其表面常用标志有：

（1）鼻小柱：为两侧鼻前孔之间的隆嵴。

（2）鼻底：即锥形外鼻之底。

（3）鼻面沟：为近鼻翼基部外侧之长形凹陷，沿此沟做手术切口，愈合后瘢痕不明显。

5. 人中　上唇上部正中的纵行浅凹。

6. 口角　相当于尖牙与第一前磨牙之间。

7. 唇红缘　是口唇皮肤与黏膜间的移行部，正常上唇的唇红缘呈弓背形。

8. 鼻唇沟　鼻面沟与唇面沟统称为鼻唇沟。唇面沟为上唇与颊部之斜行凹陷，在矫治修复时，常用以作为判断面容恢复情况的指征。

9. 耳屏 位于外耳道前方耳郭前缘正中，可以在此标志前缘触摸到颞浅动脉的搏动，可在耳屏前、后和颧弓根部之下检查颞下颌关节活动情况。

10. 颏下点 颏为颜面下 1/3 的突出部分，其最低点称颏下点，常被作为下颌标识点用以测量面部垂直距离。

11. 腮腺导管的体表投影 位于耳垂至鼻翼与口角间中点连线的中 1/3 段。

（谢秋菲）

参考文献

［1］皮昕. 口腔解剖生理学. 6 版. 北京：人民卫生出版社，2007.

［2］谢秋菲. 牙体解剖与口腔生理学. 2 版. 北京：北京大学医学出版社，2013.

［3］孟焕新. 牙周病学. 6 版. 北京：北京大学医学出版社，2008.

［4］何三刚. 口腔解剖生理学. 8 版. 北京：人民卫生出版社，2020.

第三章　牙体牙髓病学

Cariology，Endodontology and Operative Dentistry

牙体牙髓病是指发生在牙齿硬组织和牙髓及根尖周围组织的疾病。牙齿硬组织疾病中最常见、多发的疾病是龋病，还有因发育障碍、急、慢性损伤造成的牙体硬组织颜色改变和（或）完整性受损。广义的牙髓疾病包括牙硬组织中心所含的软组织牙髓的病变和根尖周围的牙骨质、牙周膜和牙槽骨的病变，牙髓和根尖周围组织病变最主要的致病因素是感染。牙体牙髓病学是研究牙体牙髓病的病因、病理、发病机制、临床表现、诊断、治疗及预防的一门科学。

第一节　牙体牙髓病学发展史
History of Cariology，Endodontology and Operative Dentistry

一、口腔医学学科划分与牙体牙髓病学科的演变

（一）口腔内科学与牙体牙髓病学

按照我国教育部学科的分类，口腔医学是与临床医学平级的一级学科，下分基础口腔医学和临床口腔医学。但在相当长一段时间内，口腔医学的划分沿袭了前苏联的模式，口腔内科学曾经在我国作为一个主要的口腔医学学科，与口腔外科学和口腔修复学并列。其俄文原文是"ТЕРАПЕВТИЧЕСКАЯСТОМАТОЛОГИЯ"，中文译为"口腔内科学"。

口腔内科学涉及的疾病范围包括牙体硬组织疾病、牙髓病、根尖周病、牙龈病、牙周病和口腔黏膜病，相应的学科分别是牙体牙髓病学、牙周病学和口腔黏膜病学，在大的学科归类中，还包括儿童口腔医学和预防口腔医学。

上述学科的划分与多数西方国家的学科明显不同，既有其优势所在，也有其不科学之处。近代，随着我国口腔医学的发展，口腔内科学作为一个学科正在逐渐淡出，原来的分支学科包括牙体牙髓病学，独立成为与口腔修复学、口腔颌面外科学、口腔正畸学等学科平行的口腔医学的二级学科。

（二）牙体牙髓病学的内容

独立的牙体牙髓病学（cariology，endodontology and operative dentistry）是研究人体咀嚼器官的主要组成部分——牙齿疾病及其并发症的发生原因、发展过程、临床表现、诊断、治疗及预防的一门科学，在口腔专科医院一般设有专门的牙体牙髓科，承担相关疾病的防治。

牙齿软硬组织受到病原侵袭后所发生的破坏行为一般呈进行性特征，不会自行终止。牙硬组织一旦出现了实质性缺损，由于受到解剖、生理条件的限制，缺乏修复再生的细胞和血液供应，缺损不能自行恢复原状，缺损范围会逐渐扩大，深度也会逐渐加深，最终可导致牙齿折断甚至丧失；牙髓和根尖周组织病变如不经治疗，不阻断病原刺激，组织也不能自愈。严重的牙体牙髓疾病可造成咀嚼器官永久性破坏，当其得不到及时有效的治疗和修复时，可使整个口颌系统完整性丧失，功能失调，进一步可影响机体的消化功能，甚至带来心理精神方面的问题，给健康带来负面作用。因此，牙体牙髓疾病的临床诊治工作是非常重要和必要的。治疗中首先要去除病因，终止疾病的进程，创造病损组织愈合的生物学条件；还必须通过专业技术和操作方法应用人工材料修复牙齿缺损的形态，恢复牙齿、牙列和口颌系统的完整性，重建咀嚼、表情和语言功能，重获口腔颌面部美观，最终达到促进机体健康，消除患者的心理压力，提高人们生活质量的目的。

二、人类认识和治疗牙体牙髓疾病的发展过程

口腔医学发展史起源于人类对牙齿疾病的认识，人类治疗口腔疾病的最早机构称为"齿科"。人类对牙体牙髓疾病的认识和诊治内容是口腔医学中最古老和核心的部分。可以认为，对牙体牙髓疾病认识和诊治的发展，同时也是口腔医学发展的缩影。

（一）中国古代牙体牙髓疾病诊治的有关记录

牙齿疾病是我国古代的常见疾病，人们在生产和生活中必须同疾病和伤痛作斗争，在漫长的历史发展过程中，逐渐形成了以治疗牙病为主的古代"口齿"病学。

1. 有关"龋齿"的记载　考古学发现旧石器时代山顶洞人的颌骨上有龋齿以及由龋齿而引起的颌骨破坏。河南成皋广武镇出土新石器时代人骨的口腔内，发现有龋齿存在。我国河南省安阳县小屯村殷墟出土的三千多年前商朝武丁时代的甲骨文中记载有人体解剖部位名称和各种疾病名称。其中甲骨文有对龋齿的描述，即表示牙齿被虫蚀腐为龋（图3-1）。这是我国发现的对龋齿病因、病理研究的最早记录。公元前400年的《黄帝内经》的《素问·缪刺论》记载了用针灸治疗龋齿。公元前215年，汉代司马迁编著的《史记·扁鹊仓公传》记载了西汉时期著名医学家淳于意治疗齐国中大夫的龋齿（见第一章第二节）。有意义的是，淳于意在治疗的同时提出"不注意口腔卫生"是致龋齿的重要原因。公元703年孟诜著《食疗本草》记载："砂糖多食，消肌肉、损齿"。其中的"食糖损齿"是当时对龋齿原因的一种看法。公元1111年，北宋末年宋医官合编《圣济总录》中关于口齿科的记载共有五卷。《圣济总录》记载："凡动皆风，虫以风化，盖手阳明支脉于齿，其经虚损，骨髓不荣，风邪乘之，攻入于牙，毒气与湿热相搏而生虫，故云虫食牙齿也。"当时这种认为局部因素和全身因素共同致龋齿的观点，在今天看来也是正确的。

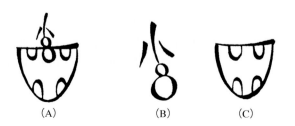

图3-1　甲骨文中的"龋"（**A**）、"虫"（**B**）及"齿"（**C**）

2. 有关"牙痛"和"充填术"的记载　1973年在湖南长沙马王堆出土的汉墓（公元前500年）有简帛医书，其中的《五十二病方》有关"齿痛"的记载，记述了治疗口腔疾病的"齿

脉"及其循行过程，并叙述了用榆树皮、姜桂及其他几种药物充填患病牙齿的方法，这可能是我国最早的龋齿充填治疗术的记载。

我国东汉著名医学家张仲景（公元 154—219 年）所著的《金匮要略》中，记载以"雄黄，葶苈二味，末之，取腊日猪脂溶，以槐枝绵裹头四五枚，点药烙之"，这是使牙髓失活的方法。雄黄主要成分是二硫化二砷，是世界上最早记载用砷剂治疗牙齿疾病的方法，比西方 Spooner 提出使用砷剂失活的方法早了 1600 余年。

公元 659 年，苏敬等著的我国第一部药典《新修草本》记载："用白锡和银箔及水银合成之，凝硬如银，填补牙齿脱落"，表明我国唐代已开始用银膏（近似银汞合金）修补牙齿。公元 1578 年，李时珍著我国本草学、植物学巨著《本草纲目》，也记载有："齿缺，银膏补之。"银膏由白锡、银箔、水银制成。

公元 1220 年，金代李东恒著作《李杲十书》提出 13 种牙痛，而且分类详细，如："有恶寒而作痛者；有恶热而作痛者；有恶寒恶热而作痛者；有恶寒饮少热饮多而作痛者；有恶热饮少寒饮多而作痛者；有牙齿动摇而作痛者；有齿袒而作痛者；有齿龈为疳所蚀缺少血出而作痛者；有齿龈肿起为痛者；有脾胃中有风邪但觉风而作痛者；又有牙上多为虫所蚀，其齿缺少而色变，为虫牙痛者；有胃中气少不能御寒，袒需其齿作痛者；有牙齿疼痛而秽臭之气不可近者；痛不相同，用药也不同。"这是古代人对"牙痛"进行鉴别诊断的纪录，其鉴别要点的详尽描述可与现代口腔医学书籍中的"牙痛症状鉴别诊断"相提并论。

（二）西方近代牙体牙髓病学的发展

近代牙体牙髓病学的发展一方面对龋病病因的研究有所突破，另一方面以治疗牙齿疾病和修复牙体缺损为主要研究内容。18 世纪法国医生 Fauchard 编著的《外科牙医学》和英国医生 Hunter 编著的《实用牙病论集》把牙医学知识系统化并使之成为独立的学科。

1. 龋病病因学的研究　显微镜的发明，使龋病病因的研究从宏观到微观。1683 年，荷兰人 Van Leeuwenhoek 第一次发现牙齿表面的沉淀物中含有微生物，为后续龋病病因分析奠定了基础。1890 年美国学者 W.D.Miller 首次证明口腔细菌、酸、龋齿三者的重要关系，提出龋病病因的化学细菌学说。

2. 牙体疾病的治疗和修复　1837 年 Murphy 应用银汞合金进行牙齿充填。1851 年美国制造出牙科升降椅。1864 年英国人使用脚踏牙钻在牙体上打孔。19 世纪末，美国西北大学牙科学院 G.V. Black 依据牙体解剖形态和龋齿的特点创立了牙体治疗学的完整理论与技术操作体系，牙科学界习惯地称这一历史时期为 Black 时期。Black 的牙体治疗技术操作体系中，许多为银汞合金充填制备窝洞的原则沿用至今。

3. 牙髓疾病的治疗　1836 年，美国人 Spooner 使用砷剂失活患病牙髓。1838 年，Edwin Maynard 用老式钟表内的发条和钢琴弦，发明了最早的根管治疗器械，类似于现代根管治疗用的拔髓针和根管扩大器械，用于根管内摘除牙髓和对根管壁的清理。1847 年，Edwin Truman 首次将牙胶作为根管充填材料。1864 年，S.C.Barnum 第一次在根管充填治疗中使用了橡皮障，避免了治疗过程中唾液的污染和操作器械的误吞误吸，一直沿用至今。1894 年，Buckly 将甲醛甲酚溶液用于根管内消毒。在伦琴发明 X 线后，1896 年，Rolling 拍摄了世界上第一张根尖 X 线片。这一 X 线诊断技术的应用极大地促进了根管治疗技术的迅速发展。1898 年，Gysi 介绍了含多聚甲醛的干髓剂，并使干髓术成为当时的一种完善的治疗方法，将患病牙髓"木乃伊化"，使之在根管内变为无害物质。1910 年，William Hunnter 提出暴露了牙髓的牙齿和感染了的牙髓在根管内保存可能成为病灶感染源，引起全身其他远隔器官的病灶感染，并因此否定了当时的根管治疗和干髓术。这种观点被称为"病灶感染学说"，在牙医学界盛行，统治了 25 ～ 30 年，严重影响了牙体牙髓疾病治疗学的发展。

公元1907年，英、美、加在成都筹建华西协合大学之初，率先成立了我国最早的牙科诊所。自此，以牙体牙髓疾病的诊治为主要内容之一的近代牙医学陆续传入我国。国内许多口腔医学老前辈先后开展了牙体牙髓疾病的治疗、预防及研究工作。在国内的口腔医学范畴内，牙体病学（又称牙体治疗学）和牙髓病学已是口腔科学的主要组成部分了。

（三）现代牙体牙髓病学的发展

现代牙体牙髓病学的发展史是以应用化学、物理学、材料学、微生物学、免疫学、细胞生物学和分子生物学及其他自然科学的理论和技术来研究牙体牙髓疾病的病因、发病机制、治疗和预防取得重大进展为特点的发展史。

1. 牙体病临床诊治技术的发展　20世纪50年代以来，随着生产力和基础科学的迅速发展，牙体牙髓病学无论在病因、病理等理论研究方面，还是对疾病的治疗和预防方面都取得了巨大的进步。1962年，Paul H. Keyes提出了龋齿病因的三环学说，阐明了龋齿是以细菌因素为主的、多因素起作用的一种感染性疾病。此后，许多学者们对细菌因素、食物因素和宿主因素的各个细节进行了深入的研究。1976年，Ernest Newbrun在此基础上加入时间因素，提出了龋病病因的四联因素学说，成为指导龋病基础研究和临床实践的重要理论。

对牙齿龋损病变的认识，不仅限于光学显微镜下的变化，还利用偏光显微镜、显微X线照相、扫描电镜和透射电镜等多种手段进行观察研究。通过化学手段研究认识到龋损形成的过程是牙齿在口腔环境下的一种脱矿与再矿化的动力学反应过程。在此基础上发展起来的再矿化治疗方法可以有效地控制早期釉质龋的进展。利用控制菌斑、改变牙齿结构和口腔环境等环节预防龋齿已取得明显效果，如氟化物防龋和窝沟封闭已成为常规的防龋手段。

牙体牙髓疾病临床诊断和治疗学方面的进展体现在两个方面，一方面是强调了治疗技术的生物学基础，摒弃了单纯机械观点指导下的治疗技术，明确了牙体疾病和牙体治疗过程对牙髓组织必然产生的影响。在保护牙髓的原则指导下，对治疗技术和材料性能提出了更高的要求。另一方面是先进的器械设备、新材料、新技术等在诊断和治疗方面的应用，使治疗的精准度、疗效水平和工作效率发生了巨大的变化。20世纪50年代，每分钟40万转的高速涡轮机问世后，牙科治疗技术发生了革命。治疗过程中局部麻醉剂的使用令无痛牙科治疗成为可能，患者接受牙科治疗时的疼痛、极度紧张与恐惧的状态已极大缓解。20世纪70年代用于修复牙体缺损的高分子材料的出现，开创了粘接修复技术。随着相继问世的新型填充材料和直接粘接技术在临床应用取得的越来越好的效果，传统的银汞合金充填材料在全球范围大幅度减少了使用，世界牙科联盟已将其纳入逐渐降低使用的口腔材料之中。到目前为止，粘接修复在保留更多的健康牙齿组织和改善修复体的美容效果方面取得了显著成效。充填与修复材料向仿生材料方向发展的研究正在迅速发展。近20年来数字化技术的兴起，使牙体治疗的手段进一步增加，计算机辅助设计和辅助制造（CAD/CAM）系统为牙体修复提供了更多选择。

2. 牙髓疾病临床诊治技术的发展　20世纪30年代，随着大量研究证实Hunter提出的"病灶学说"的片面性，牙髓病学获得了新生。美国牙髓病学者Edgar Coolidge证实根管治疗可治愈和保存绝大多数牙髓病患牙，由此，开始了根管治疗理论的创立和从未间断的器材、技术的研发和改革。自20世纪50年代以来，以牙髓病学专家Louis Grossman为首的临床学家们发展了根管治疗的系统理论与完整操作体系，20世纪60年代制定出一整套根管治疗器械的国际标准，极大地促进了牙髓病治疗学的发展。目前，根管治疗技术已成为一种国际公认、适应证广泛、操作规范、要求明确和疗效恒定的一种治疗不可复性牙髓疾病的首选方法。20世纪70年代以来，随着厌氧菌培养技术和免疫学的发展，牙髓的免疫学研究也取得明显进展，论证了感染根管是以厌氧菌为主的混合感染，牙髓和根尖周组织损伤程度与细菌毒力和宿主的免疫性能密切相关，指导了牙髓和根尖周疾病的生物学治疗原则。近三十年来，随着影像学技术、材料科学的发展和交叉学科的兴起，新型的医用电子设备、器械、材料不断发明并应用于临床，例如专门用于牙科的锥形束 CT、口腔显微镜，用于根管治疗准确定位根尖孔的电子根管长度测量仪、根管超声清理仪、机动镍钛合金根管锉系统、热牙胶根管充填系统等等。这些器材设备大大提高了牙髓疾病诊断的正确性、治疗技术的精细水平和临床操作的工作效率。上述许多设备和器材已是口腔科诊室的必备设施，成为现代牙体牙髓病学诊治技术的重要组成部分。牙髓病治疗技术中，保存活髓一直是医师向往的治疗目标。为了解决牙髓内感染的控制和髓腔壁穿孔的封闭等关键问题，学者们进行了大量实验和临床研究，理想的盖髓剂和修补材料的研制仍是前沿研究课题。进入 21 世纪，具有促进成骨和成牙的生物活性材料已经面世并应用于临床，收到良好效果，受到临床医师和患者的欢迎。为了达到消除病灶、促进病损愈合和防止再感染的目标，感染根管治疗方法的改进和研究一直是从"彻底清除感染源"和"提高根管封闭的严密程度"两方面进行。在不断改进针对根管内感染的清理成形和充填封闭技术的同时，针对根尖外感染的处理手段也在迅速加强，显微根尖手术技术和设备、器材的引入和研发，使得根尖手术的临床疗效大为提高，增加了保存天然牙的有效手段和机会。

20 世纪 50 年代末，我国著名牙髓病学专家，北医的王满恩教授，根据当时国内的具体条件，提出并在临床中应用、推广牙髓塑化治疗。在当时的条件下为解决患者痛苦、保存牙齿做出了巨大贡献。近年来，这种方法虽已较少应用，但前辈们对科学问题的探索精神，需要后辈继承和发扬。

牙体牙髓病学发展迅速，许多研究内容自成体系形成了不同的分支学科，如专门研究龋病的龋病学（cariology），研究牙体治疗的牙体治疗学（operative dentistry），研究牙髓和根尖周疾病的牙髓病学（endodontology）以及更偏重治疗方法和技术的牙髓治疗学（endodontics）。牙体牙髓病学的基本治疗原则仍是保存活髓、保留患牙、保持咀嚼器官完整性、恢复牙颌面功能。发展方向朝着更加精细、更加微创的目标前进。保存天然牙，维护其健康是牙体牙髓病学科的终极目标。

第二节　常见牙体牙髓病
Common Diseases of Cariology and Endodontology

一、龋病

（一）龋病的临床表现

人一生有两副牙齿，乳牙列和恒牙列。人一般在出生后 6 个月开始长乳牙，2 岁半左右乳牙列出齐，共 20 颗。恒牙大约 6 岁开始萌出，一般先在乳牙列最后一颗牙的后面长出第一恒磨牙（又称六龄齿），然后陆续有恒牙从相应乳牙的位置萌出并替换乳牙，在 12 岁左右全部乳牙被替换完，14 岁左右在第一磨牙后面长出第二磨牙，此时全口共有 28 颗恒牙，组成基本的恒牙列，18 岁左右还可能长出第三磨牙。所以，正常人的恒牙列可有 28 ～ 32 颗恒牙。每颗牙都会按照特定时间和顺序长出来，并且具有特定的外形和功能。

如果口腔里某个牙的某一部位，表面不完整，颜色有改变，出现小洞，或者食物容易嵌塞在里面，出现不舒服甚至疼痛的症状，可能就是患了龋病（dental caries），这个牙就叫龋齿。出现龋洞或者有食物嵌塞和不舒服症状的时候，患者自己可能注意到。但是，多数早期的龋齿只能在定期的口腔检查中由口腔科医生检查发现。

（二）龋病的病因与发病机制

龋病的病因十分复杂，目前还没有从科学上完全搞清龋病的发病机制。但是根据已有的知识，龋的病因和发病过程是这样的：口腔里含有许多种细菌，有些细菌可以在牙的表面上黏附、繁殖、生长形成黏胶样的牙菌斑。这种菌斑是附着在牙面上的，通过洁牙的方法如刷牙、牙线清洁，可以将之清除。当人吃糖的时候，糖可以进入牙菌斑，牙菌斑中的致龋细菌可以利用糖产酸，牙菌斑中的酸如果得不到及时清除，就可以使牙齿的硬组织溶解，形成龋洞。

龋病容易发生在牙菌斑附着的部位，特别是那些一般洁牙措施不易到达的部位，如两颗牙之间（邻面）、咬合面的窝沟和修复体的边缘。牙菌斑中的细菌要依赖糖的存在才可以产酸。因此，减少吃糖的次数，并且养成认真刷牙的习惯、尽可能地清除牙菌斑，就可能大大地减少龋齿的发病。

（三）龋病的广泛性和危害性

龋病可以在所有人、所有牙齿，任何年龄段发病，最早受影响的是儿童。2015—2017年开展的第四次全国口腔健康流行病学调查结果显示，5岁年龄组乳牙的患龋率为71.9%，12岁年龄组恒牙的患龋率为38.5%，35～44岁年龄组患龋率为89%，65～74岁年龄组患龋率高达98%。如果缺乏口腔保健知识，没有规律的口腔保健措施，如不清洁牙齿、频繁吃糖、睡前吃糖，牙齿萌出不久就可以出现龋洞。龋开始于牙釉质，得不到控制可以发展至牙本质深层。当感染影响到牙髓时，可以导致牙髓炎。急性牙髓炎患牙的疼痛十分剧烈，常令患者寝食难安，不能忍受。牙髓炎继续发展，受髓腔生理解剖条件的限制，炎症难以引流，最终导致牙髓坏死。牙髓坏死后，髓腔成为细菌及其毒素占领的场所，感染刺激物通过根尖孔进入牙槽骨，引发根尖周组织的炎症，进一步导致颌骨及颌面间隙的炎症。上述任何环节，如果能够得到及时和有效的治疗，患牙都可以保留，不会导致更大的问题。如果得不到治疗，患牙可能丧失，还会导致口腔和全身更大的问题。

（四）龋病的预防与治疗

为了落实"大卫生、大健康理念和预防为主方针"，2016年10月国家发布了《"健康中国2030"规划纲要》，明确提出了加强口腔卫生、控制儿童患龋率的目标。2017年1月，国家通过发布《中国防治慢性病中长期规划（2017—2025）》进一步推进以"健康口腔"为引领的全民健康生活方式专项行动，号召"三减三健"，即"减盐、减油、减糖；健康口腔、健康体重、健康骨骼"，并将口腔检查纳入常规体检内容。预防龋齿是口腔医务工作者的重要任务，从群体层面，需要有效的社区口腔保健体系，具体举措包括：有组织的对幼儿、小学生、中学生进行口腔卫生和疾病预防方法的普及，有组织的局部使用氟化物，定期的口腔检查。龋齿预防应从孕期开始，母亲孕期的健康与营养状况影响牙特别是乳牙的发育。个体的龋齿预防应从婴幼儿开始，均衡的营养、全身健康有助于牙齿的全面发育，而牙齿萌出后的牙齿卫生保健则应该持续终生。牙齿保健的方法包括每日早晚两次正确的刷牙，使用牙线，使用含氟化物的牙膏刷牙，窝沟封闭，限制糖的摄入，尤其是睡前不进甜食和含糖饮料，定期口腔检查，及时治疗龋齿。

龋病的控制要靠防治结合。患者个人的主观意识第一重要，因此要加强对患者的椅旁指导，指导患者建立和维持良好的口腔保健习惯也是口腔医生的基本职责。修复龋损是龋病治疗的主要内容，但远不是龋齿治疗的全部。口腔医生除要懂得如何正确地修复牙的缺损，还要掌握龋的预防技术，防治结合才是控制龋病的唯一方法。

龋损修复，也即常说的补牙，首先要去除病变的组织，保护正常的组织，改变口腔致龋的环境，然后用生物相容并且能够承担生物功能的材料填充窝洞，恢复牙的外形、功能和美观。

龋齿防治对医生有全方位的要求，所涉及的学科包括口腔基础医学、口腔预防医学和口腔临床医学的多个学科。

二、非龋性牙体硬组织疾病

龋是牙齿萌出后发生缺损的最主要疾病。除此之外，牙的发育异常、牙的急、慢性损伤也可以造成牙硬组织的缺损，医学上将这一类疾病通称为非龋性牙体硬组织疾病。

（一）临床表现

主要表现为牙齿组织的缺损、色泽改变，并且根据病因不同，累及的牙位和形态也有区别。

1. 牙发育异常 人类有乳牙和恒牙两副牙齿，严格按照发育的规律在规定的时间和位置发生、发育、萌出。遗传的和环境的多种因素可能在这期间影响牙的发育，严重时可以造成牙釉质或牙本质的缺陷，使得牙的结构、形态、数目、萌出出现不同程度的异常，影响牙或牙列的外形和外观，也可能造成个别牙的缺失。临床有时可以根据累及牙齿的位置推断病因。

2. 牙慢性损伤 牙在口腔中长期行使功能的时候，自身也可能被损伤，如磨耗、牙颈部的楔状缺损、牙裂纹等。

3. 牙急性损伤 在外力作用下牙的软硬组织受到损伤，表现为牙震荡、牙折、牙脱位、牙脱臼，可能还会合并牙龈、牙槽骨、口腔黏膜的损伤，甚至严重复杂的颌骨及颌面部损伤。

4. 其他牙体疾患 包括牙本质过敏症、牙齿变色等。

（二）防治要点

非龋性牙硬组织的缺损，影响功能和美观，也可能增加患牙对龋的易感性，应该及时得到治疗和修复。修复的方法多种多样，使用的材料包括复合树脂、瓷材料等。要求医师全面掌握相关的技术与知识，并具备良好的审美和操作技巧。

对于与发育相关的牙硬组织缺陷，应该以预防为主，消除或改善饮食和环境中的致病因素，如环境中的高氟状态（水、砖茶）可以导致氟牙症。也可以采取相关措施防止发生急、慢性损伤，如改善刷牙方法预防楔状缺损，采取护牙装置等预防措施来防止运动时的牙外伤。

三、牙髓病

牙齿的中心为一种与牙外形相似的腔管结构，称作牙髓腔，牙根部的髓腔呈管状，称作根管。牙髓腔内含有软组织，称为牙髓。牙髓组织由血管、神经、淋巴管、细胞、胶原纤维以及胞外基质和组织液组成，牙髓病（pulpal diseases）就是指发生于牙髓组织的一系列疾病，其中以牙髓炎最为常见，也是最多发的口腔疾病之一。由于牙髓组织被局限于四壁坚硬缺乏弹性的牙体硬组织中间，没有伸展的余地，一旦发生炎症，牙髓组织的水肿、渗出会形成很大压力，加之致痛的炎症介质产生，患牙出现疼痛，甚至是剧烈的难以忍受的疼痛，常会使患者坐卧不安，饮食难进，痛苦不堪。俗话所说"牙疼不是病，疼起来真要命"就是指的这一病程。

（一）病因

龋坏组织中的细菌及其毒素侵犯牙髓是最常见的病因。此外，非龋牙体硬组织疾病导致的牙体缺损达到牙本质深层后，也可引发牙髓炎症。牙齿罹患牙周炎时，牙根与牙槽骨结合的牙周膜遭受破坏，细菌可由此途径逆向从根尖孔感染牙髓。另外，作用于深部牙本质的物理刺激（如钻磨牙本质时的机械刺激及产热）和化学刺激（强酸或刺激性药物）也会导致牙髓炎症。

（二）临床表现

牙髓组织因病源刺激物的性质、强度、作用时间及机体抵抗力的大小不同，可以经历可复性炎症、不可复性炎症和变性、坏死和牙内吸收等病理过程，临床上各有不同的表现。牙髓处于炎症过程时，髓腔压力增高，表现出的临床特征是"牙痛"，急性牙髓炎的疼痛最为典型，患者出现自发痛、放散痛、冷热痛、夜间痛，因为患者在出现头面部疼痛时不能分辨患牙是哪一颗，甚至不能明确是不是牙引起的疼痛，在临床上可能造成诊断上的困难，这也是临床工作上的难点，临床医生需要建立正确的诊断和鉴别思路，才能避免误诊、漏诊和错治。

（三）转归

牙髓的血液循环只能通过根尖部非常细小的根尖孔，也是其与机体联系的唯一途径，缺乏侧支循环。可复性牙髓炎为炎症的早期，病损局限、轻微，在去除致病因素后，通过有效的护髓措施，牙髓可以恢复正常。牙髓一旦发生了急、慢性炎症，累及全部牙髓，炎症渗出物不能得到引流，致使血运遭受不可逆转的影响，此时牙髓的炎症不能自行消退，其终结为牙髓组织坏死，而坏死牙髓和感染的根管系统又会成为根尖周炎的病源因素。

（四）治疗原则

可复性牙髓炎在去除致病因素后，通过有效的护髓措施，牙髓可以恢复正常。牙髓一旦发生了不可复性的炎症，需要借助外部干预手段如根管治疗，将牙髓摘除，预备根管，再采用不被机体吸收的生物相容性材料堵塞、封闭根管空腔，杜绝再感染。根管治疗后，需及时进行牙冠修复，恢复患牙功能，防止劈裂。

四、根尖周炎

根尖周炎（periradicalar periodontitis，apical periodontitis）是发生在根尖周围组织的炎症性疾病，多为牙髓炎的继发疾病。当牙髓组织坏死后，髓腔成为细菌繁殖的场所，根管呈现感染状态，细菌及其毒素可穿过根尖孔作用于根尖周围的牙周膜、牙骨质和牙槽骨，这些根尖周组织就会产生局部的免疫反应，出现以炎症为主的破骨性病变，临床上可分为急性根尖周炎和慢性根尖周炎。

（一）临床表现

1. 急性根尖周炎（acute apical periodontitis） 急性根尖周炎是一个病变程度由轻到重、病变范围由小到大的连续过程，是从根尖部牙周膜出现浆液性炎症到根尖周牙槽骨形成化脓性炎症的一系列反应。由于渗出、水肿造成局部压力的积聚和释放炎症介质的化学作用，临床上以患牙及其周围组织肿痛为主要表现，患者能够明确定位患牙牙位。因侵犯组织的范围不同，可以分为浆液期、根尖脓肿期、骨膜下脓肿期和黏膜下脓肿期四个阶段，其中骨膜下脓肿是炎症的最高峰，往往在发病后的3～5天，患者极其痛苦，寝食难安。如果不能得到及时有效的引流，可能进一步出现口腔颌面部间隙感染、骨髓炎等严重并发症。

2. 慢性根尖周炎（chronic apical periodontitis） 患牙牙髓失去活力，根管内长期存在感染及病源刺激物，导致根尖周围组织呈现慢性炎症反应。病变特点是炎症组织取代了根尖部的正常组织，局部牙槽骨吸收、破坏，病变类型可有根尖周肉芽肿、慢性根尖周脓肿、根尖周囊肿。还有一型少见的病变是因长期、轻微的刺激致使患牙根尖周组织骨质增生，诊断为根尖周致密性骨炎。临床上，慢性根尖周炎一般没有明显的疼痛症状，有的患者可在咀嚼时有不适感，也有因主诉牙龈或面部皮肤起脓包（窦道）而就诊。影像学检查可以显示患牙根尖部骨质有透射影。

（二）治疗原则

多数根尖周炎患牙通过完善的根管治疗和及时的牙冠修复可得以保存，根尖周组织所受到的损害可被修复；如若不予治疗，患牙病变持续进展，最终导致牙器官丧失，甚至成为病灶，引起其他疾病。

1.急性根尖周炎　首先需要建立引流，有两条途径：一是由患牙牙冠进入髓腔，疏通根管，清除根管内感染物，引流出根尖炎症渗出物；二是当病变已发展到骨膜下脓肿及黏膜下脓肿阶段，需将脓肿切开，进行引流。建立引流后，可有效缓解患牙的肿痛症状。还可辅助调𬌗、全身应用抗生素和非甾体类抗炎止痛药及全身支持疗法的治疗手段。急性症状缓解后，患牙需及时进行根管治疗。

2.慢性根尖周炎　治疗重点在于对感染根管的清创，不但要将根管空间和根管壁的感染清除，还须依靠化学药物将复杂的根管系统清理干净，最终进行根管充填将根管封闭。较大的根尖病变，尤其是根尖囊肿患牙，在根管治疗的基础上有时还需做根尖手术。

3.牙冠修复　根管治疗后，根尖周炎造成的骨破坏一般在 2 年内逐渐愈合，要及时进行牙冠缺损的修复，恢复患牙的形态和功能，防止劈裂。

第三节　牙体牙髓病学与其他学科的关系
Links with Other Disciplines

牙体牙髓病学是口腔医学的一个分支学科，也是临床医学的一个分支学科，与医学基础学科和其他临床学科有着不可分割的联系。然而，牙体牙髓疾病是发生在牙齿这种特殊矿化组织的疾病，其发生发展又与一般疾病有明显的不同。牙体牙髓疾病的诊断、治疗和预防还涉及医学以外的多个学科。

对于口腔医学专业的初学者来说，了解这些联系十分必要。一个高级的口腔医学人才，必须同时具备医学及相关学科多方面的知识，才可能适应飞速发展的科学时代，更好地满足患者的需要。此处只是简略地介绍牙体牙髓病学与其他学科的关系，使初学者有一点感性的认识，对结合临床实际学习基础课及其他学科有所帮助。实际上，这种联系远远超出下文所涉及的范围。

一、与化学和物理学的关系

化学和物理学是生物科学的基础，也是学习牙体牙髓病学必须具备的基础知识。牙齿的主要疾病，如龋齿的发生、牙体组织的破坏起始于牙齿中矿物质的溶解，是一个化学过程，而牙齿长期的磨耗则是典型的物理过程。有关的化学和物理学知识对于理解和认识疾病必不可少。

（一）牙齿脱矿的化学过程

牙表面有多种细菌附着，形成牙菌斑。其中有的细菌在接触糖之后生成有机酸，使牙菌斑的液相形成一种对于牙齿矿物质的不饱和状态，从而使牙齿表面的无机矿物质溶解、破坏，形成龋洞。可以说，龋齿开始于矿物质溶解的脱矿过程。如果牙菌斑中同时含有一定量的氟离子，脱矿过程可以受到抑制，而再矿化过程可能加强。科学家们正是基于这一认识，研发了一些化学干预的预防龋齿的方法，如使用含氟牙膏刷牙等。

（二）牙齿的机械物理学特征

牙齿是人类的主要咀嚼器官，行使切割和研磨食物的功能。由于口腔内环境的复杂性，如存在多种微生物，接触不同温度和酸碱度的食物，人体对牙齿组织的物理性能有很高的要求。牙齿组织必须经得起长期的、来自各个方向的咀嚼力，必须耐受各种食物的研磨，必须抗压、抗折等。但是，牙齿在发育过程中可能经受多种因素的影响，影响正常的发育过程，形成有缺陷的牙齿组织，增加患龋或其他牙体疾病的机会。同时，咀嚼过程的力学因素常常引发牙齿硬组织的不同疾病。因此，口腔医学专家们经常需要用生物力学的手段来研究这些疾病的发病机制、有效的治疗和预防方法等。

（三）对修复材料和器械设备的要求

近似于金刚石硬度的牙齿硬组织一旦有了损坏，必须用机械切割和修整龋坏组织，用人工材料修复外形后方可恢复功能。牙齿功能的需求，决定了牙齿硬组织切割器械和设备的精密要求，决定了修复材料所必须具备的特殊化学和物理性能。根据这些需要，历史上许多化学家和物理学专家发明创造了一代又一代的治疗牙齿疾病的器械设备和修复材料，极大地促进了牙体牙髓病学发展。当每分钟转40万次的涡轮机和高速手机发明，取代了每分钟转8000～10 000次的电动慢速手机用于切割牙齿硬组织时，口腔医师欣喜若狂。他们形容涡轮手机的高效率为"磨牙就像切豆腐"。高分子复合充填材料的发明引起了牙齿充填材料方面翻天覆地的变化。上述两类发明均被誉为牙齿疾病治疗历史上的革命。

二、与解剖学、组织学和病理学的关系

1. 牙齿作为咀嚼器官，是消化系统的一部分　牙齿担负着人摄取营养的第一项任务——咀嚼，其重要性不言而喻。同时，牙齿作为面部的支架，对于保持面部的丰满，行使表情和语言功能也十分重要。在组织学上，构成牙齿的牙釉质和牙本质是比骨还硬的组织。牙髓组织是一种特殊的疏松结缔组织，既有与全身其他处的疏松结缔组织相同的共性，又有其突出的特点。人体解剖学和组织学是掌握咀嚼器官和牙齿组织形态功能的医学基础。

2. 牙髓和根尖周组织与其他组织和器官的基本病理和修复过程的异同　牙髓病和根尖周病的基本病理反应与发生在身体其他组织的同类疾病大体相似，如在炎症条件下，牙髓组织同样出现红、肿、热、痛的表现。但是由于牙髓所处的特殊环境，炎症反应所造成的疼痛症状更为剧烈。在外来刺激的条件下，如龋损时细菌的慢性刺激、牙齿磨损对牙髓的刺激等，牙髓组织仍可有修复与再生过程。但是，这一过程主要表现为牙髓组织特有的成牙本质细胞不断形成新的修复性牙本质。口腔医学临床专家们曾经利用牙髓组织的这种特性创造出诊断、治疗和预防牙髓疾病的各种新方法。

三、与胚胎学和遗传学的关系

人有两副牙齿，每颗牙齿的发育与萌出均遵守一定的时间顺序。同时，牙齿发育是全身发育过程的一部分，受全身发育的影响。系统疾病可以影响牙齿发育，甚至造成牙齿发育的永久性缺陷。牙齿发育，如牙的大小、形态和排列在相当程度上受遗传基因的控制。除了遗传性因素对牙齿发育的影响外，胚胎环境对牙齿发育也有不可低估的作用。一些先天性疾病也可能波及牙齿的形态发育，如先天性梅毒患者所出现的特征性的半月形切牙和桑葚状磨牙。学习胚胎发育时，要掌握牙齿发育的来源和分化的途径和时间。临床上常常可以根据病损部位，判断病损发生的时间，进一步推断发病的原因。从胚胎学的角度看，牙齿组织来自不同的胚叶。牙釉质来自外胚叶，而牙本质则来自中胚叶，两者分别与身体的其他组织同源。因此，来自胚胎组织的某些疾病常常影响同一来源的不同器官或组织。

四、与微生物学、免疫学的关系

牙体牙髓科常见的疾病有龋齿、牙髓病和根尖周病。所有这些疾病，主要的病原均为微生物。要掌握这些疾病的发病机制、治疗和预防，必须具备微生物学和免疫学的基础。

1.龋病、牙髓病和根尖周病相关病原微生物的致病作用　龋病是与以细菌为主的多种因素有关的疾病。主要的致病菌是产酸、耐酸并能够在牙面上繁殖的细菌，包括变异链球菌、放线菌和乳酸杆菌等。但是，细菌的致龋过程与致其他疾病的过程有明显的不同，比如主要致龋菌是口腔中的常驻菌，致龋的主要原因是细菌代谢糖所产生的有机酸而并非细菌本身，致龋过程最初并不导致明显的全身反应等。牙髓病多数是由于细菌通过龋损组织感染牙髓所致，感染的牙髓进一步感染牙齿以外的牙根尖周围组织，轻者形成根尖周病，更严重者感染牙槽骨和颌面部软组织，引起更广泛、更严重的并发症。

2.根尖周围病变发展中的免疫学机制　牙髓炎症反应的毒素产物或牙髓腔与根管内使用的药物都可能导致牙根尖周围组织的免疫反应性病变，如根尖肉芽肿的形成、久治不愈的根尖周病损等。掌握免疫学的基本原理对于理解和有效地治疗根尖周病是必需的。

五、与细胞生物学和分子生物学的关系

细胞生物学和分子生物学的基本知识对于深入理解牙体牙髓疾病的发生、发展、防治与调控是必不可少的。无论是牙齿发育的过程，还是牙髓根尖周病修复的过程，都要经历一系列细胞分化、增殖和行使功能的过程。比如，牙髓细胞含有未分化的间充质细胞，也即牙髓干细胞，在一定条件下，可以转化为具有独特功能的成牙本质细胞。在各种外来因素的刺激下，如炎症和药物的化学性刺激、磨损或温度的物理性刺激，成牙本质细胞可以不断形成新的牙本质组织，保护牙髓组织免受刺激。细胞生物学和分子生物学的理论和研究技术是揭开这些调控机制奥秘的必要基础和手段。

牙体硬组织由于龋齿、外伤和磨耗形成的组织缺损，必须由医生使用外来的材料予以修复。一种合格的牙体修复材料必须首先经过细胞学的检验，证明无短期的和长期的细胞毒性，然后经过一定时间的动物实验和小范围临床实验合格后，才可以应用于人体。不了解细胞生物学方面的知识，就无法对出现的问题进行解释。随着近代生物科学的进展，分子生物学的研究成果也开始用于牙体牙髓病学的研究。牙髓和根尖周病的发生发展和治疗过程充满着复杂的分子调控机制。可以预料，细胞生物学和分子生物学在本学科的应用具有十分广阔的前景。

六、与生理学和生物化学的关系

（一）牙痛与神经生理学

疼痛是牙病最突出的症状，其中尤以急性牙髓炎所引起的疼痛症状为甚。对于牙痛的神经生理学研究，历来是一个难点。许多牙痛的临床表现，如：为什么无任何刺激作用时，牙齿会发生剧烈的疼痛？为什么夜间痛得更厉害？为什么有时冷水会引发痛？为什么有时热食引起剧痛而冷食可以缓解疼痛？这些患者常常主诉的症状至今没有得到公认的解释。相信随着科学的发展，人类一定能够全面解释和征服牙痛。

（二）唾液生物化学的研究

唾液除了对于维持正常必不可少的消化功能外，在口腔中还是牙齿重要的外环境。唾液的质与量一方面可以反映全身的情况，有助于诊治疾病；另一方面，其发生变化后也可以引起或控制牙齿疾病的发生与进展。在口腔生态学这一学科领域内，唾液生化功能方面的研究一直显

示着可观的前景。

（三）牙菌斑的代谢

牙菌斑是附着于牙表面的生物膜，由唾液中的蛋白膜、各种细菌菌落和代谢产物混合而成。牙菌斑与龋齿和牙周病的发病密切相关。牙菌斑中的致龋细菌代谢糖可以生成有机酸，后者是龋齿发生的重要因素。生物化学的基本理论和研究技术是目前破译牙菌斑生成机制和控制牙菌斑、预防龋齿的重要基础知识和研究手段。

七、与药理学的关系

牙体牙髓科疾病的治疗涉及许多局部用药。有些是涂在牙齿表面改变牙体组织的性能，有些是用于牙齿或黏膜表面消毒，还有一些是封在根管内的抗菌、消炎、促进组织愈合的药物。一些局部用药具有较强的毒性，甚至腐蚀性，使用时要特别小心。虽然这些药物封在根管内，但可通过渗透到达周围组织，因此必须考虑到其药理作用的发挥、在体内的代谢以及对组织的长期慢性刺激等。医用药理学基本理论和基础知识的掌握是牙体牙髓科疾病的治疗药物灵活运用、研究和开发的基础。

另外，人类牙齿的发育时间跨度很大。如第一恒磨牙（六龄齿）的牙冠，一般出生前在胎儿颌骨内开始发育并部分矿化，出生后的一两年内继续矿化，2岁多或3岁矿化完成，6岁左右萌出。而牙根发育的完成要持续到10岁左右。在这样漫长的时间内，儿童任何不适当的用药，都有可能对牙齿发育造成不可逆转的影响。例如，四环素牙的形成，就是在牙齿发育的不同阶段服用四环素类药物所致。一旦牙齿发育矿化完成，再服用任何药物，补充任何营养物质，也无法改变其形态和构造了。

八、与流行病学和预防医学的关系

口腔疾病，尤其是龋齿具有高度的流行病学特征。其发病几乎可以涉及全部人口。及时掌握这些疾病的流行病学特征，对于从宏观上控制疾病，调整策略，具有重要的意义。同时预防像龋齿这样高度流行的疾病，没有系统的预防医学、社会医学和流行病学网络也是不可能的。

九、与社会学、心理学的关系

（一）社会学在口腔科学发展中的位置

现代医学的发展离不开社会经济的发展，同时受社会经济条件的制约。在我国，改革开放之后经济飞速发展，人民生活水平不断提高，但人们对牙齿保健知识的认知程度远没有提高到应有的水平。这不仅限制人们自身的牙齿健康水平的提高，而且在相当程度上限制口腔科学的提高与发展。作为一个口腔医务工作者，有应用专业知识服务于民众的义务，也要有教育民众了解口腔医学知识的责任。牙体牙髓病学的发展离不开社会的发展，更要为社会的发展服务。

（二）患者作为患病个体就诊的心理状态

由于口腔科疾病发展和治疗的特殊性，患者对就诊口腔科普遍存在恐惧、焦虑心理。掌握患者的特殊就诊心理，了解一定的心理学知识，可以更好更有效地为患者提供服务。要认识到，心理调整和心理治疗是现代口腔科学的重要组成部分。

十、与临床医学各学科的关系

牙齿组织是身体的一部分，系统疾病不可避免地会影响牙齿的健康。影响可以是直接的，如遗传发育性疾病可同时影响包括牙齿在内的身体的多个组织和（或）多个器官；体内的变态反应性疾病同样表现在牙体牙髓上；也可以是间接的，如系统病引起的唾液质与量的改变，进一步造成龋齿的增加等。许多牙齿疾病也会累及身体的多个组织和（或）多个器官，如龋齿的一些并发症可以引起身体其他器官的疾病，如亚急性细菌性心内膜炎、肾小球肾炎和眼睛的虹膜睫状体炎等。同时，临床医学的治疗原则同样适用于牙体牙髓疾病的治疗。

另外，表现为牙科症状的患者并非一定患有牙齿疾病，如最常见的牙痛症状，有时可能是三叉神经疾病的表现、心肌缺血的一种症状或其他的疾病所致。在治疗牙体牙髓疾病时，还必须考虑患者的全身健康状况，如高血压、心脏病或白血病等，否则会引起极端严重的后果，甚至危及生命。总之，认识这些千丝万缕的联系，对于全面正确诊治疾病是十分必要的。

第四节　牙体牙髓病学展望
Prospect of Cariology and Endodontology

学科发展的过程就是发现问题和解决问题的过程。谋求学科的发展，首先必须对本学科领域中存在的问题和应解决的问题有清醒和详细的了解，通过科学研究，达到解决问题的目的。牙体牙髓病学发展的前方有许许多多尚待研究的问题，下面仅就与口腔医学生学习内容关系密切的问题简介如下。

一、牙体牙髓病临床诊治技术中存在的问题和研究目标

（一）牙体预备器械的改进

牙体组织由于龋齿和外伤等原因造成的缺损，必须利用人工材料予以修补替代。而修复体为了在牙缺损的部位获得良好的固位并且使病变不复发，必须使用器械对牙体组织钻磨制备。近几十年由于涡轮机的广泛应用，已经使牙科钻牙的效率大幅度提高，患者的痛苦也大大减轻。然而钻牙对患者可造成恐惧心理，医者使用时需要高度集中精力。制造高效、安全、微创甚至无创的牙科用切削工具，仍是需要不断追求的目标。一直以来，人们也在尝试如激光、化学等去除牙体硬组织的方法，但离满足临床应用需求尚有较远距离。

（二）龋齿的诊治

1. 龋病的早期诊断和龋损组织的精准识别　临床上早期发现牙齿上的龋损，治疗中精准识别感染的龋坏组织是临床医师面临的挑战。传统的视诊、探诊、X 线片等检查手段对早期龋和隐匿龋的诊断敏感性和准确性都尚有不足。近年来，学者们致力于近红外光纤透照法、定量光激发荧光技术、激光超声、光学相干层析成像等方法的研发，虽然在识别龋损的不同方面有所进步，但尚未能在临床上推广应用。在龋齿治疗过程中，准确辨别不能保留的感染龋坏组织是常遇到的一个棘手问题。一直以来，传统的做法是根据对龋洞内牙本质颜色的观察和硬度的探触来做出粗略的判断。通过化学染色进入牙本质小管中的细菌、特定光谱下显现由细菌分解产物发出的特殊荧光，是近年来学者们和临床医师努力探索的方向。

2. 龋齿治疗中获取固位与保留正常牙体组织的平衡　治疗龋齿时，一方面必须将病变组织去除干净，另一方面不得不去除一些正常组织以获得良好的手术通路或获得良好的固位形。能

否只去除病损组织而不破坏正常组织，同时又可以获得良好的、足够的固位，是临床工作者和研究者所共同关心的问题，期待未来修复材料的进展以解决这一问题。

3. 继发龋的预防 龋齿治疗的成功依赖于多种因素，如龋坏组织去除的程度、充填材料与牙齿的粘接程度等。解决继发龋的重要问题是材料的适合性。理想的材料需要对牙硬组织有良好的粘接，对残余微量的龋损脱矿组织有固定和矿化作用，固化后体积不收缩，不变形。医生对龋齿发病因素的了解程度、对患者的教育程度以及患者对疾病的认知程度和对预防措施的依从性也均是治疗和预防的重要环节。继发龋的预防始终是龋齿治疗中有待解决的问题。

（三）活髓保存技术的发展

成人牙髓组织由于特殊的解剖学和组织学的特征，一旦发生炎症，难以自行恢复。即使部分切除病变组织，使用目前的活髓保存方法和药物，临床上成功的可能性也较小。随着生物活性材料的成功研发和临床应用，随着临床医师对治疗过程中感染的有效控制，随着生物矿化学的进展及对炎症机制的进一步认识，临床上，成人早期炎症牙髓保存的可能性已显现曙光。

（四）根管治疗的复杂技术有待突破

牙根管系统的复杂性决定了根管治疗操作技术和步骤的复杂性。围绕着有效清除根管系统感染的基本原则，近年探寻的改革途径从日新月异的机械切削预备根管的镍钛合金锉针及动力设备，到利用化学及声波、超声波、激光等物理动能，在提高清创效能上多有尝试和进步。但随着根管治疗精细化的要求，临床上越来越普及应用具有加强照明和放大视野作用的牙科显微镜，在治疗器械和操作程序上反而更加繁复，治疗成本也在增加。如何进一步提高疗效而同时简化治疗过程，仍是需要追求的目标。

（五）根尖周骨病损的识别和根管治疗疗效评价

诊断慢性根尖周炎的重要依据是X线影像学表现的变化，在X线片上可看到围绕患牙根尖的牙槽骨由于炎症破坏，原本阻射影像消失，变为透射影。当患牙经过有效的牙髓治疗，根尖区被炎症吸收了的骨组织逐渐修复再生，骨小梁充满病变区域，牙周韧带重建，患牙根尖周组织恢复正常。X线片呈现的影像是将牙和骨的三维立体结构压缩成二维的平面图像，在成像过程中，许多信息衰减或丢失。加之颌骨解剖的复杂性，一些重要结构存在相互遮挡、影像变形、重叠等局限，使临床在解读X线片影像时，出现误判或漏判。随着口腔锥形束CT的问世和临床的广泛应用，该领域成为研究热点，人们对根尖周骨病损是否存在、形貌特征、临床表现、治疗后愈合规律都有了越来越深入的认识。在不断推进的研究结果指导下，临床诊断根尖周骨病损的敏感性、准确性大大提高，对慢性根尖周炎的根管治疗疗效也有了更为精准的判断。目前仍存在的问题是，由于锥形束CT的成像原理，使得其视野内因有阻射物质而会产生较大伪影。伪影的存在，严重干扰了邻近信息的读取和判断，对这一类影像的甄别是当今研究和设备改进的焦点。为了提高影像分别率，消除伪影，目前的研究多在扫描参数设定、图像重建算法更新、能谱成像技术应用等方面进行探索。随着锥形束CT在口腔临床工作中的普及和推广，其辐射剂量的安全性、临床适应证、应用策略以及解读责任和医师的解读判断能力等问题也随之摆在面前。

（六）发展中的数字化技术不断引入牙体牙髓病学专业

数字化技术通过借助数字化硬件、软件，辅助工程技术达到精确、高效、自动、智能操作的目标。在医学领域里，数字化的硬件或软件包括但不限于光学三维扫描、软件设计、加工制造、人工智能、导航、机器人及相关材料，因其可提高疾病临床诊断和治疗的精度、降低诊疗风险、提高诊疗效率，近年得到了迅速发展。传统口腔医学更依赖临床经验和手工操作，而数字化技术在口腔医学中的应用可提供如下进步和优势：①基于 3D/4D（动态）影像信息的诊断；②量化的诊断分析、治疗方案设计以及义齿和赝复体设计；③精确和质量可控的修复体制造；④精准、到位的治疗操作。随着近年来数字口腔医学（digital dentistry）的发展，数字化技术已可贯穿口腔诊疗基本流程各个环节，可于椅旁、手术室和技工室实现，服务对象包括医生、技师、护士、患者等。牙体牙髓病学作为口腔医学的一个重要分支，近年也在逐步引入数字化技术，主要体现在如下方面：

1. 牙体疾病和牙髓疾病的辅助诊断　锥形束 CT 的普及应用令临床医师可快速获取更大量、多维度及更高信度的数字化影像信息，使得如牙根折裂，牙根内外吸收，根尖周骨病损等疾病的诊断准确性和敏感性均得到显著提高。数字化殆力诊断仪通过患者咬合感应膜片而将全口各个牙位的力学表现以数字方式即刻呈现出来，使医师能够更精准地分析病因和诊断疾病，也提供更有效的治疗指引。

2. 牙体缺损的修复　在椅旁实现陶瓷材料即刻修复牙体缺损依赖于计算机辅助设计与计算机辅助制作技术（computer aided design and computer aided manufacture，CAD/CAM）的研发和应用，通过对患者口内光学扫描获取数字印膜，再行数字比色，将患牙的数字信息导入计算机，与 CAD/CAM 设备自带数据库整合，即刻完成牙冠缺损的嵌体、全冠等修复体的设计和制作，实现功能、美学和高效的统一。

3. 牙髓病的治疗　通过锥形束 CT、3D 打印技术探索数字化定位和导航操作，可在根管治疗中髓腔进入、根管口定位、阻塞根管疏通以及显微根尖手术中病变根尖的定位、切除和倒预备倒充填等环节提供快捷精准的操作，从而提高疑难牙髓病的治疗效果。

"数字化口腔医学诊疗模式"正逐渐被认知、应用和推广，正在改变着口腔医学各个专业的传统诊疗模式，成为口腔医学的未来发展趋势之一。

二、对牙体牙髓疾病防控观念上的误区

1. 群众对疾病认知的不足　由于多年来对牙齿疾病防治知识普及教育的匮乏，群众对牙齿疾病知识所知甚少，重视程度更是谈不上。"牙痛不是病"这一观念仍然深植于一般人的心中。即使是曾经有过"痛起来真要命"的经历，也往往是"好了伤疤忘了痛"，照样不重视牙病的预防。

2. 医学界对口腔疾病了解的不足　一般群众对口腔疾病缺乏认识尚不足为怪，可叹的是医学界对口腔医学，尤其是牙齿疾病也缺少应有的重视。究其原因，主要是对口腔疾病的了解和认识不足，也由于传统医学教育中对口腔医学的忽视。

3. 口腔医学的研究未以口腔常见病和多发病的防治为中心　因为牙病是口腔科的常见病和多发病，故国外以牙医学为中心，有关牙齿疾病的基本理论、基本知识和基本技能是各牙科院校要求本科生掌握的基本内容。目前，我国口腔医学高等教育课程体系中，这部分内容也一直是本科生学习的主要内容和口腔专业课的主干课程，也是口腔类别执业医师资格考试中重点考核的内容。但是，在实际的口腔医学临床实践及科学研究中，国内的口腔医学界普遍存在对口腔科常见病和多发病的防治重视不够的现象，致力于这些疾病防治水平和医疗质量提高的人力资源和经费也明显不足。例如最常见的龋齿治疗中的复合树脂直接粘接技术质量和根管治疗技术的操作规范性和疗效，我国的水平参差不齐，口腔医学院校中牙体牙髓病学专科的治疗水平与先进国家同类工作基本持平，而广大基层的这些基础临床诊治科目尚有待加强和提高水平，也需要更加引起口腔医学同仁的真正重视。

三、牙体牙髓病学中尚待解决的科学问题和研究动态

牙体牙髓病学的发展离不开基础科学的发展，与科学发展同步，本专业领域中一直未能发

现、未能认识和未能解决的问题，可融合多学科的新理论、新知识、新研究手段进行探索，获得解决。作为本专业的从业者，除了做好临床工作，还应时刻关注科学的最前沿，利用基础科学的成果，研究解决牙体牙髓病学中的问题。

（一）牙体硬组织疾病的病因和发病机制

1. 龋齿　对于龋齿的发病因素和致病机制的认识，经历了几百年的漫长过程，已知龋齿是由牙菌斑中的致龋细菌代谢糖产酸使牙齿发生了溶解。这一理论一直指导着临床的治疗和群体的预防。对龋齿的研究，近年鲜有突破性的进展。对致龋菌和致龋过程还存在未完全搞清楚的瓶颈，这也是今后需要进一步研究之处。

2. 牙体硬组织慢性损伤　牙在行使咀嚼功能时受到各种因素的侵扰。各种力量加诸牙上，牙会出现多种表现的异常磨损和病变，造成咀嚼功能受损。如牙颈部的楔状缺损，多发生于中老年人，是除龋齿之外的又一常见牙体疾病，其确切的原因尚不清楚，如何预防和消除异常磨耗也需要进一步的研究。

3. 牙发育缺陷　表现为釉质缺陷、牙本质缺陷、牙形态异常、牙数目异常、牙结构异常和矿化不良等。病因有遗传来源、系统疾病来源以及环境因素或局部因素等。随着21世纪初期人类基因组全部解读这一最大的科研成果产生，通过遗传学和分子生物学技术研究牙发育性疾病，进一步解读牙齿发育的奥秘成为可能，也取得了初步的进展，为预防牙的发育缺陷、寻求控制和诱导完善发育的途径，增强牙齿抗病的能力指出了方向。

4. 生物矿化研究成果对了解牙体硬组织脱矿机制与实现再矿化的促进　随着对发育过程分子控制机制的解读，就牙齿发育而言，进一步的问题是牙齿的矿物是在怎样的情况下，通过什么途径，在何种因子调控下形成的。了解牙齿的生物矿化过程对于认识和预防发生于牙齿的疾病，无疑是十分重要的。

（二）牙髓生物学的研究进展

1. 牙髓炎症的疼痛机制　牙髓炎时发生的疼痛被归为人最严重、最难忍受的疼痛之一。虽然牙髓炎的疼痛有一些解释和假说，但其确切机制尚不清楚，牙髓神经对伤害刺激的传导过程尚未完全揭示。随着神经生理的研究进展，期望对牙源性疼痛有进一步的了解，才有可能对制止此类疼痛找到有效的方法。

2. 牙髓的炎症分子机制和组织再生　人体所有组织中，牙髓组织出现不可逆转的炎症病变是最难修复的，这与牙髓所处的特殊解剖生理环境有关，但是其中真正的分子机制是近年研究的热点之一。保持牙齿永久含有生活牙髓是人们的追求和梦想。近年来，科学研究集中攻克的难关有两个热点：一是应用分子生物学和生物工程学技术，研究如何利用牙髓干细胞促使炎症牙髓修复，增加牙髓保存的机会；二是当牙齿丧失了牙髓组织，研究如何利用自体的根尖牙乳头干细胞或植入体外培养的牙髓干细胞实现牙髓的血运重建或组织再生。虽然已有年轻恒牙牙髓血运重建的临床个案的短期成功报道，尚缺乏严谨的随机对照临床研究，其中太多的科学问题也尚未揭示。随着该领域科学研究的进展，一个个科学问题终会得到解决，并指导临床技术不断改进，期待真正的牙髓再生在临床上能够早日实现。

3. 根尖周病的免疫学机制和骨修复重建机制　从根管通过根尖孔进入根尖周组织的微生物、毒素、异物均可成为慢性刺激源，持续刺激根尖周组织在局部发生免疫反应，导致局部骨组织吸收、破坏。多年来，这一免疫反应机制虽已有较多研究报导，但还没有明确的答案；对破骨和成骨的生物化学研究和分子生物学研究也一直是研究的重点。明确根尖周组织免疫反应各个环节的分子调控机制，了解根尖部牙槽骨的骨代动力学，均是该领域科学研究的重点，其成果将对于减轻炎症反应的程度及危害有指导意义。

医学和生物学的发展对认识口腔疾病的本质，揭示其中未知的科学问题均会起到显著的促进作用。牙是人体的组成部分，是人不可缺少的功能性器官，牙体牙髓病学是口腔医学的重要组成部分和基础学科。现代的口腔科医生，除了要熟练掌握专科的理论、知识和技能，要善于学习和了解生物医学的进展，从局部到全身，从个人到社会，运用广泛的科学背景知识，提高对牙齿疾病的认识，掌握牙齿疾病与口腔疾病和全身疾病的关系，提高对口腔治疗预后的综合判断能力，在促进口腔健康的同时，为提高全身健康水平做出贡献。

（岳 林 潘 洁 高学军）

参考文献

［1］岳林，王晓燕. 牙体牙髓病学. 3 版. 北京：北京大学医学出版社，2021.
［2］岳林，董艳梅. 临床龋病学. 3 版. 北京：北京大学医学出版社，2021.
［3］中华口腔医学会. 第四次全国口腔健康流行病学调查报告. 北京：人民卫生出版社，2018.
［4］Rotstein I，Ingle JI. Endodontics. 7th ed. Hamilton：BC Decker，2019.
［5］Hargreaves KM，Berman LH，Rotsein I. Cohen's Pathways of the Pulp. 11th ed. St Louis：Elsevier Mosby，2016.

第四章 牙周病学

Periodontology

第一节 牙周病学的概念
Concept of Periodontology

牙周病学是口腔医学中的一门独立的专门学科,是研究牙周组织结构、生理、病理变化的科学,在临床方面是研究牙周疾病的病因、诊断、治疗和预防的学科。在英文名词中往往将前面的部分称为"periodontology",而将后面部分称为"periodontics",这两个词都称为牙周病学,可以通用。

在世界卫生组织提出的健康人的十项标准中,第八项是关于口腔健康的,即"牙齿清洁,无龋洞,无疼痛,牙龈颜色正常,无出血现象。"其中,有三项(牙齿清洁,牙龈颜色正常,无出血现象)是与牙周组织健康有关的。由此看出,牙周组织健康在口腔健康中的重要地位。

牙周组织(periodontal tissues,periodontium)是指牙齿周围的组织,包括牙龈、牙周膜、牙槽骨和牙骨质(图4-1)。牙槽骨是围绕在牙根周围的骨组织,牙周膜是介于牙根和牙槽骨之间的软组织,其中有许多胶原纤维,纤维的一端埋入牙槽骨内,另一端埋入牙根表面的牙骨质中,将牙齿牢固地连接至牙槽骨,使牙齿稳固,并能承担咬合功能。由此也可看出,牙骨质既是牙体组织的一部分,也是牙周组织的重要组成部分。牙龈是覆盖在牙槽骨表面的软组织,在牙颈部与牙齿紧密连接,形成软组织封闭。牙周组织维持着牙齿在颌骨中的稳定。

正常牙周组织中的牙龈是肉眼可见到的部分,为粉红色,边缘菲薄,外形为扇贝状围绕在牙颈部,相邻两牙之间形成龈乳头,质地韧,表面有橘皮样的凹坑,称为点彩。牙龈缘至牙龈与牙齿附着处有一定的距离,该部位的牙龈与牙面之间有一潜在的沟隙,称为龈沟,围绕牙齿一周,正常情况下龈沟深度小于2 mm(图4-2)。当牙面上的细菌和其毒性产物进入龈沟时,

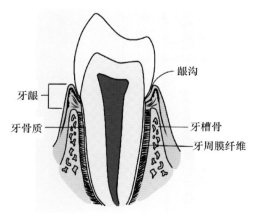

图 4-1 牙周组织

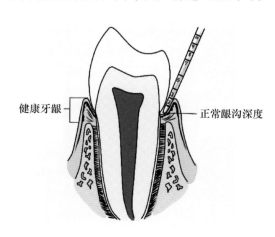

图 4-2 牙龈沟

可刺激牙龈发炎、肿胀，龈沟变深，更利于细菌的生长繁殖。龈沟及其下方牙龈与牙齿结合区是机体对口腔中外来致病微生物防御的"前沿阵地"，牙周病的发生始于这一部位。牙周组织中的牙槽骨等结构肉眼看不到，要借助医学影像学的检查才能观察到。

"牙周病"（periodontal diseases）这一名词从字面上可以理解为发生于牙齿周围支持组织的疾病，在广义上，它包括发生于牙周支持组织的所有病理情况，如炎症、退行性变、增生、萎缩和创伤等，是对发生在牙周支持组织的多种疾病的统称，而不是仅指一种病，类似于"肝病""肾病"等名词。在狭义上，牙周病仅指临床上最常见的两类牙周疾病：牙龈炎和牙周炎。

牙龈炎（gingivitis）是仅侵犯牙龈组织的慢性感染性疾病，儿童和青少年患病率高，临床表现为牙龈充血、红肿，在刷牙或进食时出血，但不破坏牙槽骨（图4-3）。经过适当治疗，病变可痊愈，从这一点来看，牙龈炎似乎危害不严重。但是，牙龈炎的患病率很高，几乎每个成年人都有或曾经有过不同程度的牙龈炎。牙龈炎若不治疗，部分病例可发展为牙周炎，牙周炎的预后与牙龈炎大不相同。

牙周炎（Periodontitis）多发生在成年人，35岁以后的成年人高发，随着年龄增加，患病率增高，病情加重，我国成年人牙周炎的患病率为50%～60%。牙周炎不但具有牙龈组织的炎症，它还会造成牙周膜、牙槽骨和牙骨质的破坏（图4-4）。牙周支持组织破坏后不易再生。失去牙槽骨的支持，牙齿就会松动，甚至脱落。牙周炎造成的牙齿脱落，往往是多个牙，甚至是全口牙。

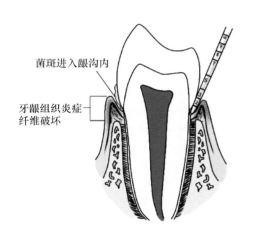

图 4-3 牙龈炎（牙槽骨未受破坏）

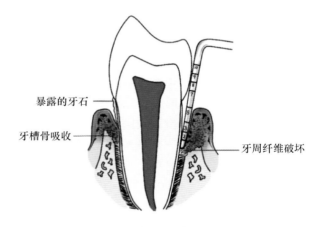

图 4-4 牙周炎（牙槽骨被破坏）

由于牙周炎在早期无明显疼痛和不适，仅表现为牙龈不同程度出血，很多人并不知道自己患有牙周炎。由于未及时治疗，病情逐渐加重，许多患者常常是在牙周炎发展到晚期才就诊，这时疗效往往不佳，不得不拔除一些患牙。牙周炎已成为我国成年人拔牙和老年人牙齿缺失的首位原因。我国民间有句俗话说"老掉牙了"，意思是人老了就应该掉牙，这是错误的，老年人牙齿缺失是因为牙病导致的，尤其是牙周炎的缘故。有研究显示，目前我国成人失牙的首位原因是牙周疾病。事实证明，牙周炎是可以通过有效地控制菌斑而得以预防，早期治疗的效果也是较好的，如果及时预防或控制了牙周炎，人到老年也不应该缺失牙齿。

第二节 牙周病学发展史
History of Periodontology

牙周病自古就存在于人类，在各种族的人群中都可以见到。在我国陕西宝鸡发掘的新石器时代人类的遗骨（距今5000～6000年）中已可看到有不同程度的牙槽骨破坏，占出土颅骨的42.3%，占牙数的11.4%。古埃及4000～5000年前的木乃伊中，牙周病为最常见疾病之一。古印度最早的医书《妙闻集》（公元前600年）、古希腊希波克拉底（公元前460年）的著作和我国战国时代的《黄帝内经·素问》中均有关于牙周病的描述，如牙龈红、流血、"肉不着骨"、牙伸长等，并有治疗方法。

关于病因，历史文献记述中大都提到口腔不洁、牙面堆积物是牙龈病的原因。王焘（公元752年）在《外台秘要》中对龈上牙石和龈下菌斑及其治疗有生动准确的描述。中世纪时阿拉伯医书也详细叙述了牙石的危害及除去的方法。东汉张景岳提出肾虚和胃火是牙周病的两大病因。宋代医书即有"肾衰则齿豁"的记述。国外，在16世纪时已有医书笼统地提出全身因素如营养、坏血病等为该病的病因。Miller在1890年提出了牙周病是由口腔中的各种细菌共同引起的，并提出了用化学药物控制细菌的方法。

关于预防，中外古代医书均强调晨起及饭后漱口，唐代盛行以盐水漱口或揩齿、按摩、叩齿等护齿方法。嚼柳枝的一端使其呈刷状，用以清洁牙齿或蘸药揩齿，是从印度传至我国的。从三国时代古墓中出土的精致金制牙签距今已有1750余年。从辽代墓葬中（公元959年）发现有二排八孔的植毛牙刷骨柄。宋代医书中还有关于用马尾制成的牙刷易损伤牙龈的记述。而在欧洲，Fauchard在1722年才谈到马尾牙刷的危害。

关于治疗，《黄帝内经》有用针刺治牙疾的记载，唐代和中世纪的阿拉伯医书中有用器械刮除牙石的描述，其他还有药物、手术等方法。但直到18世纪，被誉为牙科之父的法国牙医Fauchard于1728年出版的《外科牙医学》才奠定了牙科作为一门临床学科的基础。该书有专门章节描述用各种器械刮除牙石的步骤以及保护牙齿和牙龈的方法等，包括洁治术、牙龈切除术、牙周敷料及预防方法等。

对牙周病进行集中深入的研究是从19世纪末、20世纪初开始，口腔医学中的一门独立学科——牙周病学逐渐形成，并有了periodontology和periodontics这两个表示牙周病学的名词。

由于显微镜的问世以及医学的发展，对牙周病的组织病理学有了准确的了解。Znamensky发表了《牙槽脓漏——病理解剖及其根治》（1902年），描述了发炎的牙龈中细胞浸润达到深部，破骨细胞引起的陷窝性骨吸收等，治疗方法为去除牙石和袋壁刮治。W.D.Miller在《人类口腔中的微生物》（1890年）一书中提出口腔中固有的各种细菌共同引起牙周病，此种被后世称为非特异性菌斑学说的观点一直盛行了70年。

20世纪上半叶，牙周病学的发展中心在欧洲。维也纳学派的代表为Gottlieb（1885—1950年），他在尸检的基础上建立了基本的组织病理学观点，包括牙龈上皮与牙面的附着、炎症和退行性变、牙骨质的生物学、牙的主动和被动萌出、咬合创伤等，还开展了动物实验。其他还有Orban、Kronfeld等，他们在20世纪20—40年代丰富的著作为后来临床治疗的发展奠定了基础。柏林学派的贡献主要在临床治疗，他们发展和改进了牙周手术方法。Weski将牙周组织归纳为牙骨质、牙龈、牙周膜和骨，并称之为"parodontium"。Neumann（1923年）详细描述了翻瓣术和骨成形术。同期，瑞典的Widman和匈牙利的Cieszynski也发表了类似的文章，后来还引发了首创权之争。

第二次世界大战后的20世纪50—60年代，美国和北欧在牙周病学的基础和临床研究方面起领导作用，主要的研究集中在实验病理、微生物学和免疫学、局部和全身病因学和治疗方面。

Glickman（1914—1972年）和Waerhaug（1907—1980年）等人关于牙周袋的病理、发病机制、咬合创伤、实验病理等方面的贡献至今仍有意义并被引用。

20世纪70年代以后，牙周病学的发展又上了一个新台阶。由于厌氧微生物学、分子免疫学、分子生物学、电镜等研究手段的发展，使牙周病的病因学、发病机制、病程进展、治疗原则及方法和促进组织再生、诊断及预防等全方位地发生观念性的改变。如：用电子显微镜观察搞清了牙龈与牙齿结合部位的结构以及菌斑在这些部位的形成过程；采用厌氧微生物培养技术更深入地认识了菌斑微生物的复杂性；应用免疫学和分子生物学技术对细菌的致病机制和机体的反应性进行了探索。

目前，牙周病学是欧美等国牙医学界投入资金最多的研究领域之一，在国际上牙周病的专业期刊有十余种，每年都有数目不等的牙周病研讨会召开，在国际牙科研究会（IADR）的年会上，有关牙周病学的文章常占 1/3 以上。

回顾牙周病学的发展，可以看出它与临床医学、基础医学乃至生命科学及自然科学的发展是密不可分的。例如文艺复兴时期医学专家通过对人的尸体解剖得以准确地了解牙齿及周围组织的解剖及功能；Miller 对口腔细菌的研究得益于他在 Koch 实验室的工作；厌氧微生物学大大改变了人们对牙菌斑的认识；利用电镜观察到了结合上皮的结构及其与牙面的附着关系，了解到菌斑的结构；1905 年普鲁卡因的发明推动了手术的开展；X 线的发现并很快应用于牙科诊断等等。维也纳和柏林学派的代表人物多为医学家和外科医生，他们的医学基础有利于对牙周病学发展的推动。

牙周病学在口腔医学（牙科学）教学体系中的地位经历了一个演变和发展过程。在早期，日本和欧洲一些国家大都把牙周病学包含在"保存齿科学（conservative dentistry）"或"口腔治疗学"中。1914 年，两位美国女牙周医师 G.R.Spalding 和 G.Hayden 建立了美国牙周病学学会（American Academy of Periodontology，AAP），该学会的会刊（*Journal of Periodontology*）专门发表这一新专科的研究进展论文。1926 年美国纽约大学牙医学院最早建立了独立的牙周科。早期牙周病学的教学课时很少，1946 年美国 Horner 报告牙周病学的教学课时仅占牙医学课时的 2.1%，少于材料学，是口腔修复学（义齿修复和牙体治疗）的 1/10。20 世纪 40 年代末，美国密歇根大学、哥伦比亚大学、纽约大学等开始了为期一年的牙周病学研究生教育课程，培训牙周专科医生，10 年后课程延长到两年。1947 年美国牙医学会正式承认牙周病学是牙医学中的一个专科（Specialty），进一步推动了牙周病学的发展。随着牙周病学知识和领域的扩展，牙种植学、镇静麻醉等内容的进入，1995 年美国牙周病学学会（AAP）指令牙周病学研究生教育项目的课程延长到三年。美国的大学和医院现有 50 多个牙周病学研究生教育课程。

我国在 20 世纪 50 年代初，参照苏联的口腔医学教学体系，将"口腔治疗学"的名称借用过来，并根据其"保存原有器官"的特点，译为"口腔内科学"，成为口腔医学院（系）的一门主课，其中包括了牙体硬组织疾病、牙髓病、牙根尖周围病、牙周病、口腔黏膜病和儿童牙病、预防牙医学等分支学科。随着这些分支学科的不断发展，口腔内科学显然已不能包容如此丰富而又各具特色的学科内容。于是在 20 世纪 70—80 年代，一些欧洲国家相继将牙周病学与牙髓病学分开；日本也将保存齿科学分为第一讲座（牙髓学）和第二讲座（牙周病学）。在我国，一些医院也设立了完全独立的牙周病科或牙周、黏膜病科等。牙周病学的独立已成为国内外的趋势。1999 年我国成立了牙周病学专业委员会。2000 年我国高等医药院校教材编审委员会决定，将原来口腔内科学中的牙周病学内容独立成册，新中国成立以来的国内第一本牙周病学规划教材在 2000 年出版，它的意义至为深远，它突出了牙周病学是口腔医学中一门有完整体系的独立学科。以此为据，在未来的口腔医学教育中，牙周病学将逐渐成为口腔医学生的一门主要课程而占有重要地位，这也有利于这一古老而又日新月异地发展着的学科与国际接轨。

第三节　牙周病学的内容及特点
Contents and Characteristic of Periodontology

牙周病学既包括牙周组织结构、生理、病理变化等基础方面的研究，也包括牙周疾病流行病学、病因、诊断、治疗和预防等临床方面的研究。下面重点介绍有关临床方面的内容。

一、牙周病的病因及致病机制的研究

牙周病的病因十分复杂，至今仍有很多问题等待明确。目前公认牙周病（尤其是牙周炎）是多因素疾病，其本质是一种感染所致的慢性炎症，感染源是堆积在龈牙结合部的牙菌斑。牙菌斑是牙周病的始动因子，没有细菌就不会有牙周炎。

人与微生物终生相伴，人体与外界接触的各个界面都有微生物聚居。人类的口腔更是一个多种微生物杂居的环境。婴儿在出生后 6～10 小时，口腔中就有少量、主要为需氧生长的细菌，牙齿萌出后细菌的种类和数量更多，厌氧菌比例增加。牙周健康者的龈沟中可有数百种微生物，深的牙周袋中会有更多的微生物。在人类口腔中利用不同检测方式已可检测出 800 多种微生物，但大多数细菌为口腔的常居菌，只有部分与牙周炎有关，多以厌氧菌为主。

牙菌斑是大量细菌及细菌间物质组成的有一定结构的微生物系统，位于龈缘附近的牙面、牙齿邻面或龈缘以下的龈沟或牙周袋中。用菌斑显示剂染色后，可看见着色的菌斑（图 4-5）。

数量众多的微生物构成一种独特的生态环境，称为生物膜（biofilm）。牙菌斑生物膜（dental plaque biofilm）是生物膜的一种类型，是由基质包裹的、相互黏附或附着于牙齿或修复体表面及龈缘表面的微生物群体。生物膜可以保护其内的细菌不受药物、抗体、补体和多形核白细胞等的杀灭作用。正是这些菌斑生物膜的存在，使其中的微生物引起牙龈等牙周组织的炎症。临床上常见到菌斑多的部位牙龈炎症较重。

口腔的温度、湿度和其他物理化学因素都非常适合菌斑的生长，即使人工彻底清除了牙面的菌斑，经过几个小时，它还会重新生长。牙菌斑在牙面上不断形成，并可矿化形成牙石（图 4-6）。牙石表面粗糙，更容易附着牙菌斑，并妨碍口腔卫生措施，更易引起和加重牙周组织的炎症。

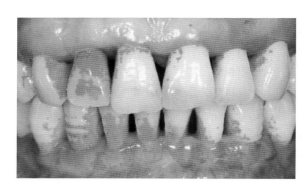
图 4-5　牙菌斑　牙面上着色部分为牙菌斑

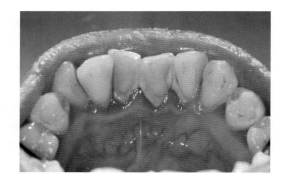
图 4-6　牙石　牙齿舌侧牙颈部浅黄色部分为牙石

牙菌斑是牙周病的病因，其证据之一是实验性龈炎的研究结果。挪威学者 Löe 在 1965 年的研究中，让 12 名牙龈正常的男大学生停止刷牙等一切口腔卫生措施，使他们的牙齿上有大量菌斑堆积，10～21 天内他们都患了牙龈炎，牙龈红肿、易出血；而恢复刷牙 5～7 天后，牙龈都恢复了正常。证实菌斑堆积可引起人的牙龈炎。此后其他学者如 Lindhe 等，在动物试验中又证明菌斑长期堆积还可发展为牙周炎。

对牙菌斑中微生物的研究开始得很早。荷兰的 Leeuwenhoek（1683 年）是显微镜的最早发明者，同时也是微生物、细胞结构、血细胞和其他许多显微结构的发现者。他用自制的简陋显微镜观察到并绘制了牙垢中的微生物如螺旋体、梭形菌、杆菌等，他还指出牙垢的堆积会导致牙龈流血。他手绘的这些微生物形态，与龈下菌斑涂片刚果红染色后显微镜观察或暗视野显微镜下观察到的微生物形态相同（图 4-7），菌斑涂片显微镜观察或暗视野显微镜下观察是 20 世纪 80 年代开始至今仍采用的方法。之后有学者报道用荧光剂染色后在荧光显微镜下观察，同样观察到这些形态的微生物，而且能观察到呈现不同颜色的活菌和死菌。相关的研究显示，健康龈沟与牙周炎患者牙周袋内的微生物构成不同。随着微生物厌氧培养技术的建立和发展，牙周的厌氧微生物被培养出，呈现不同形态特征的菌落。微生物检测技术不断发展，这些技术也都被用于牙周病病因学的研究，如免疫学检测方法、DNA 技术检测、DNA-DNA 杂交方法，尤其是近年来高通量微生物检测手段的建立和不断改进提高，这些技术的发展不断推动着病因学研究的发展。此外，微生物导致机体致病的机制包括分子机制也在不断地进行深入研究，使人们对牙周病病因学的认识不断深入。

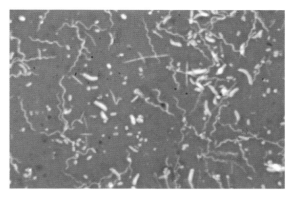

图 4-7　不同形态的微生物（龈下菌斑涂片刚果红染色），可见螺旋体、梭形菌、杆菌、短杆菌、球菌等微生物

　　除微生物外，还有许多局部促进因素。对这些促进因素的认识，有助于提高对牙周疾病的诊治水平。牙石是最常见的局部促进因素，为菌斑的积聚和矿化提供便利，在牙石表面总有菌斑的存在。牙体和牙周组织的发育异常或解剖缺陷，成为牙周疾病发生或牙周病进程加重的有利条件，例如：窄的根分叉区，在形成根分叉病变后易于菌斑聚集，难以清洁。根面凹陷、颈部釉突、畸形腭侧沟、牙列拥挤不齐等，同样利于菌斑聚集藏匿，难以被日常口腔清洁措施清除，并增加治疗难度。牙根过短或过细、锥形牙根等使牙齿能承受的咬合力小，易于发生咬合创伤。咬合创伤也是重要的局部促进因素，与菌斑和炎症共同存在时，会加速牙周组织的破坏。食物嵌塞可导致菌斑滞留，也是常见的局部促进因素。充填体悬突、修复体边缘不密合、设计不合理的修复体等，是口腔治疗时出现的问题，这些部位会成为菌斑滞留之地，或带来咬合创伤，都会成为牙周疾病的局部促进因素。另外，口腔医师尤其是正畸医生应知晓，正畸治疗时正畸装置的存在，会成为菌斑滞留之所，不利于刷牙等日常口腔清洁措施对菌斑的清除，会成为局部促进因素。如果存在牙周组织的感染和炎症，正畸治疗有可能因导致咬合创伤而加速牙周组织的破坏。因此，正畸治疗前要进行牙周疾病的检查、诊断和治疗，正畸过程中要定期进行牙周维护治疗，以保证正畸治疗的成功，同时保证牙周组织的健康。

　　遗传因素、内分泌功能紊乱、吸烟、吞噬细胞数目和功能异常、糖尿病、艾滋病、骨质疏松症、精神压力等全身因素也是牙周病发生和发展的重要危险因素，并影响宿主对治疗的反应，对这些因素的研究同样是病因学研究的内容。遗传、环境和后天的危险因素（包括行为方式，如不良的口腔卫生）对牙周炎的进展影响极大。危险因素可以影响疾病发生的年龄、牙槽骨破坏的类型、疾病进展的速率、对治疗的反应、疾病复发的机会和严重程度等。有些危险因素是不可消除、终生存在的，另一些则是暂时的或可以消除的，如吸烟、口腔不良卫生习惯等，对这些因素要给予处理和消除。

　　牙周组织的防御机制和宿主的免疫炎症反应也是牙周病学研究的重要内容，菌斑微生物是牙周疾病的始动因素，而宿主对微生物的反应更是患病与否的决定因素。牙周组织具有多重防御机制，其构成包括上皮屏障及上皮细胞产生的抗菌物质、唾液和龈沟液的冲洗及这些体液中的抗体和抗菌成分、中性粒细胞和单核-巨噬细胞的吞噬和杀菌作用等，这些防御机制对于抵抗牙菌斑向龈沟延伸和保护牙周组织免受细菌入侵和破坏起了极其重要的作用。宿主对微生物挑战的应答作用可分为先天性免疫反应和获得性免疫反应。先天免疫系统又称固有免疫系统，由不同的细胞（中性粒细胞、单核-巨噬细胞、NK 细胞和肥大细胞）和因子组成，在调节宿主-微生物相互关系中具有重要作用，在特异性免疫应答中也发挥作用。获得性免疫反应又称适应性免疫反应，是个体在生活过程中与病原微生物等抗原物质接触后所产生的，具有特异性，通常由体液免疫和细胞介导免疫组成。体液介导的保护反应有效地抵抗细胞外存在的感染微生物，细胞介导的免疫反应则主要解决细胞内的微生物感染。随着免疫学、分子免疫学研究的进展，对宿主反应的认识也在不断加深，例如，宿主识别微生物的 Toll 样受体等多种受体的作用，T 细胞、B 细胞等免疫细胞的作用，不断发现的各种细胞通路在疾病中的作用等等。目前已经认识到，牙周病的大多数组织损害是由于宿主对感染的应答引起的，宿主的遗传因素和环境因素对其产生影响。随着科学的发展，牙周病病因学的研究也不断深入。

二、牙周病的流行病学

牙周病是人类最古老、最普遍的疾病之一。在世界各地的原始人颅骨上均可见到牙槽骨吸收以及牙缺失。我国发现的新石器时代（8000 ～ 9000 年前）的人颅骨上，就曾看到严重的牙槽骨破坏，其发生率为 42.3%。牙周病是人类口腔中最常见的疾病之一，在世界范围内均有较高的患病率。关于牙周病在各地的流行情况，则需要在各地进行牙周病的流行病学（epidemiology）调查。

牙周病的流行病学研究主要有三个目的：一是主要采用描述性流行病学（descriptive epidemiology）方法，了解牙周病在不同人群中的患病情况（prevalence）、分布特点及疾病的严重程度，对同一人群在不同时间点监测牙周病的流行趋势；二是通过上述调查结果分析出可能的危险因素，形成危险因子假说，再通过分析性流行病学（analytic epidemiology）研究方法对该危险因子进行验证，为预防和控制疾病提供假设；三是用实验性流行病学（experimental epidemiology）的方法对预防和控制牙周病的措施进行检验和评估。

在我国，分别在 1982—1984 年、1995—1997 年、2005—2007 年、2015—2017 年进行了第一、二、三、四次的全国口腔健康流行病学调查，包括牙周健康状况的调查。第四次流调结果显示，12 岁、15 岁、35 ～ 44 岁、65 ～ 74 岁组的牙石检出率分别为 61.3%、73.6%、96.7%、90.3%，牙龈出血率分别为 58.4%、64.7%、87.4%、82.6%；牙周健康率分别为 41.6%、34.8%、9.1%、9.3%。由此可见，我国面临的牙周病问题相当严峻。牙周病与年龄相关，年龄越大者的牙周问题越严重，随着人均寿命增高，我国将进入老龄化社会，60 岁以上人口的比例将显著增加，牙周疾病的防治将是维护我国人民口腔健康的主要任务。

三、牙周病的诊断及研究

牙周疾病的分类和诊断随着人们对牙周疾病认识的深入而不断改进。1999 年曾召开牙周疾病的国际分类研讨会，2017 年又再次召开牙周疾病和种植体周疾病的国际分类研讨会，提出了新的分类标准和定义，于 2018 年发表。这反映出牙周病学是一个处于快速发展的学科。

牙周疾病包括牙龈疾病和牙周炎，牙龈疾病包含表现各异的多种疾病，牙周炎也具有不同的类型，其表现和治疗原则不同，在临床上需要有足够的知识作为基础，并需有敏锐的洞察力，才能做好诊断和鉴别诊断，这是临床牙周病学的重要内容。下面简要介绍临床日常工作中需要进行的牙周疾病诊断及鉴别诊断。

1. 牙龈病　牙龈病是一组发生于牙龈组织的疾病，包括牙龈炎症及全身病变在牙龈的表现。牙龈病分为菌斑引起的牙龈病和非菌斑性的牙龈病，菌斑衍生物引起的牙龈病包括慢性龈炎、青春期龈炎、妊娠期龈炎、药物性牙龈肥大、坏死性龈炎、牙龈纤维瘤病、急性龈乳头炎等（图 4-8），非菌斑性的牙龈病包括病毒、真菌等引起的牙龈病、全身疾病在牙龈的表现及

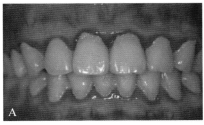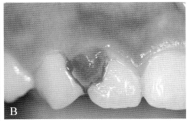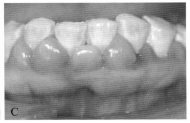

图 4-8　牙龈病。**A.** 菌斑性龈炎；**B.** 妊娠瘤；**C.** 药物性牙龈肥大

遗传性病变等。例如，白血病的牙龈病损是全身疾病在牙龈的表现，有些患者首先表现为牙龈出血等牙龈表现，首先就诊于口腔科或口腔医院的牙周科，需要医生具有对此与其他牙龈疾病鉴别诊断的能力，从而达到早发现、早治疗。

2. 牙周炎　在 1999 年对牙周炎的分类中，将牙周炎分为慢性牙周炎、侵袭性牙周炎、反映全身疾病的牙周炎、坏死性牙周炎。这些牙周炎的病因、病理、临床表现各有不同，治疗原则也各不相同。因此对这些疾病的诊断和鉴别诊断十分重要。

慢性牙周炎（chronic periodoutitis，CP）是临床中最常见的牙周炎，具有牙周炎的典型表现（图 4-9），包括牙龈的炎症，如牙龈红肿、刷牙后或探诊后出血等；牙周袋形成和附着丧失；牙槽骨吸收；重度时出现牙齿松动、移位，甚至脱落；会有不同的伴发病变，如根分叉病变、牙龈退缩、牙周脓肿和牙周牙髓联合病变等。疾病的程度往往与局部刺激因素一致。

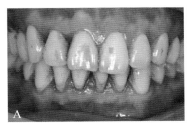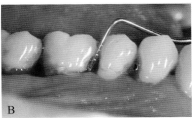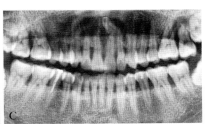

图 4-9　慢性牙周炎。**A.** 唇颊侧观；**B.** 后牙探诊有牙周袋；**C.** 曲面断层片显示牙槽骨吸收

侵袭性牙周炎（aggressive periodontitis，AgP）的发病早，进展快，牙周破坏程度常与局部刺激物量不一致，因累及范围不同又分为局限型和广泛型。虽然侵袭性牙周炎的患病率较低，但患者在青少年时即可发病，进展迅速，早期即可有深牙周袋形成，牙周组织破坏程度重，早年就导致牙齿脱落，因而倍受关注（图 4-10）。对其病因学、诊断学、治疗学等多方面

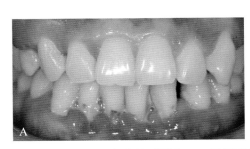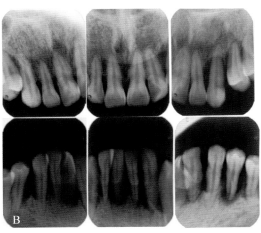

图 4-10　侵袭性牙周炎。**A.** 唇颊面观；**B.** 前牙根尖片，可见牙槽骨重度吸收

有大量的研究。早发现、早诊断、早治疗和密切维护十分重要。

反映全身疾病的牙周炎（periodoutitis as a manifestation of systemic diseases）是许多不同疾病表现有牙周组织的炎症和破坏。掌跖角化–牙周破坏综合征是其中之一，又名 Papillon-Lefévre 综合征，是一种罕见的遗传病。特点是手掌、足底、膝部及肘部局限性的过度角化及鳞屑、皲裂，有多汗和臭汗。牙周病损在乳牙萌出不久即可发生，恒牙萌出后又相继发生牙周破坏，进展迅速，常在 10 多岁时即自行脱落或拔除。有研究显示，组织蛋白酶 C 基因的突变可能是掌跖角化–牙周破坏综合征（PLS）的致病基础。Down 综合征（Down syndrome）又名先天愚型或染色体 21- 三体综合征，为一种由染色体异常所引起的先天性疾病，可有家族性，患者有发育迟缓和智力低下，几乎 100% 患者均有严重的牙周炎，乳牙和恒牙均可受累。此外，慢性中性粒细胞缺陷、低磷酸酯酶症、朗格汉斯细胞组织细胞增生症、白血病和糖尿病等其他多种疾病也有牙周炎的表现。对表现为牙周炎的全身疾病的诊断和鉴别诊断也是牙周疾病诊断性研究的重要内容。

坏死性溃疡性牙周炎（necrotizing ulcerative periodontitis，NUP）不仅表现为牙龈的感染坏死，还有牙槽骨的坏死。要注意患者的全身背景，尤其要注意是否患有艾滋病。口腔医师的责任是要有警惕性，进行恰当和必要的化验检查以及转诊治疗。

3. 牙周检查方法及研究　要对上述不同类型的牙龈疾病和各种牙周炎进行诊断和鉴别诊断，除了对这些疾病有充分的认识外，还须掌握对牙周疾病的全面检查和诊断方法，常规的牙周组织检查必不可少，包括临床检查和 X 线片等放射学检查和评价，还需不断地研究探索、发明和应用先进的诊断技术和方法，例如计算机化的压力敏感探针设备的发明与应用、CBCT 在牙周领域中的应用等。牙周疾病活动性的诊断仍然是具有挑战性的课题，有待探索。此外，对牙周疾病患者危险因素的识别和对疾病预后的判断，也需要考虑众多因素对疾病的影响。这些内容都是牙周病学的研究范畴。

四、牙周病的治疗及研究

牙周治疗的目标是有效地清除和控制菌斑及其他局部致病因素，控制牙周组织的感染和炎症，终止其破坏，促进牙周组织的修复和再生，从而恢复其功能和美观，并维持长期疗效。临床上，牙周治疗分为 4 个阶段，分别为牙周基础治疗阶段即病因治疗阶段、牙周手术治疗阶段、修复和正畸治疗阶段、牙周维护治疗阶段。在这些治疗中包含众多的方法和手段。同时还在不断探索新的技术和方法，以期能达到理想的牙周组织再生的效果。

下面举例说明牙周治疗的方法和研究。

（一）控制牙菌斑的方法

牙菌斑微生物是牙周疾病的始动因素，因此控制菌斑是预防和治疗牙周疾病的首要手段。牙菌斑在口腔中是不断形成的，被去除后数小时内又逐渐形成，所以必须每天彻底地清除菌斑。只有每天彻底地把菌斑去除，口腔才可以保持清洁，不易患牙周病，这依赖于每个人自身的菌斑控制（plaque control）。

大家日常都刷牙，但很多人可能都没有想过刷牙是刷什么，刷牙的主要目的是清除菌斑。机械性清除菌斑是控制菌斑的有效方法，包括日常的刷牙、使用牙线及牙周炎患者使用牙间隙刷。刷牙是清除牙菌斑最常用的和最有效的方法之一，人人都应养成早晚刷牙的口腔卫生习惯。改良水平颤动刷牙法（又称改良 Bass 刷牙法）是常推荐的一种方法，需选用软毛牙刷，将刷毛放在牙龈边缘及牙齿连接处，刷毛端朝向这些容易附着菌斑的部位，小幅度来回水平颤动，将菌斑松解、刷掉（视频 4-1）。如果刷牙时有牙龈出血，说明牙龈存在炎症，坚持仔细刷牙，有利于彻底清除这些部位的菌斑，另外，还需及时就诊，从而尽早诊治牙周疾病。对于

视频 4-1　改良 Bass 刷牙法

视频 4-2　牙线的使用方法

两牙之间缝隙处的菌斑，刷牙不能将其完全清除，可选用牙线来清洁（视频 4-2）。牙缝隙较宽的部位可以用牙签或牙间隙刷来清除。舌背菌斑的清除是减少或延缓牙菌斑再形成的重要方法，可用牙刷或刮舌板刮舌背，以清除舌背残存的细菌。

化学药物控制菌斑是临床上可选用的菌斑控制方法，常用在手术治疗后的菌斑控制，最有效的化学性菌斑控制药物是 0.12%～0.2% 氯己定含漱液，因其有一定的副作用，如味苦、牙面着色等，一般不会作为日常使用，只是在手术后应用。

为了提高清除菌斑的效果，不断有新的牙刷、牙膏和含漱剂被研究和发明，并被推广应用。

（二）牙周非手术治疗

牙周非手术治疗（non-surgical periodontal therapy）包括机械治疗和药物治疗，机械治疗是最基本的有效的方法，药物治疗只是辅助治疗方法。

在机械治疗中，龈上洁治、龈下刮治和根面平整是清除龈上、龈下牙石菌斑及根面毒素的有效方法，并且是 100 多年来治疗牙周病的标准治疗技术，至今仍不可取代。但是，龈上洁治、龈下刮治和根面平整的器械和方法也经历了不断改进的过程，例如超声洁牙机的出现、不同类型超声龈下刮治工作尖的发明与应用和近年来牙周内镜的发明与应用等，不断改进和提高了治疗的效率和效果。此外，菌斑滞留因素的清除、咬合创伤的处理等也是基础治疗不可忽视的内容。

采用这些方法治疗后，再配合以患者的自我菌斑控制，对牙龈炎和轻度牙周炎而言，牙周组织的感染和炎症常可得到控制。对中重度牙周炎而言，显著减轻牙周组织的感染和炎症，为后续治疗奠定基础（图 4-11）。

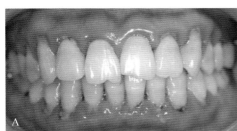
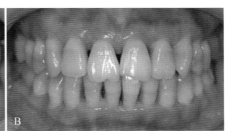

图 4-11　牙周基础治疗前（A）和治疗后（B）

（三）牙周手术治疗

牙周手术治疗（periodontal surgery）主要是要解决基础治疗不能解决的牙周问题，并解决功能和美学的需要。牙周手术治疗早在 19 世纪末和 20 世纪初就被提出，至今还在不断改进和有新的手术方法提出。牙周手术主要包括：彻底清创的翻瓣术、改正骨外形的骨切除术、促进牙周组织再生的引导性组织再生术和植骨术、解决根分叉病变的手术、配合修复或解决美观问题的牙冠延长术、解决软组织美学问题的膜龈手术等等。通过手术治疗，中重度牙周炎患者的病变可以获得更彻底的治疗和控制，形成良好的牙周组织外形，利于菌斑控制；垂直骨缺损得以一定程度的修复或再生，影响美观的局限性牙龈退缩也可以得到治疗（图 4-12、图 4-13）。

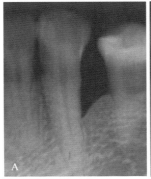
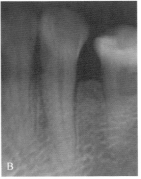

图 4-12　牙周再生手术治疗前（A）、后（B）根尖片

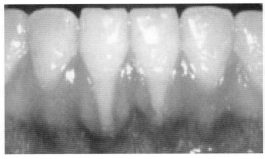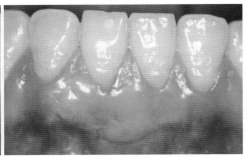

图 4-13　膜龈手术治疗牙龈退缩

每种手术的提出和改进，都有大量的研究作为基础。例如，牙周组织再生术，是在 20 世纪 70 年代末和 80 年代初，Nyman、Lindhe、Karring、Gottlow 等为代表的学者们进行了一系列研究，证明在手术后的牙周组织愈合过程中，来源于牙周膜的细胞具有形成牙周组织再生的能力，而牙龈上皮和结缔组织及骨组织来源的细胞，都不具备这种能力，在此理论基础上，学者们提出了引导性组织再生术，在临床应用中获得了一定程度的牙周组织再生。而关于牙周组织再生的研究，依然方兴未艾，众多的学者们仍在研究探索中，期望获得更理想的再生治疗效果。再如，牙冠延长术的应用，当牙齿外伤折断达龈下时影响修复治疗，以前采用牙龈切除术的方法暴露出折断的牙齿边缘，但临床上发现，很多病例术中暴露出的牙断缘，待手术愈合后又位于龈下，通过研究发现，这是生物学宽度的影响所致，由此根据生物学宽度的原理提出了牙冠延长术。因此，临床中出现的问题，为研究提供了线索和课题；通过研究解决这些问题，从而提出新的理论和治疗方法，使得学科不断发展和进步。

（四）多学科治疗及维护治疗

牙周炎导致牙齿移位、牙松动甚至造成牙列缺损或缺失，影响功能和美观，往往需要修复、正畸、种植等多学科联合治疗。在多学科联合治疗中，治疗的程序和治疗的设计等需要多学科专科医生的协作，共同完成。

牙周维护治疗是获得牙周治疗长期效果必不可少的部分，需要定期复查，检查仍存在的问题，进行定期的专业护理，对存在的问题及时处理和治疗，并确定再次复查的时间。这是维护牙周组织长期健康的重要保障。

五、牙周病的预防

牙周病是可以预防的。菌斑微生物是牙周疾病的始动因素，因此，保持牙面清洁、消除炎症是预防牙周疾病的关键。

（一）牙龈炎的预防

牙龈炎的病因、发病机制和预防方法比较明确，主要是持之以恒地及时清除牙面的菌斑，保持相对清洁的牙面。然而，即便每日认真刷牙，仍免不了有些部位仍存有菌斑和牙石。发达国家的经验已证明，每隔 6 ～ 12 个月由专业人员进行一次彻底的洁治术，对大多数人来说是预防牙龈炎的有效措施。对已患牙龈炎者，进行彻底的洁治术，除去明显的局部刺激因素以及个人认真地进行日常菌斑控制，可以使牙龈炎痊愈，牙周组织恢复正常。也就是说，牙龈炎是可逆性病变。

（二）牙周炎的预防

牙周炎是多因素疾病，它的预防需考虑菌斑、咬合创伤、宿主反应、环境、遗传基因等综合因素。但消除菌斑、牙石以及局部刺激因素，消除牙龈的炎症，仍然是最重要的行之有效的手段。对于已患牙周炎者，更应强调早诊断、早治疗和恰当彻底的综合治疗，以阻止病损的加重发展。简而言之，防止菌斑堆积，防止牙龈炎发生，防止牙龈炎发展为牙周炎，防止牙周炎造成牙齿缺失。

（三）预防的方法

每天彻底清除未钙化的菌斑，早晚刷牙，使用正确有效的刷牙方法，及时清除嵌塞在牙缝中的食物残渣，学会使用牙线。强化健康教育，戒除吸烟等不良习惯。定期进行牙周检查，以便早发现、早控制牙周病。健康成年人一般需每年进行 1 ~ 2 次的洁治。而牙周炎患者一般 3 ~ 6 个月做一次维护治疗，并接受医师的治疗建议。

事实证明，绝大多数的牙周病是可以预防并能治疗的，只有少数的牙周病患者因为存在某些特殊因素（如糖尿病、吸烟严重），治疗效果不理想。

六、缺失牙的种植修复和种植体周病

用贝壳、金属、动物牙齿等材料植入牙槽窝修复缺失牙，已有 1900 多年的历史。Branemark 在前人的基础上发明了以他本人名字命名的牙种植系统，取得了可预期的长期成功，极大地推动了现代口腔种植学的发展。

Branemark 种植系统的早期培训对象是口腔修复和外科医生，前者仅负责上部结构的修复，后者负责外科手术工作。随着口腔种植学的发展，牙周医生发挥越来越积极的作用。同样，普通全科牙医分担了修复专科医师在上部结构修复方面的作用和地位。

1990 年前后，口腔种植被加入牙周病学的范畴，种植培训课被整合到牙周教学课程中，大量的牙周临床医生学习高级的种植外科技术，牙周医生从种植技术的学习者逐渐发展为该领域的引领者。

牙周技术和外科技术的发展大大地促进了口腔种植学的发展。口腔种植的适应证逐渐从无牙颌发展到部分无牙颌和单牙缺失病例，还应用于正畸和口腔颌面外科方面。以前软硬组织不足的部位，经过自体骨块移植、引导骨再生手术、上颌窦提升、下牙槽神经游离、牙槽嵴劈开、牵引成骨等技术重建软硬组织后，也能取得种植的成功（图 4-14）。组织工程、种植体设计和制作、计算机辅助影像、手术导航等技术的发展，使口腔种植操作更容易、位置更准确、成功率更高。牙周专科医生除了需不断学习复杂先进的外科技术外，还应该学习修复技术，给患者提供多专业的治疗，包括取印模、修复戴冠等。同样外科医生也应该学习掌握修复体的设计制作和牙周病学的理论和技术，这些知识和经验有助于把种植体放在适合的位置，利于种植体周组织的长期健康。

种植体周病（peri-implant diseases）是指发生在口腔种植体周围软、硬组织的感染性炎症，是一种常见的种植体生物学并发症，菌斑堆积为其主要的致病因素。

2017 年 11 月，在美国牙周病学（American Academy of Periodontology，AAP）和欧洲牙周病学联盟（European Federation of Periodontology，EFP）共同举办的牙周病和种植体周病国际分类研讨会上，首次制定了种植体周病和状况的国际统一分类，种植体周病及其状况的分类包含：种植体周健康、种植体周黏膜炎、种植体周炎、种植体周软硬组织缺损。

种植体周病的治疗包括非手术治疗与手术治疗两大类。种植体周黏膜炎的治疗主要是通过机械方法清除种植体周围的菌斑，或联合使用抗菌漱口水。种植体周炎的治疗首先也是通过非手术治疗方法控制炎症。文献表明，通过非手术治疗即可控制一部分的种植体周炎症，无需进入手术治疗阶段。如在非手术治疗后种植体周炎症仍然存在，通过翻瓣清创手术、种植体螺纹改形术、骨再生手术等方法进一步治疗，有部分种植体可重新获得长期

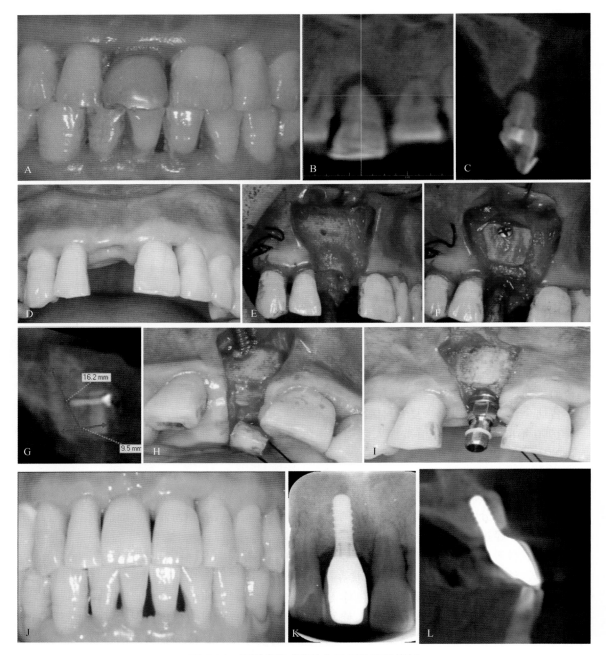

图 4-14　牙周炎造成牙缺失后以种植牙修复

A. 右上中切牙重度牙周炎，探诊深度 7 mm，Ⅲ度松动；**B.** CBCT 显示右上中切牙近远中牙槽骨吸收达根尖；**C.** CBCT 显示右上中切牙颊舌侧牙槽骨壁缺损；**D.** 拔除右上中切牙后 1 个月，余留牙完成牙周基础治疗；**E.** 手术翻瓣，见牙槽骨严重缺损；**F.** 植入从颏部取的自体骨块，用钛钉固定；**G.** CBCT 显示植骨情况，重建骨高度和宽度；**H.** 植骨术后 4 个月，骨块愈合良好；**I.** 植入植体，颊侧骨板厚度 2 mm；**J.** 种植牙完成修复；**K** 和 **L.** X 线片和 CBCT 显示骨结合良好

的健康状况（图 4-15）。由于种植体结构较为特殊，存在螺纹、粗糙面、基台连接等结构，种植体周炎的清创难度及复杂程度都大大超过天然牙，治疗效果有时难以预测。预防种植体周病的发生是维护种植体健康的最佳策略，应该在牙种植治疗前，教会患者全面细致的口腔清洁方法，对患者进行牙周系统治疗；设计种植方案时，需要考虑到未来是否便于患者清除菌斑；种植治疗后，应对患者进行定期的牙周复查与清洁，尽量防止种植体周病的发生。

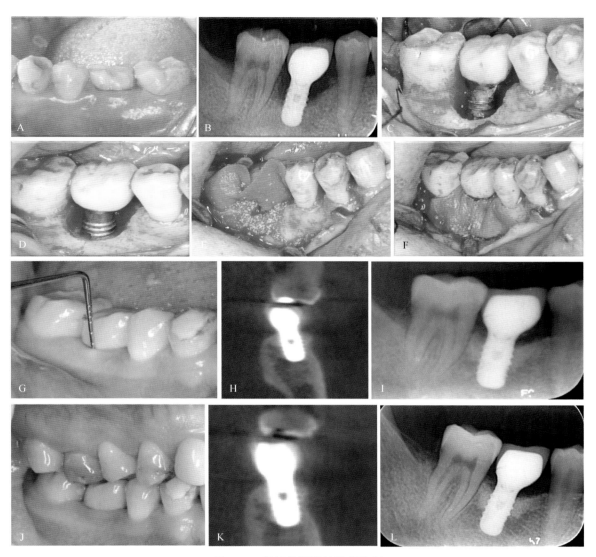

图 4-15　种植体周炎的手术治疗

A. 患者男，41 岁，主诉：右下第一磨牙肿胀不适 1 周。患牙 4 年前种植修复，半年前曾因牙冠松动重新粘固；检查：牙龈红肿，探诊深度 6～10 mm；**B.** X 线片显示种植体近远中垂直吸收达种植体长度的 1/2；**C.** 手术翻瓣，去除种植体周炎症肉芽组织后，见种植体周围弹坑状骨缺损，种植体表面有薄层白色粘结剂残留；**D.** 用钛刷清除种植体表面粘污层，并去除种植体孔隙层，种植体表面改形术后；**E.** 骨缺损区放入牛锻烧骨粉；**F.** 覆盖可吸收屏障膜；**G.** 术后 1 年，种植体周软组织色、形正常，探诊深度 2 mm；**H.** 术后 1 年，CBCT 显示种植体颊舌侧骨重建良好，高度正常；**I.** 术后 1 年，X 线片显示种植体近远中骨重建良好，高度正常；**J.** 术后 4 年，种植体周软组织色、形正常，探诊深度 2 mm；**K.** 术后 4 年，CBCT 显示种植体颊舌侧骨重建良好，高度正常；**L.** 术后 4 年，X 线片显示种植体近远中骨重建良好，高度正常

第四节　牙周病学与其他学科的关系
Relationship between Periodontology and Other Disciplines

一、牙周健康与全身健康的关系

　　牙周健康和全身疾病之间的关系经历了历史的演变，又重新受到重视。1891 年 Miller 就提出口腔细菌及代谢产物进入身体其他部位，可导致很多疾病，如败血症、骨髓炎、脑炎、消化道紊乱等，并可产生"转移性脓肿"。英国内科医生 Hunter 在 1900 年提出，口腔中的微生

物及其毒性产物可以引起身体其他部位的许多原因不明的、非感染性疾病，例如关节炎，提出了"病灶学说"，他把牙龈炎和牙周炎也列为感染病灶，主张拔除这些感染的牙齿，以消灭口腔败血症。之后人们发现，拔除这些患牙并不能解决全身疾病问题，因而这一学说受到冷落。1989年Matilla等学者报告，在病例对照研究中，观察了急性心肌梗死患者和全身健康对照者的口腔健康状况，结果显示，心肌梗死患者的口腔健康状况包括牙周健康状况明显差于对照组。之后不断出现相关报道，重新引起人们对口腔疾病尤其是牙周疾病与全身疾病关系的关注。之后，大规模的流行病学观察或病例对照研究发现，牙周病与某些全身疾病之间的确有一定的关系，并提出了牙周医学（periodontal medicine）这一新的概念。

牙周医学包括两个方面：一是全身因素或疾病对牙周组织的影响；二是牙周炎对全身健康或疾病的影响。

（一）全身健康状况对牙周组织的影响

牙周病的主要病因是牙菌斑，但某些全身疾病在牙周组织上会有表现，或使牙周病加重，是牙周疾病的全身危险因素。

1. 内分泌的影响 青春期、妊娠、避孕药激素水平的变化对人体的生理功能有重要的影响。牙龈炎患者在青春期时则表现为牙龈炎症加重，龈沟渗出增多，牙龈红肿、增生明显。妊娠时，雌激素和黄体酮的水平都增加，在原有牙龈炎症基础上会发生妊娠期牙龈炎，炎症明显加重，有时形成妊娠瘤，牙龈肿大、增生呈球状，类似肿瘤（图4-8B），但实质仍是炎症而不是肿瘤。性激素类避孕药是通过服用雌激素防止排卵，达到避孕的目的，有报道长期口服避孕药也会使女性的牙龈炎症加重。

2. 糖尿病 糖尿病与牙周炎的关系，是人们长期研究的一个课题。糖尿病是由于其病理变化，如小血管病变、免疫反应低下、胶原分解异常等，使牙周组织对局部致病因子的抵抗力下降，因而破坏加重、加速。Löe等将牙周炎列为糖尿病的第六并发症。有糖尿病的牙周炎患者易出现多发性牙周脓肿，牙周破坏的严重程度重，并与糖尿病的类型、代谢控制的程度、糖尿病的病程长短以及有无全身并发症等有关。糖尿病患者牙周炎症较重，龈缘红肿，易出血和发生牙周脓肿，由于牙槽骨吸收迅速，牙齿明显松动。

3. 某些药物可引起牙龈增生 免疫抑制剂环孢素是供器官移植患者使用的首选药物，它能抑制对异体器官的排斥作用，从而显著提高器官移植患者的生存率。该药还普遍用于治疗自身免疫病。环孢素的副作用之一是引起牙龈增生，增生的牙龈甚至可将牙面大部分覆盖。治疗高血压的钙离子通道阻断剂也可引起牙龈增生，如硝苯地平等（图4-8C）。与牙龈增生有关的另一种药是苯妥英钠，用于治疗癫痫病。该药所引起的牙龈增生与前两种药有相似的临床特点。在服用这些药物的患者中，口腔卫生不佳的患者牙龈增生更明显，去除菌斑牙石、做好菌斑控制，部分增生的牙龈可明显减小，甚至消失。

4. 血液病 有些白血病患者的牙龈肿胀、易出血，这类患者常常首先就诊于口腔科而不是血液病科，作为口腔科医师应具有足够的内科学知识，及时予以诊断并转诊。

5. 艾滋病 全称为获得性免疫缺陷综合征（acquired immunodeficiency syndrome，AIDS），是由HIV病毒感染并破坏淋巴细胞，造成人体免疫功能缺陷。患者很容易发生各种病原体感染，很容易患恶性肿瘤。约有30%的艾滋病首先在口腔出现症状，其中不少症状位于牙周组织。最初引起注意的病损为"HIV相关龈炎"，表现为牙龈缘处有明显的、鲜红的宽2～3 mm的红边，在附着龈上可呈淤斑状，极易出血，对常规牙周治疗反应不佳。"HIV相关牙周炎"表现为牙周组织的坏死性溃疡，快速牙周破坏，病损处可有较剧烈的疼痛或无疼痛，可以影响全口牙，但常局限在几个不相邻的部位，病损周围是相对正常的组织。AIDS在口腔中的表现还有毛状白斑、白念珠菌感染，晚期可发生Kaposi肉瘤，上述病变约有一半可发生在牙龈上。

6. 某些先天疾病及基因的影响　某些先天疾病除有全身疾病外，还表现为牙周组织的破坏，归于反映全身疾病的牙周炎，如掌跖角化-牙周破坏综合征、Down 综合征等，前面已有描述。

（二）牙周炎对全身健康状况的影响

牙周炎是慢性感染性疾病，Waite 和 Bradley 曾报告，在广泛型中度牙周炎患者中，与龈下菌斑微生物直接接触的牙周袋壁表面积总和，可高达 72 cm^2，牙周袋壁的慢性溃疡面长期存在，细菌及其代谢产物更易进入外周血及深层组织，引发的大量炎症介质也不断进入血液，可扩散至其他远隔器官，引发疾病或使疾病加重。

已有大量研究表明，牙周感染可能是心脑血管疾病（动脉硬化、心肌梗死、脑卒中等）、糖尿病、妊娠并发症、呼吸道感染、类风湿关节炎、阿尔茨海默症、癌症等疾病的危险因素。

1. 心脑血管疾病　研究显示许多心血管病患者牙周健康状况差；牙周致病菌可在血管壁的粥样硬化斑块中检出；流行病学研究显示，牙周病是心血管疾病的独立危险因素；临床研究显示牙周治疗后血管内皮功能改善；说明牙周病影响心血管系统的健康。严重牙周炎患者拔牙后会发生暂时性菌血症，发生率约为 86%，对风湿性心脏病等患者来说，会引发细菌性心内膜炎，因此，这些患者在接受口腔治疗前须服用抗生素。

2. 糖尿病　糖尿病与牙周病具有双向关系，除糖尿病对牙周炎有影响外，牙周炎对糖尿病也有影响，有重度牙周炎的患者往往血糖控制不佳，有报告显示，在控制了牙周炎后，糖尿病患者的糖化血红蛋白也会降低，病情改善。因此，专家建议，有糖尿病家族史的人牙龈感染时，应立刻去医院检查是否已患有糖尿病。

3. 胃溃疡　幽门螺杆菌是慢性胃炎、胃溃疡甚至胃癌的致病菌，已有研究显示，牙菌斑是幽门螺杆菌的储库，在服药杀灭胃部的幽门螺杆菌后，如果不控制好口腔卫生，不及时清除牙周袋内的感染，很容易出现胃部幽门螺杆菌的感染复发。

4. 肺炎和慢性阻塞性肺疾病　如果口腔卫生不佳，呼吸时许多细菌会进入肺中，有些细菌性肺炎与此有关。慢性阻塞性肺疾病（COPD）是一种严重的呼吸道疾病，有报道称其是人类致死的第四位病因。已有研究者报告 COPD 与牙周炎有关，有类似的致病机制，牙菌斑可能作为呼吸道致病菌的贮存库，这类患者的治疗，应考虑到同时进行牙周疾病的治疗。

5. 早产及低出生体重儿　早产是指妊娠期短于 37 周，低出生体重儿（PLBW）是指出生时体重低于 2500 g 的婴儿。早产及低出生体重儿是婴儿死亡的首要原因。孕妇的细菌性阴道病是早产的主要原因，但有 25% 的早产和低出生体重儿未能发现这些原因。Offenbacher 等（1996）报告患重症牙周炎的孕妇发生 PLBW 的危险率为牙周正常的孕妇的 7.5 倍。因此，应加强对育龄妇女的口腔卫生宣传和牙周病的防治。

现有的研究结果虽不能充分证明牙周炎与这些疾病是因果关系，但可能是这些全身疾病的一种危险因素，或牙周病与全身疾病（状况）具有共同的危险因素。长期有效地控制牙周感染，消除与全身健康有关的危险因素，有助于促进机体的健康。因此，牙周治疗的目标除了阻断疾病发展、重建功能及外形、促进牙周组织再生等，还应扩展到促进全身健康。牙周健康与全身疾病的关系是牙周病学领域中的一个重要研究方向，许多研究者正在致力这些相互关系及机制的研究，并寻求新的诊断和治疗方案，对于减少重大疾病的发生具有重要意义。

二、牙周病学与其他口腔专业学科的关系

牙周病学与口腔医学中的其他专业学科有着密切的关系。

1. 与牙体牙髓病学的关系　牙周病学与牙体牙髓病学密切相关是毋庸置疑的，牙齿的牙髓

与牙周组织之间有根尖孔等多种通道，牙髓感染与牙周感染会相互影响，牙周-牙髓联合病变需要牙周和牙体牙髓联合治疗，牙体充填治疗时的充填体如有悬突，会成为牙周疾病的致病因素。

2. 与口腔正畸学的关系　　牙周病学与口腔正畸学间的关系密切，红肿的牙龈影响正畸装置的安放，而正畸装置又影响口腔卫生的维护，继而引起或加重牙周组织的炎症；在有牙周感染和炎症时，正畸治疗会加重牙周组织的破坏，如果正畸设计不当，也会导致牙龈退缩等牙周问题。因此在正畸前、正畸中、正畸后都要与牙周治疗和维护相结合，才能获得治疗的成功。

3. 与口腔修复学的关系　　牙周病学与口腔修复学之间是密不可分的，精美的牙齿修复体不可能在有牙龈红肿、流血的情况下制作；在牙龈红肿、牙齿松动的情况下也不适于进行活动义齿或固定义齿的制作。只有健康的牙周组织，才能为修复治疗创造良好的环境。修复体的设计不合理，易形成咬合创伤，边缘不密合、有悬突等，也会成为牙周疾病的致病因素，要求口腔修复专科的医师在修复治疗设计和制作时要考虑到牙周组织的健康。牙折断达龈下，无法修复，通过牙冠延长术，暴露出牙断缘，为修复创造条件，利于修复（图4-16）。

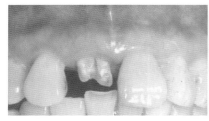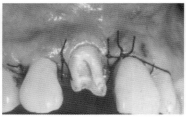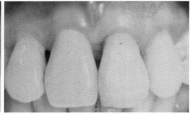

图4-16　牙冠延长术，为修复创造条件

4. 与口腔种植学的关系　　缺失牙的种植治疗同样需要有邻牙的牙周健康，口腔内有牙周组织感染和炎症时，这些感染很容易导致种植体周软组织的感染，继而导致种植失败的可能性增加。因此，进行种植治疗之前，务必要进行牙周组织的检查、诊断和治疗，控制牙周感染和炎症后，才能进行种植治疗。缺失牙的种植、种植体周组织和种植体周疾病的诊治已成为牙周病学中新的分支领域（图4-14和图4-15）。

5. 其他　　有些黏膜病会表现在牙龈组织，儿童也有牙龈、牙周疾病，也会发生在牙周组织部位的肿瘤等口腔颌面外科的疾病，这些都需要识别和鉴别。口腔颌面外科手术也需要有健康的牙周组织环境。

除上述关系外，前面也曾提到，牙周炎导致牙齿移位、牙松动及牙缺失，影响功能和美观，需要口腔修复、口腔正畸、口腔种植等多学科联合治疗。因此，牙周学科与口腔各个学科之间有着密不可分的关系，每位口腔医师都应该有牢固的牙周病学知识和维护牙周健康的意识，具有对口腔患者进行牙周基本检查和评估的能力，只有这样才能做出合理、全面的治疗计划。牙周病学是口腔医学教育中的重要基本课程。

第五节　牙周病学展望
Prospect of Periodontology

牙周病学在近几十年的迅速发展加深了人们对牙周病的认识，同时也提出了更深、更复杂的课题。

一、牙周病的流行病学

牙周病虽然是一种古老的疾病，但由于诊断标准、调查对象、调查指标等的不统一，世界各地的调查报告缺乏可比性，目前对该病的流行情况仍不清楚。另外确定牙周病的严重程度很困难。如果某人有 1 颗牙有 10 mm 的牙槽骨吸收，另一人有 5 颗牙各有 2 mm 的牙槽骨吸收，谁的病情更严重？这一问题在牙周病学界已存在很长时间。2017 年，以美国牙周病学学会（American Academy of Periodontology，AAP）和欧洲牙周病学联盟（European Federation of Periodontology，EFP）为主召开了研讨会，对相关问题进行了研讨，2018 年发表了新的牙周炎分类，对牙周健康、牙龈炎病例和牙周炎病例的诊断、疾病的程度和范围及疾病进展分级提出了确定的标准和方法，牙周病的流行病学调查和疾病进程的纵向观察可以丰富对牙周病本质的认识。如何应用这个分类来搞清牙周病的患病率，确定疾病严重程度的标准，是摆在口腔专业工作者面前的任务。

流行病学调查发现，牙周病在不同人群中发病率不同。并不是所有口腔卫生不好的人均患牙周炎，只有少部分人处在疾病进展的危险中，若存在危险因素，这些人即是所谓的易感人群。另外，对牙周病的纵向观察发现，牙周炎的进展是间歇性的，而不是匀速发展的。如果能找出易感人群，找出判断疾病活动性的指标，及时采取针对性的治疗措施，将具有重要的社会和经济意义。

二、牙周病的病因学

牙菌斑是如何形成的？它是如何生长的？自 20 世纪 70 年代以来，虽然对口腔微生物的研究取得了一些成果，如已知某些细菌之间有相互促进生长的作用，某些则相互抑制，但几百种微生物之间的相互关系仍是不解之谜。牙周病是感染性疾病，口腔内几百种微生物中只有 10 余种是牙周炎的致病菌。随着高通量微生物检测手段和生物学技术的不断改进，采用这些新技术进行微生物组学、蛋白质组学、代谢组学的研究，以及各种致病因子及其作用的细胞通路和相关分子功能的研究，需要不断深入，以助于对牙周炎的病因学因素、机体免疫学反应等相关病因学机制有更深入的了解。

三、牙周病与全身健康的关系

有些牙周疾病是全身疾病的表征，或者是受全身健康的影响而发生的。例如近年有学者提出将牙周炎列为糖尿病的第六并发症，牙周组织的炎症尤其是牙周炎还可能成为某些全身疾病的危险因素，在孕妇中治疗牙周炎可减少 70% 的早产和出生低体重儿，还有学者的研究显示牙周疾病还与癌症、阿尔茨海默症等疾病有关。牙周病对全身健康的影响、全身状况如何影响牙周组织仍将成为未来研究的重点之一，需要有多学科的合作，进行广泛和深入的研究，国外为此成立了很多研究中心。

四、牙周病的药物治疗

牙周炎是感染性疾病，用抗生素和抗菌制剂治疗是有效的，更合理地选择目前可用的抗生素和抗菌药物消除牙周致病菌有很多工作可做。由于长期全身用药有较大的副作用，而与全身用药相比，局部用药有很多优点：总用药量低而局部的药物浓度较高；可以减少副作用而增加疗效；可以做成缓释制剂以延长作用的时间等。

对宿主的调节治疗仅处于粗浅阶段，如前列腺素抑制剂、胶原酶抑制剂、破骨细胞抑制剂等，值得进一步研发。

人类基因组呈多样性，不同个体对药物治疗的反应不同，从而产生疗效不同。药物基因组学（pharmacogenomics）是近年兴起的新领域，但尚未用于牙周病药物的研发。未来治疗牙周病的新药应该依据蛋白、酶、基因和疾病相关的 RNA 分子进行研发。

随着对致病机制认识的深入，有可能发现新的治疗靶点，以及研发出针对这些靶点的新药物。可以期待未来治疗牙周病的新药物将越来越多，这需要口腔专家与药学专家的合作。当前很多制药企业和研究机构对牙周炎的局部用药兴趣浓厚，并投入很大的力量进行研究。

五、促使牙周组织再生

牙周炎一旦发生，牙槽骨和牙周膜的破坏很难自行恢复，以往常把牙周炎造成的破坏视作一种不可逆的破坏。应用一些生长因子、釉基质蛋白、富血小板产物等能使被破坏的牙槽骨有一定程度的再生，今后还会有更多的关于牙周组织再生治疗的研究，例如：干细胞的研究与应用，相关生长因子等组织细胞工程重建牙周附着和牙槽骨等，期待将来有突破性的成果。

六、预防和公共卫生措施

牙周病的高发病率使得所有的人都有牙周维护或治疗的需求，未来需要找到预防、治疗牙周病更高效的方法。预防的指导方法方面要有革命性的改变。新中国成立以来，新建的口腔医学院校和在校学生人数分别增加了数十乃至上百倍，人们也花费了大量的人力、物力和时间来治疗口腔疾病。从 2015 年全国口腔健康流行病学调查的结果分析，发现反映牙周健康状况的几个指标如牙龈出血检出率、牙石检出率和牙周袋检出率仍然很高，提示对牙周病的预防和治疗任务相当艰巨。预防是控制疾病的最有效方法，但在牙周病防治方面仍然较薄弱，今后在这方面要做更多的工作。

牙周病学作为口腔医学的一个专科，在过去的 100 多年取得了不凡的成果，牙周病学的内容越来越丰富，涵盖牙周病药物治疗、外科手术和口腔种植。未来对牙周病专科医生的医学背景的要求越来越高，口腔医学院校需要面对这个具有挑战性的人才培养的要求，通过与临床医学和基础医学的紧密结合，在层出不穷的高新技术推动下，可以预见牙周病学未来的发展将更加迅速。

（欧阳翔英　唐志辉　曹采方）

参考文献

［1］孟焕新 . 牙周病学 . 5 版 . 北京：人民卫生出版社，2020.
［2］孟焕新 . 临床牙周病学 . 2 版 . 北京：北京大学医学出版社，2013.
［3］Lindhe J，Karring T，Lang NP，et al. Clinical periodontology and implant dentistry. 6th ed. West Sussex：John Wiley & Sons，Ltd，2015.
［4］Newman MG，Takei HH，Klokkevold PR，et al. Newman and Carranza's clinical periodontology. 13th ed. Philadelphia：Elsevier，Inc.，2019.
［5］Chapple ILC，Mealey BL，Van Dyke TE，et al. Periodontal health and gingival diseases and conditions on an intact and a reduced periodontium：Consensus report of workgroup 1 of the 2017 World Workshop on the Classification of Periodontal and Peri-Implant Diseases and Conditions. J Periodontol，2018，89 Suppl 1：S74-S84.
［6］王兴 . 第四次全国口腔健康流行病学调查报告 . 北京：人民卫生出版社，2018.

第五章　儿童口腔医学

Pediatric Dentistry

在口腔医学领域，把以儿童口颌系统为对象的科研、教学及相关疾病诊断和防治等工作作为一门独立的学科，称之为儿童口腔医学，英文名称为"pediatric dentistry""pedodontics"或"dentistry for children"。

儿童口腔医学与其他口腔二级学科的命名不同，其以年龄段来做学科的划分而不是以诊疗疾病对象来做学科命名。作为口腔医学中的一门独立学科，儿童口腔医学是以处于生长发育阶段的儿童为对象，研究其口腔范围内之牙、牙列、颌及软组织等的形态和功能，诊断、治疗和预防其口腔疾病及畸形，使之形成有健全功能的器官。由于主观、客观的原因，儿童口腔医学服务对象的年龄划分在各国及各诊疗单位并不一致。基于牙齿的发育形成并非是从出生后开始的，所以一些学者主张胎儿期及婴儿的无牙期亦为此专业的研究和服务对象。专业对象的时间止点有两种划分方式，一是以第二恒磨牙萌出及其牙根完全形成为标志，此时口腔处于恒牙列阶段，牙列的生长发育也基本完成，年龄为 15 岁；二是以 18 岁为划分点，其理由是 18 岁前尚未成人，颌面部也未发育成熟。

在儿童口腔科的临床中，需要综合运用口腔医学各专业如牙体牙髓病学、牙周病学、口腔黏膜病学、口腔修复学、口腔颌面外科学、口腔正畸学和口腔预防医学的技术和方法，要结合儿童的解剖、生理、心理等特点，研究、开展、创新适合本专业的诊治方案与方法。

第一节　儿童口腔医学发展史
History of Pediatric Dentistry

一、国外儿童口腔医学发展史

因历史沿革，在国外本专业多被称为"儿童牙医学"，其发展和形成与学校牙科和龋病的治疗有密切的关系。早在 1883 年比利时就开设了学校牙科诊所，从事儿童牙科的临床工作。英国在 1885 年配置学校牙科医生。1910 年丹麦确立了儿童口腔医疗规划，把口腔疾病的治疗与预防作为法律规定下来。1931 年挪威奥斯陆大学（Oslo University）开设独立的儿童牙科教研室。瑞典于 1938 年通过了口腔保健法，以后不断补充完善，7 ～ 15 岁儿童可以免费治疗牙科疾病。1951 年北欧成立儿童牙科学会。欧洲的儿童牙科多是以学校牙科诊疗为起点而发展起来的，也为当代儿童口腔医学奠定了基础。近代英国建立了儿童口腔疾病治疗网，并由卫生部门直接管辖，对 21 岁以下青年和儿童口腔疾病都予以免费治疗。新西兰也有健全的牙科保健网和制度，85% 的 18 岁以下患者都由国家提供免费治疗，并实行有针对性的预防措施。

美国是以学校牙科作为儿童牙科的发足，其学校牙科除了进行治疗工作外，还开展口腔卫生教育工作，1912 年在美国成立了国家口腔卫生协会（National Mouth Hygiene Association）。美国的儿童牙科不仅由学校牙科延伸而来，还与其福利慈善事业的兴起有关。在美国，把对贫穷儿童所做的牙科治疗工作称为 "Operative Dentistry for Children"，这也是美国儿童牙科早期的最简单的形式。1918 年美国西北大学（North-West University）将儿童牙医学作为一门独立的学科列入牙医学的教学内容。1924 年，美国第一本综合性的儿童牙医学教科书出版。1926 年 Gies 报告开展牙科教育的 43 所牙科学校中，仅有 5 所具备条件能为儿童牙病做治疗。1932 年美国儿童牙科促进委员会的报告显示，15 所牙科学校设有儿童牙科的临床治疗，22 所学校设有儿童牙科教育项目。1935 年美国儿童牙医学开始设立研究生教育。1940 年美国儿童牙科促进委员会正式改为美国儿童牙医协会。1947 年美国儿童牙科协会成立。1948 年美国儿童牙科教育协会承认美国儿童牙科董事会及美国儿童牙科专业医师的执照。1983 年美国国家保健局国立牙科研究院（NIDR）正式确定窝沟封闭对儿童、青少年是有效的防龋措施。

日本的儿童牙科起步迟于欧美，1927 年在日本大学齿科内设立了儿童科，是临床儿童牙科的开端。第二次世界大战后，随着日本经济的恢复和强劲增长，日本的儿童牙医学以较快速度发展壮大起来，1956 年在日本的齿科大学内正式列入了儿童牙医学的教学内容，1963 年 "日本小儿齿科学会" 成立。

目前国际上有两个较大的儿童牙科的全员组织：①国际儿童牙科协会（International Association of Paediatric Dentistry，IAPD），自 1969 年成立，现有会员国 73 个，每两年举办一次学术会议，同时发行有期刊 International Journal of Paediatric Dentistry（IJPD），为双月刊。②美国儿童牙科学会（American Academy of Pediatric Dentistry，AAPD），自 1947 年成立，每年在美国举办一次年会，并发行一本杂志 Pediatric Dentistry。

二、中国儿童口腔医学发展史

回顾历史，国内虽早已有儿童牙病的一些治疗内容和方法，但儿童口腔医学作为独立的学科是在 20 世纪中叶逐渐发展形成的，目前仍是口腔医学中的一门正在不断发展、充实和提高的学科。

我国儿童口腔科的部分工作很早就随成人口腔科工作的开展而存在，但儿童口腔医学作为学科的确立、进展及被重视度远远迟于后者。20 世纪 40 年代，由王巧璋、李宏毅和方连珍等在四川省成都市和上海市分别从事单独的儿童牙科诊室的牙病诊治工作，这可谓我国儿童口腔科的雏形。

早在 1950 年，我国儿童口腔医学创始人之一、著名口腔医学专家李宏毅教授，在北京大学牙医学系建立了公共卫生牙科，1951 年更名为儿童牙科（Department of Pedodontics），1953 年院系调整，口腔系成立了五个教研室，其中口腔正畸及儿童牙医学为一个教研室。1955 年在口腔内科中建立了一个儿童诊室，1984 年正式恢复成立独立的儿童口腔科（Department of Pediatric Dentistry）。1985 年以来逐步将口腔内科教研室分为牙体牙髓科、牙周科、儿童口腔科、中医黏膜科、预防保健科。自此儿童口腔科医、教、研自成体系。2004 年，北京大学口腔医学院儿童口腔科成为独立的儿童口腔医学教研室并出版了八年制《儿童口腔医学》双语教科书，其后出版多部教材和参考书。

2006 年国务院学位办授予北京大学口腔医学院儿童口腔医学博士学位授权点，该博士点是全国各口腔医学院校儿童口腔医学的第一个博士点。2009 年儿童口腔医学被教育部评为国家级精品课程。

20 世纪 70 年代末，特别是进入 80 年代后，随着中国口腔卫生事业的飞速发展，多所大学先后建立了儿童口腔科。1987 年在北京召开了第一届全国儿童口腔医学学术会议，会上成立了中国儿童牙科学学组，1998 年在武汉成立了中华口腔医学会儿童口腔医学专业委员会，其后每 2 ～ 3 年举办一次全国儿童口腔医学学术会议，从 2020 年起该大会每年举办一次。

在我国教育部或卫生部统编的高等学校专业教材建设中，儿童口腔医学专业的内容最早出现在 1987 年出版的《口腔预防医学》中，1995 年出版了《口腔预防医学及儿童口腔医学》，2000 年独立成册为《儿童口腔病学》，2003 年修订更名为《儿童口腔医学》。2020 年版《儿童口腔医学》（第 5 版）为 54.3 万字，无论从编写人员、内容、字数都有较大幅度的增加。这些变化都显示出这门新兴学科正在快速发展，并取得了显著的成绩。

尽管我国儿童口腔医学已经取得了长足的进步，但与国际同行相比，我国儿童口腔医学起步较晚，亚专科发展不均衡。目前国内有几十所院校设立了儿童口腔医学教研室和儿童口腔科，但学科发展水平极不平衡，普遍存在缺乏学科专业人才、学科建设力度相对薄弱和学科发展迟缓等现象。

第二节　儿童口腔医学的内容及特点
Contents and Characteristic of Pediatric Dentistry

一、儿童口腔医学的内容

儿童口腔医学的内容包括维持和增进从胚胎至成人这一生长发育过程中的口腔健康，预防和治疗口腔疾病及发育异常，进行定期口腔健康管理和研究探索口腔功能的理论和方法等。其包括的范围较为广泛，概括起来包括以下几个方面：

（一）儿童牙齿、牙列、颅颌面的生长发育和发育异常

儿童时期牙齿、牙列、颅颌面生长发育的变化最大，也最为活跃。图 5-1 所示为 9 岁儿童的牙列、牙齿的示意图，医生只有正确认识并掌握其规律特点，才能准确地判断其异常的倾向。儿童牙齿发育异常包括牙齿数目异常、形态异常、结构异常和萌出异常等。儿童口腔科医生需要选择合适的时机，进行多学科合作的干预治疗，及时适宜地处置，才能有利于儿童正常发育。

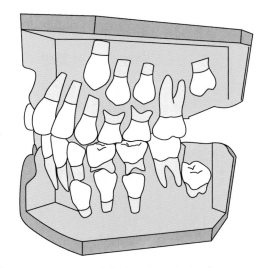

图 5-1　9 岁儿童牙齿、牙列示意图

（二）乳牙、年轻恒牙牙齿疾病

主要包括乳牙龋病、年轻恒牙龋病及因龋或非龋疾病所引起的牙髓根尖周病。对牙齿疾病的早期诊断和治疗是非常重要的，否则会对儿童生长发育产生影响。这种影响既有局部的，又有全身的，严重时会对儿童身心发育产生影响，需要引起重视。牙外伤（图 5-2）是威胁儿童牙齿健康的另一主要疾病，伤后及时正确的处置可以改善外伤牙的预后，将牙外伤所造成的影响降到最低。相关知识和技术的普及可以降低牙外伤的发生率并提高治疗的成功率。

（三）儿童口腔软组织疾病

牙周组织疾病是发生在牙周组织的慢性疾病，其发生发展需要一定的时间，成年时有较明显的临床表现，但牙周疾病的变化最早往往出现在儿童时期。由于儿童没有养成良好的口腔卫

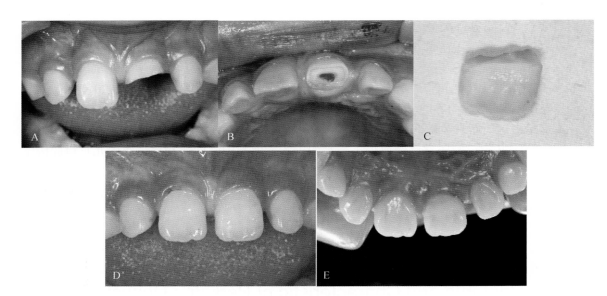

图 5-2　8 岁儿童左上中切牙复杂冠折

A. 牙外伤后正面像；**B.** 牙外伤后舌侧所见；**C.** 断裂脱落的牙冠；**D.** 断冠粘结后正面像；**E.** 断冠粘结后舌侧像

生习惯，早期牙龈炎症未得到及时治疗或缺乏牙周疾病的预防知识等，就有可能导致成年时牙周病的发生。由于儿童牙周组织解剖的特殊性，其牙周组织疾病的表现也有其特点。儿童黏膜疾病往往和全身疾病有关，尽早发现并积极治疗可以获得良好的疗效。

（四）口颌系统疾病

近年来，许多学者认为口颌系统疾病是继龋齿和牙周病之后第三大影响口腔健康的疾病。儿童时期咬合和咀嚼功能障碍及口腔不良习惯对颞下颌关节健康有着重要的影响。对儿童口颌系统疾病的积极防治，也是临床医师不可忽视的问题。

（五）牙列和咬合关系异常

研究表明，大约 60% 的青少年𬌗畸形的发生是由于替牙期发育障碍引起的，并在替牙期开始有所表现。所以积极治疗乳牙和年轻恒牙牙齿疾病，并注意恢复牙齿的解剖形态和生理功能，及时纠正口腔不良习惯，对影响𬌗及颌面发育的𬌗畸形进行早期矫治，诱导儿童牙列和咬合功能的正常发育是极其重要的。

（六）残障儿童口腔治疗

由于身体或心理障碍，残障儿童口腔卫生状况一般要比正常儿童差，在其口腔健康维护上需要付出更多的努力。许多调查显示残障儿童的龋齿及牙周疾病发病率高于同龄儿童。随着社会的进步，残障儿童牙科治疗越来越受到重视。

（七）儿童遗传性疾病及相关综合征的口腔表现

儿童龋病，牙周病，𬌗、牙及颌面部发育异常存在遗传及环境因素，儿童口腔科医生应仔细询问病史，认真检查后对疾病的遗传和环境因素进行分析。对相关的口腔综合征，特别是常见的乳恒牙先天缺失、多生牙、形态异常、颅面发育异常、早期牙周疾病等，近年来相关课题受到重视，研究开始增多。本专业医师应正确诊断，制订系统的治疗计划。

（八）儿童口腔治疗的行为管理

由于儿童的心理和生理发育特点，儿童对口腔科治疗易产生惧怕情绪，引导儿童配合完成牙科治疗的方法，称为儿童口腔治疗的行为管理。儿童的就诊行为受发育、心理、环境等因素影响。行为管理的方法有药物和非药物，这些基本技术是儿童口腔医师必须掌握并不断研究的内容。

二、儿童口腔医学的特点

不同的主体对儿童口腔医学的概念表述略有不同，但都强调儿童口腔医学的对象是正在生长发育中的人群，其在解剖、生理、病理、免疫系统以及精神、心理等方面，都处在不断的发展变化状态。美国儿童牙科学会认为："儿童牙科是以治疗身体、精神、情绪等正在生长发育变化中儿童为对象的牙科学分科。"日本教科书对儿童口腔科的定义是："儿童齿科是以生长发育中儿童为对象的牙科学分科，其主要任务是预防和治疗儿童口腔疾病和牙齿发育异常，促进儿童口腔的正常发育。"

儿童口腔医学的范畴决定了在对儿童口腔疾病进行诊断、治疗和预后判断等方面都与成人有一定区别。所以在国内外一些儿童口腔医学的教科书中特别告诫牙科医师"儿童不是小大人（The child is not a little man）"，不应把儿童口腔医学看成是成人口腔医学在儿童的简单套用。

儿童口腔医学和其他以成人为诊疗对象的口腔医学专业最大的不同是儿童时期要长两次牙齿，即乳牙和恒牙。在牙病的治疗上，不只是恢复牙齿的形态功能，还要对恒牙的生长发育进行生理性诱导。因此，对儿童牙病的治疗是从乳牙早期一直到恒牙的发育完成，在这段时间内需要定期进行口腔健康管理（表 5-1）。

表 5-1　儿童口腔医学与成人口腔医学区别

儿童口腔医学	成人口腔医学
生长发育中（动态）	生长发育完成（稳定）
形态功能恢复、正常发育诱导	形态功能恢复
治疗过程从牙萌出至成人	形态功能恢复，治疗即结束
医务人员与患儿、家长关系	医务人员与患者关系

在医患关系上，对于成人患者只是医生和患者二者之间的关系，而对儿童患者，是医生、患儿和家长（监护人）三者之间相互作用相互影响的关系，在治疗实施和管理上家长起着十分重要的作用。所以医生（护士）要认真听取家长的希望和要求，在详细的口腔检查后，将患儿的口腔状况、治疗计划、内容原理，包括治疗次数、所需费用等讲清楚，征得家长同意后才能开始治疗（图 5-3）。

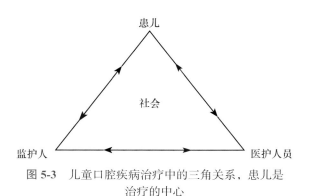

图 5-3　儿童口腔疾病治疗中的三角关系，患儿是治疗的中心

三、儿童主要口腔疾病的防治特点

（一）儿童龋病的防治

1. 儿童龋病概述

各年龄均可发生龋病，但儿童时期发病率较高。龋病对儿童的影响既有局部，又有全身，甚至影响儿童的身心发育。儿童龋病是威胁儿童口腔健康的主要疾病，是儿童口腔科临床防治和研究的重点。

根据 2015 年第四次全国口腔健康流行病学调查资料显示，3 岁儿童乳牙患龋率高达 50.8%，龋均 2.28，未治疗率高达 98.2%；5 岁儿童乳牙患龋率 71.9%，龋均 4.24，未治疗率达到 96.0%，龋齿好发的牙位依次为上颌乳中切牙、下颌第一乳磨牙、下颌第二乳磨牙、上颌第一乳磨牙、上颌第二乳磨牙；12 岁儿童患龋率 38.5%，龋均为 0.86，未治疗率 83.5%（表 5-2），龋齿好发的牙位依次是下颌第一恒磨牙、上颌第一恒磨牙、下颌第二恒磨牙。全国 6.9% 的 12 岁儿童接受过窝沟封闭。

目前我国儿童龋病的特点是发病率高，治疗率低，发展迅速。这与经济高速发展所带来的饮食结构的变化密切相关，另外也与民众对儿童龋坏认知不足及儿童口腔卫生工作者严重不足有关。

表 5-2　中国儿童龋病发病情况（2015 年）

年龄	患龋率（%）	龋均	治疗率（%）
5 岁	71.9	4.24	4.0
12 岁	38.5	0.86	16.5

2. 儿童龋病的防治特点

（1）儿童口腔卫生指导：龋病是多种因素相互作用而发生发展的结果。菌斑是龋齿发生的重要因素。有效清除菌斑可以改善口腔环境，减少和抑制龋病的发生发展。

去除菌斑必须通过对儿童口腔卫生习惯的培养才能完成。口腔内唾液的分泌、面部肌肉的运动和咀嚼作用等都有助于口腔的自洁，但是单靠口腔自洁还不能维持口腔卫生。为了有效去除菌斑需通过使用牙刷和牙线等方法来完成，对低龄儿童则需要家长协助完成。此外饮食指导也很重要，需要综合考虑，在保证儿童生长发育的营养需要的前提下如何科学进食以尽可能减少碳水化合物对牙齿的危害，给监护人的饮食建议应该具备良好的可执行性。

（2）儿童口腔健康管理：由于儿童龋齿发病率高，进展较快，危害大，对儿童进行定期口腔检查，并根据不同年龄和牙齿发育状况采取预防和治疗措施，防止龋齿和其他牙齿疾病的发生和发展，称为儿童口腔健康管理。

口腔科医师必须明确，只有当患儿的牙齿全部发育完成，而且全部在正常位置上萌出，儿童口腔科治疗才基本结束。这期间要根据儿童的发育阶段定期预约患儿来检查，采取预防措施并对发生的问题进行治疗。间隔期间一般是 3 ～ 6 个月。对于龋患率高、处于混合牙列期、装着间隙保持装置等的患儿要适当缩短间隔时间。定期检查时要注意检查患儿的口腔健康状态，早期发现和治疗牙齿疾病，保证儿童口腔区域的正常发育，同时也要检查儿童口腔卫生习惯的养成情况。

定期检查对于要经过无牙期、乳牙萌出期、乳牙列期、混合牙列期和年轻恒牙列期的生长发育变化的儿童来说是非常必要的。特别是乳牙列期和混合牙列期，这一阶段是龋齿的好发年龄，同时也是颌骨、牙弓、颜面生长发育的关键时期。这段时期要防止牙列异常和不良习惯的产生，也是建立口腔卫生习惯的关键时期，直接影响全生命周期口腔健康维护的效果。

在进行定期口腔检查时，要将这样做的意义和必要性向患儿和家长说明，取得患儿和家长的合作。

（3）预防龋齿发生的措施：预防龋齿的主要措施是使用氟化物和窝沟封闭。

牙齿未萌出前，或牙齿未完全形成前主要是全身用氟，牙齿萌出后多采用局部用氟。全身用氟包括饮水加氟、食品添加（食盐加氟、牛奶加氟等）、含氟片剂的服用。局部用氟包括牙面涂布、漱口、使用含氟牙膏刷牙等，以上方法根据不同年龄和发育状况来选择。12岁年龄组主要是窝沟龋，所以对龋齿易感的儿童进行窝沟封闭（图5-4），尤其是对第一恒磨牙的窝沟封闭是非常必要的。对于乳牙也可涂氟保护漆，每半年一次，防止乳牙龋齿发生。

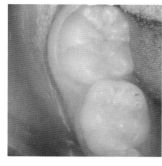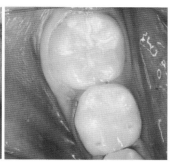

图 5-4　右下第一恒磨牙深窝沟，窝沟封闭前后
A. 窝沟封闭前，可见殆面及颊点隙深窝沟。**B.** 窝沟封闭后

（二）错殆畸形的防治

错殆畸形是威胁儿童口腔健康的主要疾病之一，儿童时期不良口腔习惯、龋坏等可能导致或加重错殆畸形。儿童口腔医学的终极目标是诱导恒牙的正常萌出和形成良好的牙齿排列及咬合关系，所有儿童口腔医学的工作说到底都是以此为目标的，相关工作做到位就能预防或减轻错殆畸形的发生，为儿童口颌系统的健康打下基础。

（三）牙周疾病的防治

儿童时期牙周疾病的表现一般比较轻微，多为菌斑性龈炎，症状不明显，容易被儿童本人，监护人甚至医护人员所忽略，而良好的口腔卫生习惯的养成可以让儿童受益终身。目前社会上有一些对口腔卫生维护的错误观念，包括何时开始刷牙，牙线的使用等。而牙周疾病的发生和发展需要时间的积累，因此在儿童时期加强口腔卫生宣教，帮助监护人和儿童建立良好的口腔卫生习惯至关重要。

四、儿童口腔医学与其他口腔学科的关系

儿童口腔医学与口腔其他学科的关系很密切，口腔其他绝大多数二级学科都是以疾病的预防、诊疗为研究对象，而儿童口腔医学是唯一一个以年龄段来进行专业领域划分的口腔二级学科，这一特点决定了儿童口腔医学与其他口腔二级学科间有密切的联系，尤其是牙体牙髓病学、牙槽外科学、口腔正畸学、口腔预防医学、牙周病学、口腔黏膜病学、口腔修复学。

在口腔专业分工越趋精细化的同时，不能忽略专业之间的融合，口颌系统作为一个整体，不能割裂成独立的单元，需要从整体上进行考虑。比如对乳牙的牙体进行修复时需要遵照牙体修复的基本原则来进行，同时还需要考虑到乳牙自身及儿童与年龄相关的特点，综合这些因素之后所选择的治疗方案才能获得良好的疗效。

第三节　儿童口腔医学展望
Prospect of Pediatric Dentistry

一、社会对儿童口腔疾病防治的认识将不断提高

随着我国国民经济的发展，人民生活水平已大幅提高，在饮食结构上表现为食物更加精细化，糖类食品消费量骤增。这些变化对儿童牙齿的健康十分不利，导致龋病患病率迅速增加，有的地区6岁儿童龋病患病率高达90%，而有些发达国家6岁儿童的无龋率高达90%。如何

使我国儿童龋病的增长势头得到控制是未来几年我国儿童口腔医学工作者，也是全体口腔界同仁共同努力的目标。

我国儿童龋齿患病率高，治疗率却很低，2015年全国第四次口腔健康流行病学调查资料显示，我国5岁组儿童龋齿未治疗率高达96.0%，甚至部分基层和农村的治疗率几乎是零。一方面是由于家长对儿童牙齿保护的意识不足，另一方面我国目前14岁以下儿童和少年约有2.21亿，而从事儿童口腔疾病防治的医务工作者却很少。近年来我国制定了口腔健康目标和具体实施计划，在1989年确定每年9月20日为全国"爱牙日"，提出了"爱护牙齿，从小做起"的口号。应该看到这三十几年来人们的口腔保健意识明显增强，儿童龋病的发病情况已引起了口腔界和社会的高度重视。目前，许多医院都已建立或筹备建立儿童口腔科或诊室。在我国许多城市的儿童口腔科，家长要求定期检查、健康管理的儿童逐年增加，从事儿童口腔治疗的医师也越来越多，社会对儿童口腔疾病防治的重要性认识将会不断增强。

二、牙科材料、器械的发展将带动儿童口腔科治疗水平的提高

进入21世纪，儿童口腔科的材料和器械有了非常明显的发展。以往的充填材料主要是银汞合金，其颜色为金属色，制备洞型需要去除较多的牙体组织。由于乳牙解剖形态和龋坏的特点，充填体脱落率高，容易产生继发龋。近年来，随着玻璃离子水门汀（glass ionomer cement）和复合树脂（composite resin）等充填修复材料的发展，无论颜色、固位、保留牙体组织，还是防止继发龋方面都显示了较好的应用前景。复合树脂嵌体和贴面技术的应用，为第一恒磨牙大面积龋坏和前牙外伤冠折的患者，提供了一种美观而稳固的充填材料。后牙复合树脂充填材料，可流动性树脂充填材料的应用为临床提供了更多的选择余地。新型充填材料逐渐取代传统的充填材料被广泛应用于临床，橡皮障、计算机控制的局部麻醉注射仪、金属预成冠和透明成形冠的广泛使用大大提高了儿童口腔科的治疗水平。

口腔医师逐渐认识到乳恒牙牙髓的重要性，在治疗方案的选择上更多采用保存活髓的方法，操作更规范，对乳牙牙髓病和根尖周病的治疗效果有改善。适用于儿童乳牙和年轻恒牙的根管消毒剂、根管充填材料和器械将广泛应用于儿童口腔科临床。

儿童乳牙和年轻恒牙龋齿预防材料的发展，如氟保护漆和免冲洗的酸蚀技术的发展使临床操作更简单有效。随着患者家长和社会的认识提高，儿童口腔科处理年轻恒牙早期龋的机会将大大增加，针对年轻恒牙早期龋，修复治疗和预防相结合的预防性树脂充填法将广泛开展。

随着微创技术的进步和无痛治疗的普及，传统的治疗体系也将发生很大的改变，治疗时间将缩短，治疗给患儿带来的不适将大大减轻。镇静、全身麻醉下儿童口腔治疗技术的应用，使儿童口腔科治疗更加人性化，治疗效果得到了保证。

三、儿童口腔治疗的疾病内容将发生变化

随着口腔预防保健知识的普及和各种龋齿预防方法的应用，我国儿童龋齿发病率增高的趋势将得到控制。在儿童口腔科门诊，预防性检查早期龋的患儿将增加，就诊患儿中牙髓病、根尖周病的比例将减少。

近几年来许多学者提出，继龋齿、牙周病之后，咬合、咀嚼功能异常及颞下颌关节疾病将成为危害口腔健康的第三大疾病。近年来随着这类患者的逐渐增多和治疗、检查方法的发展，发病机制的研究和有效的治疗方法将会应用于临床。咬合诱导、畸形早期矫治的理论更加完善，治疗方法更加有效并广泛普及。

许多临床统计资料表明乳牙、年轻恒牙外伤儿童在儿童口腔科的就诊人数呈上升趋势，这与城市环境的变化和儿童游戏内容的变化有关。如何防止乳牙和年轻恒牙外伤应作为儿童口腔

科的一项重要研究和宣传内容。

四、儿童口腔医学与相关学科的共同发展

前述的儿童口腔医学的特点决定了其与其他口腔二级学科之间紧密的联系。随着口腔医学整体的发展，各相关专业的先进知识和理念将会根据儿童的特点被应用到儿童口腔科，丰富儿童口腔科的内容。而乳牙是人体唯一能自然替换的硬组织，对其替换机制的研究将丰富对硬组织形成、代谢、成熟的理解，而来源乳牙牙髓组织的乳牙牙髓干细胞因具有多向分化潜能且接近替换的乳牙牙髓是容易获得的生物材料并不涉及伦理问题而备受瞩目，围绕乳牙牙髓干细胞开展了众多的临床基础研究。

许多全身系统疾病在儿童口腔中有所表现，而且对牙齿、颌骨的发育产生影响，而首发症状很可能是在口腔，因此要求儿童口腔医师具备相关知识，今后儿童口腔医师将和儿科医师共同合作，研究、探索，防治全身因素对口腔疾病和颅面颌骨、牙齿、生长发育的影响。

儿童口腔医学将借力心理学，如儿童心理学、发展心理学、临床心理学等，使儿童口腔科更适合于儿童心理特点。随着整个医学技术的进步，如精准医学、数字化医学、人工智能等的进展，对儿童口腔疾病的病因、诊断、治疗、预防有了新的认识和提高，儿童口腔医学将与其他口腔二级学科同样快速发展，齐头并进。

（夏　斌　葛立宏　邓　辉）

参考文献

［1］葛立宏.儿童口腔医学.4版.北京：人民卫生出版社，2012：1-4.
［2］Jeffreg A. Dean，原著.麦克唐纳-埃弗里儿童青少年口腔医学.秦满，主译.北京：北京大学医学出版社，2018.

第六章　口腔黏膜病学

Diseases of Oral Mucosa

口腔黏膜病学（oral medicine）是口腔医学的组成部分，是隶属口腔医学的一个分支学科。口腔黏膜病是常见的人类口腔疾病，它发生在口腔黏膜上皮和上皮下的结缔组织，其发病率虽不如牙周病和龋病高，但疾病的种类繁多，病因复杂，涉及的学科广泛。在认识口腔黏膜病时，不仅要从临床和基础医学方面来考虑问题，还要从局部与全身的联系方面来处理问题，如内科、皮科、儿科、妇科、病理科和精神科等方面的问题都与口腔黏膜病有着密切的联系。

第一节　口腔黏膜病学发展史
History of Diseases of Oral Mucosa

口腔黏膜病学是近代才发展起来的一个较新的分支学科，它的出现标志着人们对口腔疾病有了更加深入、细致的了解，进入了口腔医学发展的成熟阶段。随着人们对口腔疾病认识的不断加深，积累的经验不断丰富，本学科的发展也越来越精深。

一、中国古代口腔黏膜病学发展史

虽然口腔黏膜病学科出现得较晚，但人们对口腔黏膜疾病的认识却可以追溯到很久以前。据记载，在公元前11世纪的殷墟甲骨文中有两片"贞疾口"的卜辞，可能是占卜口腔黏膜疾病的。疾舌是占卜舌疾病的卜辞。

（一）《黄帝内经》对口腔黏膜病学的贡献

战国时期成书的《黄帝内经》（以下简称《内经》）是我国现存最早的理论比较系统、完整的医学著作。《内经》中口腔医学方面的内容丰富，其中就有用阴阳五行的观念分析口腔黏膜病的观点，为古代口腔黏膜病学的发展奠定了理论基础。《内经》注重整体观念，认为人体各个部分都不是孤立的，二者是彼此相属、互有联系的。"口唇者，脾之官也；舌者，心之官也。"《内经》通过分析口、唇、舌各个部分与脏腑之间的对应关系，阐述了口腔是整个机体不可分割的一部分，为通过脏腑辨证、经络辨证治疗口腔疾病奠定了理论基础。

《内经》记载了许多古人对口腔黏膜病的认识，《内经》提出的"口疮"病名一直沿用至今。书中指出口疮是属于热盛肌腐之症，与现代中医认为口疮是上火所致的看法基本一致，而且还要仔细辨别是虚火还是实火。《内经》称口腔糜烂为口糜，其原因是由于火气发于内，上炎为口腔糜烂。此种认识在口糜的治疗上有一定指导作用。《内经》对舌病的内容记载丰富。

例如在《灵枢·静脉篇》中的记载：舌痛"是主脾所生病者，舌本痛"。舌强是"脾足太因之脉，是动则病舌本强，食则呕"。至今中医认为舌强的病因是由于心脾经受风邪所致。另外，《内经》中的《素问·至真药大论》记载："诸痛痒疮，皆属于心。"据现代研究，口腔溃疡确实与精神因素有关。

《灵枢·静脉篇》云："肝足厥阴之脉……过阴器……连目系……其支者，从目系下颊里，还唇内。"现代医学的白塞综合征（Behcet syndrome）与之对应，其可以同时在口腔、眼、生殖器三个部位发病的特点，与肝经的走行相似。现代中西医结合治疗白塞综合征时，考虑到本病可能与肝经的关联，中医治疗以肝经论治，采用清肝泻火、利湿解毒的治疗，取得良好的效果。

在《内经》的《素问·宣明五气篇》记载了有关口干的描述："五脏化液，心为汗，肺为涕，肝为泪，脾为涎，肾为唾，是谓五液。"认为涎出于口，脾所主也。唾属水精，肾所属也，故肾为唾。如果脾胃津不上乘则涎少口干，肾阴不足，阴虚津溃，口干舌燥。在《灵枢·静脉篇》中云："肾足少阴之脉……是主肾所生病者，口热舌干，咽肿上气。"又云："手阳明大肠之脉……是主津所生病者，目黄口干。"指出口干与肾经、大肠经有关，由于肾阴亏损或阳明热盛伤阴可导致口干，为以后该病的治疗奠定了理论基础。口苦初见于《内经》的《素问·痿论篇》，云："肝气热，则胆泄口苦，筋膜干。"又在《素问·奇病论》有记载："有病口苦……此人者，数谋虑不决，故胆虚，气上溢而口为之苦，治之以胆募俞。"以上论述指出口苦的病因是肝胆有热，胆气上溢所造成的，给以后采用清泄肝胆湿热的治疗提供了理论依据。

（二）《诸病源候论》对口腔黏膜病学的贡献

隋朝太医博士巢元方组织撰写的《诸病源候论》是我国第一部系统论述病因症候的专著。其中专列有《唇口病诸候》，有17论，主要有口舌疮、紧唇、唇疮、口吻疮、兔唇、重舌等，全面系统地记载了主要口腔疾病的病因及症状。

1. 对口疮的认识 《口舌疮疾》记载："手少阴，心之经也，心气通于舌，足太阴，脾之经也，脾气通于口，腑藏热盛，热乘心脾，气冲于口与舌，故令舌生疮。诊其脉，浮则为阳，阳数者，口生疮。"将病因与临床检查的脉象结合起来观察，对口疮的认识提高了一步。

2. 对唇病的认识 《唇疮候》中有关于唇炎的描述："……脾胃有热，气发于唇，则唇生疮。"在《口吻疮候》云："足阳明胃之经，手阳明大肠之经，此二经脉并侠于口，其腑藏虚，为风邪湿热所乘，气发于脉，与精液相搏，则生疮。恒湿烂有汁，世谓之肥疮，亦名燕口。"这是口角糜烂，又称口角炎。

3. 对鹅口疮（thrush）的认识 鹅口疮又称为"雪口"，是婴幼儿好发的一种口腔黏膜疾病。《诸病源候论》的《鹅口候》记载："小儿出生，口里白屑起，乃至舌上生疮如鹅口里，世谓之鹅口。"巢元方对本病的记录是最早的，对病因及症状的描述也都是正确的。

4. 对口腔与全身疾病关系的认识 本书不仅对各种口腔疾病的病因、症状进行了全面阐述，而且在全身疾病的观察中注意到与口腔局部的关系。例如在《下痢口中及肠内生疮候》中就认识到了溃疡性结肠炎患者可并发口腔溃疡，直到肠溃疡消除，口腔溃疡才可愈合。说明在一千多年前，作者就对疾病有了很深入的研究。另外，在《虚劳口干燥候·虚劳舌肿候》中分析了虚劳导致口腔干燥及舌肿胀的原因，使我们进一步认识到口腔是全身的一部分，严重的全身疾病直接影响着口腔的健康。反之，口腔疾病也反映了全身的健康状况。

另外，《伤寒口疮候》《石气口疮候》及《热病口疮候》反映了当时已经认识到传染病与口疮的关系，在口疮病因方面有更深入的了解。

（三）《外台秘要》对口腔黏膜病学的贡献

《外台秘要》是唐代王焘于公元752年整理成的一部著作，为唐以前的一部总结性著作。它对口腔黏膜病学的贡献有以下两点。

1. 对坏死性龈口炎的认识和治疗 这里对口慝、口疳、口蝼、齿疳从临床症状上进行了鉴别，而且指出齿疳可以很快发展成急疳（现代口腔医学称坏疽性口炎），即走马疳。治疗上采用针刺和烧灼的方法，这种处理在当时是及时合理的。

2. 鹅口疮的治疗 《外台秘要》在《备急疗小儿鹅口》记载了对鹅口疮的治疗方法。说明当时人们对鹅口疮已有了进一步的认识。

（四）《太平圣惠方》对口腔黏膜病学的贡献

宋朝王怀隐所著的《太平圣惠方》全面详细地介绍了治疗小儿口疮的14个医方，总结出一些适合小儿特点的口腔疾病治疗方剂。治疗口腔疾病所用的药物也有了进步，宋朝以前治病以植物药为主，自此以后矿物药、动物药也被广泛用于疾病治疗中。

（五）《圣济总录》对口腔黏膜病学的贡献

《圣济总录》由宋朝政府组织编写，包括内、外、妇、儿等13科内容，共200卷，其中口腔疾病方面5卷。该书在口疮的症状方面首次对重型口疮作了一些记录，所描述的口疮部位已从口腔的前部移到了后部达到软腭、悬雍垂等处，这与现代的口腔黏膜坏死性黏膜腺周围炎极为相似。

对口疮的病因和治疗做了进一步的论述，从本书开始才明确提出虚火上炎致口疮的病因，对口疮疾病的治疗起了主要作用。在治疗方法上也出现了一些新的记载，如用附子涂脚方来治疗虚火口疮，这是中医的远端用药方；用蟾酥线方将药汁蘸入线条，贴于口疮处，可以延长药物作用时间，提高治疗效果，这种方法一直沿用至今。

（六）明代、清代医学家对口腔黏膜病学的贡献

1.《普济方》是明代的明太祖第五子朱肃（封周定王）与刘醇等编撰，于1406年（永乐四年）完成。其中卷365、366对婴幼儿口腔疾病的治疗有很多处方：如用顺脾散或黄连散治疗紧唇，用胗黄散治疗燕口，用桑白皮汁和胡粉局部涂布治疗鹅口疮等。

2.《口齿类要》由明代薛己（1488—1558年）编著，全书共有十二篇及附方，其中治疗口疮给出了五种辨证方法及附方，治疗舌症给出了十种辨证方法及附方。

3. 明代李时珍的《本草纲目》搜集治疗口腔疾病的药物达五百余种，为历代医著所不及，其中对防治口腔疾病的大小方剂四百余首。

4. 明代陈实功（1555—1636年）所著《外科正宗》记述了多种口腔疾病的病因、诊断与治疗的一些方法。其中谈到鹅口疮的病因和症状皆因“心脾二经热上所致，使满口皆生白斑如雪片”，治疗用冰硼散涂擦，内服凉膈散，紫雪丹更佳。

5. 明代张介宾（1563—1640年）所著的《景岳全书》对“黑舌苔”有所论述，认为该病有虚、实两症，不能因黑色即用清热泻火之法，而应区分虚实，辨证施治。

6. 藏医药学的经典著作《四部医典》中对口腔黏膜上发生的唇腺肿、唇疹、唇充血、唇疮临床表现的描述和治法论述。

7. 清代陈复正编写的《幼幼集成》论述了“口疮”（似现代医学所称的疱疹性口炎）、“满口生疮溃烂”“舌病症”“舌上黑苔”的临床表现及治法治则。

1840年鸦片战争以后，中国越来越多地受到西方医学思想的影响，开始逐步接受和运用西医的诊治方法诊治口腔疾病，中国近代口腔黏膜病学史就是一个西医融入中国的历史。

二、中国现代口腔黏膜病学发展史

中国口腔黏膜病学的大发展是近几十年的事。20 世纪 50 年代，国内就有了专门从事口腔黏膜病学临床诊治、教学和研究的专门人员，他们分布在口腔内科、口腔病理科等科室，比较著名的专家有张乐天（北京）、许国琪（上海）、肖卓然（成都）等。在 20 世纪 50—60 年代，北京医学院口腔医院成立了口腔黏膜病诊室，1984 年成立了牙周黏膜科，1990 年转并为中医黏膜科，2010 年更名为口腔黏膜科。这是国内唯一独立的口腔黏膜病学专业科室。国内其他院校虽然没有成立独立科室，但多数院校有口腔黏膜病诊室和从事口腔黏膜病学专业人员在口腔内科诊治口腔黏膜病，形成了口腔黏膜病学医-教-研三位一体的全国性专业队伍。

新中国成立后，口腔黏膜病学在临床诊治方面有几项成就令人瞩目：

1. 新中国成立后，由于党和人民政府打击卖淫嫖娼活动，改造妓女，使梅毒、淋病等性病在一段时间内（20 世纪 50—70 年代）销声匿迹。

2. 20 世纪 60 年代以后，皮质类固醇被用于治疗天疱疮病，这类患者的生命得到了挽救，患者不再因不治而死亡，而且病情可以得到彻底控制。

3. 由于卫生条件的不断改善和抗生素的应用，过去危及生命或迅速破坏组织造成缺损、穿孔，甚至畸形的"走马疳"，也就是急性坏死性口炎得到了遏制。现在虽然急性坏死性龈炎还可见到，但急性坏死性口炎在我国已很少见。

新中国成立后，口腔黏膜病学的教学工作逐步得到发展，目前全国大多数口腔医学院系都为本科生开设有口腔黏膜病学课程，一些条件较好的院（系）还招收口腔黏膜病学专业的硕士或博士研究生，口腔黏膜病学同时也是毕业后教育的重要内容，每年有大量的进修医师参加口腔黏膜病学继续教育项目的学习。

我国现代口腔黏膜病学的研究工作始于 20 世纪 50 年代，当时发表的研究文章较少，70—80 年代后研究文章的发表显著增多，特别是"两病"协作组（Coordinating Group for Study on Leukoplakia and Lichen Planus）的成立，大大促进了我国口腔黏膜病学科研工作的开展。

1978 年，在卫生部和中国人民解放军总后勤部的领导下，成立了全国性的口腔黏膜病研究协作组——口腔白斑、扁平苔藓及其癌变防治研究协作组（简称"两病"协作组），由北京医院、北京医学院、解放军总医院、四川医学院、上海第二医学院、第四军医大学、湖北医学院、广州军区总医院 8 个单位组成。我国著名的口腔黏膜病学和口腔病理学专家、学者以及一大批该专业的医师、研究员、技术员参加了这一有意义的工作。

"两病"协作组主要进行了有关白斑和扁平苔藓的病因、病理、流行病学、防治等方面的研究工作，其研究成果达到当时的世界先进水平。1986 年获卫生部乙级成果奖，这是我国口腔医学界一项大协作的丰硕成果。

在"两病"协作组工作的基础上，全国口腔黏膜病学组成立，并于 1988 年 4 月在江苏省常州市召开了第一次全国口腔黏膜病学术会议，1990 年在上海、1995 年在湖南张家界、1998 年在成都分别召开了第二、第三、第四次全国口腔黏膜病学术会议，1998 年 10 月在成都成立了中华口腔医学会第一届口腔黏膜病专业委员会，到目前为止，已换届至第七届。先后由来自四川大学华西口腔医学院、上海交通大学第九人民医院、北京大学口腔医学院和首都医科大学口腔医学院的李秉琦、周曾同、孙正、陈谦明、刘宏伟和唐国瑶担任口腔黏膜病专业委员会的主任委员。在他们的努力下，这一时期的口腔黏膜病的国内外学术交流提升到新水平，科学研究水平紧追世界新潮流。

第二节　口腔黏膜病学的内容及特点
Contents and Characteristics of Diseases of Oral Mucosa

一、口腔黏膜的概念、特点及功能

黏膜是人体与外界相通的腔道的湿润衬里。口腔黏膜（oral mucosa）被覆在口腔内的表面，覆盖其下的血管、神经、腺体、颌骨及肌肉，是口腔的衬里。口腔黏膜包括唇黏膜、牙龈黏膜、颊黏膜、舌黏膜、口底黏膜及软硬腭黏膜等区域。

口腔黏膜具有与皮肤和消化道黏膜相同的某些特点，与皮肤有更相似的组织学结构，但其临床外观却有明显差异。正常的口腔黏膜湿润、光滑，呈粉红色。在组织学上，口腔黏膜由上皮和结缔组织构成。上皮为复层鳞状上皮，由数层紧密排列的细胞组成，位于口腔的表层。上皮下结缔组织可分为固有层和黏膜下层，相当于皮肤的真皮。各个部位的口腔黏膜结构均有不同特点，与口腔黏膜病的发病、临床表现、诊断、治疗及预后等方面均有关系。

口腔黏膜主要的功能是屏障功能，包括唾液屏障、上皮屏障、上皮内免疫细胞的屏障等，以抵御外来微生物和异物的侵袭。如口腔黏膜为复层鳞状上皮，有多列细胞可以阻止微生物的侵入；角化层中的角蛋白亦能阻止微生物的穿透，起到机械屏障作用；黏膜固有层（膜）的结缔组织中，胶原纤维互相交织成为纤维束，可以抵抗加于黏膜表面的压力，如咀嚼时的压力等。口腔黏膜亦有免疫功能，可以抵御外来病原微生物的侵袭，如上皮下的结缔组织中有淋巴细胞和巨噬细胞能吞噬和杀灭微生物，保护机体不受侵袭。黏膜组织内的免疫球蛋白主要是IgG，其次为IgA，后者亦对外源性抗原（病原微生物）有杀灭作用。

此外，口腔中的唾液主要成分是水，另有有机成分，如多种酶及免疫球蛋白（主要为SIgA），还有电解质、上皮细胞及白细胞等。唾液对口腔黏膜有机械清洗及润滑作用，有利于咀嚼及帮助消化，亦有免疫防御功能，可抵抗病原微生物。

二、口腔黏膜可能出现的病损

口腔黏膜应具有正常的形态、质地及色泽。在病理状态下，可使口腔黏膜上皮、固有层、结缔组织发生病损，不仅会出现形态、质地、色泽的变化和破坏，还可能产生各种症状，如疼痛、烧灼感、味觉变化等，而且口腔上皮的屏障功能容易被破坏，对外界微生物的抵抗力下降，细菌等微生物更容易进入而致感染，使原有的病情加重，愈合减慢。由于进食疼痛，还可造成继发的营养障碍。

口腔黏膜可以发生多种病损，它们可能是许多全身性疾病在口腔黏膜的表现，也可能是只发生在口腔黏膜的特有疾病的表现。同一种疾病可以有不同的病损特点，而不同的疾病可以有同样的病损或类似的病损。在同一疾病的不同阶段以及不同个体，临床表现也存在差异。因此，对口腔黏膜病损的认识与疾病的诊断密切相关，同时，医生还应具备丰富扎实的内科学、皮肤病学等相关学科的知识。随着科技的不断进步，许多分子生物学和免疫学的理论亦有助于人们认识口腔黏膜病。根据患者口腔黏膜病损的临床表现，可以初步判断可能是什么病。正确诊断口腔黏膜病的第一步，就是要能正确辨认各种口腔黏膜病损的临床及其组织病理变化，第二步是要了解各种病损最常见于哪些疾病。

口腔黏膜病损多种多样，可以是颜色异常的平坦的斑（macule），也可以是高于黏膜面的丘疹（papule）、结节（tubercle），这时患者感觉口腔黏膜粗糙不平；也可以有黏膜变薄萎缩（atropy），患者有进食刺激食物疼痛的症状。在一些物理化学因素的直接刺激下或由于代谢等原因，黏膜可以变厚、发白，也可能发生癌变，而此时往往患者的主观症状并不十分明显，因而加强口腔医学知识的宣传和普及，提高口腔医师早期发现癌变病损的水平十分重要。否则，许多可以早期确诊的病例会被漏诊，贻误治疗的最佳时期。某些疾病由于在黏膜上皮内或上皮下发生病变，可储存液体，形成黏膜的疱（vesicle），在口腔咀嚼摩擦时发生破溃，形成黏膜的糜烂（erosion）或溃疡（ulcer），此时患者的疼痛症状就会十分明显。

要学好口腔黏膜病学，首先应了解口腔黏膜基本病损，能分辨各种病损；其次要了解病损为原发性或继发性，其分布情况为广泛或局限性。病损所在部位、颜色、外形、大小、基底及四周情况等均需详细检查。虽然仅凭临床表现，对有些疾病不能完全确诊，但可初步提出诊断的一定范围，得到一些初步印象。

三、口腔黏膜病的分类

口腔黏膜病是指发生在口腔黏膜及口腔软组织的疾病。其病种繁多，有常见病、少见病及罕见病。病因也较复杂，有些口腔黏膜病病因尚未完全明确。临床表现亦复杂多样。多种疾病的病损表现或发病部位可有交叉重叠。有时同一疾病亦有多种病损及病程中病损的变化更迭。故无论按病因、病理、临床特征或发病部位等进行分类均不完善。目前各家分类方法很不一致，论点也不完全相同。但为了对口腔黏膜的疾病加深认识，以提高诊断和治疗水平，可以将有共同特点的疾病加以归纳分组。根据疾病的发病原因、病损部位及临床表现的共同特点可将口腔黏膜病归纳分组如下。

（一）病损单纯或主要发生在口腔黏膜的疾病

这类疾病的病损主要发生在口腔黏膜，偶有口周皮肤病损。发病原因有些以局部刺激或局部感染为主，有些病病因仍不明确。发病与全身性疾病无关。如创伤性溃疡、细菌性及病毒性感染性口炎、口腔念珠菌病、唇炎、舌炎、复发性口腔溃疡、口腔白斑、口腔红斑等疾病归为本组。

（二）口腔黏膜和皮肤同时或先后发生病损的疾病

这类疾病又称为皮肤黏膜病。本组疾病的病损可同时或先后发生于口腔黏膜和皮肤。有些疾病还伴有眼、鼻、外阴等部位黏膜的病损。病因一般不限于口腔局部，而与精神神经因素、免疫功能失调、变态反应、内分泌变化等全身因素有关。常见的如扁平苔藓、慢性盘状红斑狼疮、天疱疮、类天疱疮、白塞病、药物过敏性口炎、血管神经性水肿、多形性红斑、肉芽肿性炎症等属于此组。

（三）全身性疾病在口腔黏膜的表征

本组疾病主要是全身各系统疾病在口腔黏膜上出现的病损。常见的有造血系统、消化系统、内分泌及代谢紊乱、营养缺乏、遗传及性传播疾病等均可在口腔黏膜上出现各种不同的病损，如白血病、贫血、维生素缺乏、糖尿病、艾滋病、梅毒、结核等。

以上三组疾病中，第一组治疗重点应放在口腔局部，全身方面根据情况辅以抗感染及支持治疗。第二组治疗应同时注意口腔局部和身体其他部位的病损，并根据情况给予全身调整、抗感染及支持治疗。第三组的治疗重点是全身性疾病，口腔病损的治疗主要是预防继发感染、对症治疗及促进病损愈合。

四、常见口腔黏膜病的特点

在我国，口腔黏膜病中最常见的疾病是复发性口腔溃疡，其次为扁平苔藓、慢性唇炎、口腔念珠菌病等。以下按上述分类简要介绍几种口腔黏膜病的特点。

（一）复发性口腔溃疡

复发性口腔溃疡（recurrent aphthous ulcer，RAU），又称为口疮，是口腔黏膜病中最为常见的一种，由于经常有溃疡，口腔黏膜疼痛明显，可影响进食、语言、社交，产生心理问题以及继发营养障碍，因而困扰着许多患者。其发病原因至今尚不清楚，可能与遗传、免疫、心理、感染及代谢酶缺乏有关。该病一年四季均可发作，各年龄组均可发病，具有反复发作、部位不定和可以自愈的特点。

复发性口腔溃疡主要的临床表现为口腔黏膜的溃疡。溃疡呈圆形或椭圆形，具有"黄、红、凹、痛"的特点，即溃疡表面多有黄色渗出假膜、溃疡周围有充血红晕、溃疡微凹陷而低于黏膜面、疼痛明显。溃疡的大小、数目和深度不同，小者可为针尖、小米粒、绿豆或黄豆大小，大者直径可达 1 ～ 2 cm。有些溃疡仅在上皮层为浅溃疡，愈合后不留瘢痕；有些可达黏膜下层，造成黏膜下小唾液腺周围的炎症。有些溃疡为单个，有些为数个或数十个。除继发严重感染或创伤外，溃疡均有自限性，一般在 7 ～ 10 天可自愈；溃疡较深的重型口疮愈合较慢，有时可在一个月或数月后愈合，愈后留下瘢痕。在一定的诱因下，溃疡间隔一段时间后又反复在不同的部位发作，严重的口腔溃疡，发作无间隔期，溃疡此起彼伏（图 6-1）。

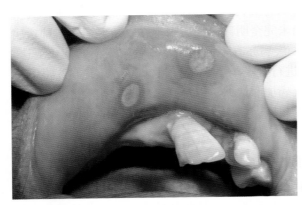

图 6-1　上唇内侧黏膜复发性口腔溃疡

治疗复发性口腔溃疡应局部抗炎、止痛、促愈合。对于重型口疮及间歇期短的复发性口腔溃疡患者还应全面检查免疫功能、代谢及维生素微量元素，及时纠正可能的病因，如调整免疫功能、补充维生素微量元素及调理治疗。

（二）创伤性病损

口腔黏膜的创伤性病损（traumatic lesion）是由于机械性、化学性及物理性刺激等明确原因引起的口腔黏膜病损。该类病损的程度与刺激物的性质、创伤的程度、黏膜的耐受程度有关。由于口腔卫生状况、口腔微生物的不同，其表面的感染程度也因人而异。造成该类病损的刺激因素一般较明确，或者能在口腔中检查出来，或者能从病史询问中发现，在病损附近或对颌往往可发现锐利牙尖、烂牙根等机械性刺激因素。如导致溃疡形成，则其外形往往与刺激物的形态一致。有时患者的口腔黏膜可有被咬伤的病史，进过热过硬食物史如吃热的糖炒栗子、硬的油炸食物、鱼刺等，或有误服强酸强碱史；有些创伤是医源性的，牙科治疗的器械或化学药品可造成局部创伤或烧伤。上述创伤刺激若长期存在，可在黏膜上形成溃疡，溃疡边缘往往可见黏膜水肿或角化发白，基底柔软。在去除刺激或局部用药后，溃疡在 1 ～ 2 周内可愈合。如仍不愈合，溃疡深且较大，或基底有硬结等要考虑活检，以进一步明确诊断，除外特异性病损。如果是硬物创伤，多为急性，形成黏膜破溃或血疱。有些儿童，有不断咬颊、唇黏膜的不良习惯，在相应处黏膜可形成黏膜的剥脱、糜烂。一般来讲，慢性的创伤患者如果没有继发感染，疼痛症状不明显。所有创伤性病损的治疗应首先去除各种创伤因素，如调磨不良的牙尖、拔除残留的牙根、破除不良的自伤性咬颊、咬唇、咬舌习惯，并给予抗炎、支持、对症治疗。应该说，创伤性病损一旦去除了病因，疗效是很好的。

（三）口腔黏膜病毒感染

病毒感染性疾病是口腔黏膜的常见疾病，病损可能仅限于口腔黏膜或者波及皮肤及其他黏膜。其总的临床特点为以单纯疱疹为代表的疱疹病毒感染最为常见，发病较急，有感染接触史或抵抗力下降史，可有发热、乏力等前驱症状，病损以疱疹及疱疹破溃后形成的糜烂、溃疡为主；化验检查血象中淋巴细胞比例升高，除非有继发细菌感染，一般白细胞总数不高。常见的病毒感染性疾病有单纯疱疹（herpes simplex）、带状疱疹（herpes zoster）、手足口病（hand-foot-mouth disease），少见的为疱疹性咽峡炎（herpetic angina）。其中单纯疱疹及疱疹性咽峡炎以口腔表现为主，带状疱疹、手足口病则多波及皮肤。

病毒感染的治疗原则为抗病毒、局部抗感染、促愈合、预防继发细菌感染。

（四）口腔黏膜细菌感染

口腔黏膜的细菌感染主要是由球菌包括金黄色葡萄球菌、溶血性链球菌、肺炎链球菌引起的球菌性口炎（cocoigenic stomatitis）。临床上以形成假膜损害为特征，故又称为膜性口炎。球菌性口炎虽然都表现为急性炎症，但临床上大多数为继发于其他黏膜损害之后的感染。其特征性的临床表现为口腔黏膜充血水肿及由于血管壁通透性增加，纤维蛋白渗出在黏膜表面凝固成灰白色或黄褐色假膜，假膜内含有脱落的上皮细胞和大量细菌。假膜较厚而微突于黏膜面，致密而光滑。治疗细菌感染应积极应用局部抗菌漱口液，必要时口服抗生素。

（五）口腔黏膜真菌感染

口腔黏膜最常见的真菌感染是口腔念珠菌病。口腔念珠菌病（oral candidosis，oral candidiasis）是由念珠菌（candida）引起的口腔黏膜急性、亚急性及慢性真菌感染。随着20世纪40年代以来激素、免疫抑制剂、抗生素等药物大量应用以及80年代以来艾滋病的出现，口腔念珠菌病在临床上日益常见，并重新引起重视。现在，口腔念珠菌病已成为口腔黏膜病临床上最常见的疾病之一。

该病可分为伪膜型、红斑型（萎缩型）及增殖型，其中前两型均有急性（30天以内）、亚急性（1～3个月）及慢性（3个月以上）之分，增殖型多为慢性。由于念珠菌致病力较弱，为条件致病菌，健康人口腔、皮肤、胃肠道、阴道可分离出念珠菌，而无任何症状和体征，称为带菌。口腔带菌率报道不一致，与分离念珠菌的方法、收集时间及所选人群等因素有关。一般报道健康成人为3%～48%带菌。在一定的易感因素下，念珠菌可在口腔大量繁殖，导致念珠菌感染。

总体上讲，口腔念珠菌病的临床症状主要为口干、发黏、口腔黏膜烧灼感、疼痛、味觉减退等，主要体征为舌背乳头萎缩、口腔黏膜任何部位的白色凝乳状斑膜、口腔黏膜发红、口角湿白潮红、白色不规则增厚、斑块及结节状增生等。发病的主要部位是舌背、口角。治疗念珠菌病应注意去除该病的易感因素，如停用抗生素、停戴不良义齿、纠正免疫功能异常及维生素缺乏，同时给予抗真菌治疗。

（六）慢性唇炎

慢性唇炎（chronic cheilitis）为唇部的慢性非特异炎症。其主要的病因是气候干燥、舔唇咬唇不良习惯、烟酒刺激、吹奏乐器等刺激因素；外伤处理不当使感染反复发作也是原因之一。

慢性唇炎在寒冷干燥季节易发或加重。表现为唇红部干燥、略肿、脱屑、皲裂，个别患者可有糜烂及痂皮形成。由吮唇不良习惯引起者，口周皮肤可受累。患者唇部有干燥、灼热，甚至疼痛感。

治疗慢性唇炎的关键在于去除病因如破除舔唇不良习惯，局部湿敷，用油性唇膏。

（七）地图舌、沟纹舌

舌是人体最易观察到的部位，一些消化系统、循环系统、神经系统、神经代谢方面的变化，都可以在这里显示出来。地图舌（geographic tongue）是一种原因不明的丝状乳头剥脱的非特异炎症性舌部疾病。由于其病损区形状不规则，位置不固定具有"游走性"，故又称为游走性舌炎。目前病因不清，可能与遗传、消化不良等有关。地图舌小儿多见，好发于舌缘、舌尖及舌背。表现为不规则的环状红斑，单个或多个，并很快扩大或融合，形似地图状。病损特征为病损外围有白色或黄白色微隆起的弧形边缘，宽1～2 mm，中央为红色丝状乳头剥脱区，表面光滑。患者一般无自觉症状，有时有进刺激食物痛。地图舌也有自限性，它一边向周围扩展，一边不断修复，故看上去病损好似在游走。地图舌多与沟纹舌同时并存。沟纹舌（fissured tongue）是指舌背有多条深沟，但上皮完整无破溃者。其病因不明，可能与遗传、地理环境、营养等因素有关。表现为舌背出现裂沟，沟深超过2 mm，其形态、宽度及深度不同。有些尚需在伸舌后才能检出。在裂沟内容易有食物残渣积存，发生感染可有疼痛症状。地图舌、沟纹舌如无临床症状可不治疗。

（八）白斑

白斑（leukoplakia）是指口腔黏膜上的白色角化斑块状病损，不能被擦掉，在临床和组织病理上不能诊断为其他任何疾病。白斑属癌前病变，其癌变率为3%～5%。白斑的病因尚不明确，可能与局部刺激因素如理化刺激、烟酒刺激、辛辣食物刺激及全身因素如维生素A缺乏、特异基因突变有关。白斑的好发部位是颊、舌、唇，其次为口底、牙龈及上腭。为白色斑块、质地紧密、界限清楚，稍高于黏膜面（图6-2）。白斑在临床上分为均质型、疣状型、颗粒型和溃疡型，后二者癌变的可能性大。病理变化可有上皮单纯增生及上皮异常增生。白斑的治疗应去除口腔中可能有的各种刺激因素，纠正体内维生素缺乏。对于有疣状、颗粒状及有溃疡，基底或周围黏膜发红的白斑或在舌缘、舌腹、口底等危险区域的白斑，因其易恶变应密切观察，必要时进行光动力治疗、激光治疗或手术切除。

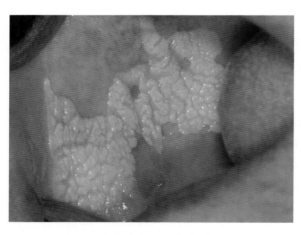

图6-2　右颊白斑。基底或周围黏膜

（九）扁平苔藓

扁平苔藓（lichen planus，LP）是一种皮肤黏膜慢性表浅性非感染性炎症性疾病，与复发性口腔溃疡一样是口腔黏膜最常见的疾病之一，可以单发于口腔黏膜或皮肤，也可以口腔黏膜与皮肤同时发病。

口腔扁平苔藓女性相对多见。年龄以40～60岁最多。该病病因尚不明确，可能与免疫、遗传、内分泌、特别是精神神经因素等有关。患者多无自觉症状，常为偶然发现，可有局部粗糙发涩感、烧灼感，在黏膜充血时可有遇冷热、辛辣刺激敏感，在糜烂溃疡时，则疼痛加重。

口腔扁平苔藓可发生在口腔黏膜的任何部位，以颊部最为常见，常对称分布，其次为舌。表现为灰白色角化小丘疹，一般为针尖大小，排列成细的花纹，可相互交织呈线条状、网状、环状及斑块状（图 6-3）。此外，黏膜还可发生红斑充血、糜烂溃疡、萎缩和水疱等。病损常常发生于多个部位。

皮肤扁平苔藓的病损多位于前臂、手腕、下肢及颈部。表现为针头大小的红色多角形扁平丘疹，可为绿豆或蚕豆大小丘疹，表面干燥，界限清楚，表面有蜡样角质薄膜及灰白细纹。皮损还可累及生殖器、头皮、指（趾）甲。

扁平苔藓为癌前状态，其恶变率小于 1% 左右。病损发生在舌缘、舌腹、口底等危险区域者且有糜烂溃疡长期不愈时，应定期复查，及时活检确定有无癌变。

治疗扁平苔藓目前尚无特效疗法。一般认为与精神内分泌有关者，可进行心身治疗及调整内分泌治疗，并需消除炎症、促进病损消退。中医中药治疗也有一定作用。

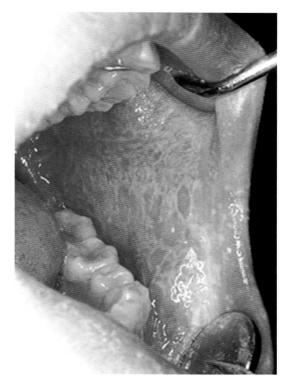

图 6-3　左颊扁平苔藓网纹病损

（十）慢性盘状红斑狼疮

慢性盘状红斑狼疮（chronic discoid lupus erythematosus，DLE）是以皮肤黏膜病损为主而相对良性的结缔组织病。但据报道，约 5% 的慢性盘状红斑狼疮可转变成全身病损的系统性红斑狼疮。慢性盘状红斑狼疮的发病可能与日光照射及遗传因素有关，是一种自身免疫病。该病为慢性过程，无明显全身症状。口腔黏膜的病损多见于下唇唇红部，其次为颊黏膜。表现为充血性红斑、角质性脱屑及糜烂。病损为"盘形"，边缘稍高，中央略凹；周围往往有放射状排列的白色短纹围绕，中央或萎缩发红，或糜烂结痂。病变可由唇黏膜向皮肤侧蔓延，使唇红缘界限不清。皮肤病损好发于面部突起部分如前额、鼻背、耳廓及两颧部。病损初期为红斑，日久变为暗褐色，微凹，表面有鳞屑。病变周围有扩张的毛细血管。慢性盘状红斑狼疮也有一定癌变可能。对慢性盘状红斑狼疮患者应强调避光，免疫调节及中药调理治疗。并应定期随访，以防癌变。

（十一）药物过敏性口炎

药物过敏性口炎（stomatitis medicamentosa）及接触性口炎（contact stomatitis）是指过敏体质的机体通过接触（含漱、涂布、撒敷）、口服或注射等不同途径接触变应原后所产生的口腔黏膜变态反应性炎症。药物过敏性口炎属 I 型变态反应，但也可表现为 IV 型迟发性变态反应，是药物通过口服、注射、吸入等途径进入体内，在黏膜皮肤上引起的炎症反应。药物本身可为半抗原，进入人体后与蛋白质或多糖类结合成为全抗原，引起抗体产生；药物的代谢产物或降解产物也可诱发机体的变态反应。常见的药物有磺胺、巴比妥类、抗生素类及镇痛药等。发病的潜伏期多为 24 ～ 48 小时，口腔表现多先于皮肤出现。黏膜可有单个或多个大小不等的水疱。唇可糜烂渗出有厚的痂皮。舌背及上腭多为单个大疱。皮肤病损为大小不同的红斑或丘疹水疱，手背、下肢、外生殖器、眼等处好发。接触性口炎属 IV 型变态反应，一般口炎少于皮炎。药物过敏的治疗首先应停用过敏药物，同时给予抗过敏治疗。

（十二）多形红斑

多形红斑又称多形渗出性红斑（erythema multiforme exudativum）是一种原因不明的急性非感染性黏膜皮肤病。本病发病较急，春秋季节多见，病损特点为多形性红斑、紫斑、丘疹、水疱、充血糜烂、渗出结痂等。青少年多见，男性多于女性。病因复杂，以变态反应为主，有一定自限性。

口腔为好发部位，有多种病损如红斑、水疱、糜烂渗出，疼痛剧烈。皮肤病损为颜面及四肢的红斑，其中央有透明水疱，似虹膜，故称为虹膜样病损或靶形红斑。严重者全身症状明显，并多伴眼、鼻、生殖器、肛门等孔窍病损。对其治疗应分析变态反应的原因，及时停用可疑食物或药物，并给予抗过敏治疗。

（十三）天疱疮

天疱疮（pemphigus）是原因不明的慢性大疱性皮肤黏膜病。目前认为是一种自身免疫性疾病。本病比较少见，过去在没有应用糖皮质激素治疗以前，死亡率较高。多发生于中年以上人群。临床上可分为寻常型、增殖型、落叶型和红斑型，口腔以寻常型多见。口腔寻常型天疱疮可发生在口腔黏膜任何部位，并常早发于皮肤病损。所以口腔医生可对天疱疮早期诊断、早期治疗，挽救患者的生命。口腔内以腭、颊、龈黏膜为好发部位，疱易破溃，留有鲜红糜烂面，用探针挑揭疱膜，可向周围外观正常的上皮黏膜扩展达5 mm以上，无痛无阻力，该现象称周缘扩展现象，是天疱疮的重要诊断依据。其原因是机体产生了抗棘层细胞间自身抗体，使上皮棘层细胞松解，上皮内疱形成。天疱疮可在脱落细胞涂片镜检中查到天疱疮细胞，还可以做酶联免疫吸附试验检查血清中是否存在天疱疮抗体，也可做组织病理学检查确定诊断；还可用直接或间接免疫荧光检查，确定天疱疮的镜下表现。本病一旦确诊，应尽早足量用糖皮质激素治疗。

五、全身性疾病在口腔的表现

许多全身性疾病可在口腔黏膜有表现，有些为早期的表现，如贫血、维生素缺乏、血液病、内分泌紊乱。其表现因病而异，如贫血患者口腔黏膜苍白、舌背乳头萎缩呈镜面状；白血病患者由于其骨髓衰竭及白血病细胞的组织浸润，导致毛细血管及小动脉闭塞、组织梗死而出现溃疡，为深大、不整齐多种形态的溃疡，在局部感染控制后愈合很慢。梅毒、艾滋病属于性传播疾病，近年来发病有所增多，它们不仅在口腔有表现，而且在外生殖器、皮肤有病损，还可侵犯全身许多脏器。

很多全身性疾病由口腔医师首先发现，因此，作为口腔医师责任重大。

（一）白血病（leukemia）

由于骨髓组织造血功能异常导致白细胞和幼稚白细胞数目过度升高。该病常常在早期出现口腔黏膜病变，因而早期诊断常由口腔科医师作出。

白血病患者全身可表现为疲乏、头晕、肤色苍白、贫血。口腔可出现牙龈肿胀、苍白、组织坏死、出血、牙松、口臭明显。口腔黏膜可有瘀斑、出血斑，可出现浅表溃疡、坏死，上覆污秽伪膜，也可有白细胞浸润包块。

对白血病患者的治疗主要在血液科进行，对口腔内病损应防止感染，促进愈合；禁止一切出血性手术。

（二）贫血性口炎（anemic stomatitis）

由于血液中的血红蛋白降低造成。缺铁性贫血常有血铁含量和血红蛋白的同时降低，大细胞性贫血又称恶性贫血，其血中的红细胞体积变大，同时血红蛋白和血中维生素 B_{12} 及叶酸降低。

贫血患者的皮肤颜色苍白，常有头晕症状。

缺铁性贫血患者表现口腔黏膜苍白，舌呈"镜面"舌。严重的情况下可出现吞咽困难，该病患者可发生癌变。

恶性贫血患者出现舌黏膜火红样斑块，也可发展为"镜面"舌。贫血性口炎也主要在血液科治疗，需补充铁剂、维生素 B_{12}、叶酸等。

（三）口腔结核

口腔结核（oral tuberculosis）多继发于全身其他部位结核，由结核分枝杆菌引起。口腔结核常表现为深大溃疡，疼痛明显。需要做病损局部涂片、拍胸部 X 线片、病理检查等进行诊断。口腔结核应在感染科治疗，口腔病灶可行链霉素病灶周围封闭注射。

（四）口腔梅毒

梅毒是通过性行为方式感染了梅毒苍白螺旋体所致。口腔梅毒（oral syphillis）又分为先天性梅毒和后天性梅毒，后者又分为一期、二期、三期梅毒。

一期梅毒表现为口腔黏膜下疳，为一元钱币大小的圆形溃疡，表面覆一层薄痂。

二期梅毒表现为口腔黏膜斑疹。

三期梅毒表现为橡胶肿，可溃疡坏死，形成穿孔和缺损畸形。

先天性梅毒面部可表现为鞍鼻，口腔内可见特耐牙或桑葚牙。

梅毒的治疗需合理应用抗生素，首选青霉素。

（五）艾滋病

艾滋病（AIDS）又称获得性免疫缺陷综合征（acquired immune deficiency syndrome），由于感染了人类免疫缺陷病毒（human immunodeficiency virus）所致。其传播方式有三种：性行为传播、血液传播和母婴垂直传播。艾滋病病毒主要攻击 CD4 淋巴细胞，使感染者的细胞免疫平衡处于抑制状态，增加了患感染和肿瘤的机会。

艾滋病患者除了有全身严重的感染和肿瘤症状外，常出现口腔黏膜病损，其表现为：口腔白色念珠菌感染、口腔毛状白斑、口腔带状疱疹、单纯疱疹、口腔 Kaposi 肉瘤、急性坏死性龈口炎、牙龈炎、牙周炎、口腔结核、口腔梅毒、阿弗他口腔溃疡、腮腺肿大等。

艾滋病的治疗需采用全身抗病毒治疗及增强免疫治疗，还需配合口腔局部治疗。

第三节　口腔黏膜病学与其他学科的关系
Relationship between Diseases of Oral Mucosa and Other Disciplines

口腔黏膜病学与其他学科有着密切的联系。

一、口腔黏膜病学与解剖学、组织胚胎学的关系

口腔黏膜是整个口腔的衬里，是口腔结构的一部分，口腔黏膜包被各个口腔解剖结构的表面，对人体起到保护作用。口腔黏膜上有许多解剖标志，如腮腺导管口、颊脂垫尖、翼颌皱襞、口角联合区、前庭沟、唇系带、舌系带、舌乳头、腭皱、腭小凹、悬雍垂等。在观察、描述、诊断和治疗口腔黏膜病时，首先要正确使用解剖名词，准确指明病损部位。

口腔黏膜又是由上皮、黏膜固有层和黏膜下层组成的，因为组织学构成的不同，口腔黏膜可分为角化黏膜、非角化黏膜和特殊黏膜，进而功能也有所不同。了解口腔黏膜的组织学将有利于我们理解口腔黏膜病损发生、分布的机制。

胚胎发育时的组织错构、异位可造成皮脂腺异位、鳃裂、腭裂、唇裂、菱形舌等后天异常。

二、口腔黏膜病学与生理学、生物化学的关系

人体内许多生理学、生物化学的变化可能引起口腔黏膜疾病，比如女性的月经来潮、妊娠期、更年期等生理变化与复发性口腔溃疡、扁平苔藓、灼口综合征的发病有密切关系。人体许多生化指标的改变，如超氧化物歧化酶、维生素、血红蛋白等，将会引起口腔黏膜的疾病。血糖水平的增高不仅增加口腔黏膜病的患病机会，还使破溃性病损不易愈合；血脂增高更多出现在灼口综合征的患者。

三、口腔黏膜病学与微生物学的关系

口腔黏膜感染性疾病是由致病微生物引起的，常见的微生物有病毒、细菌、真菌、螺旋体等。这些微生物的急性感染造成口腔黏膜的炎症，近年来人们发现单纯疱疹病毒、乳头状瘤病毒、白色念珠菌的口腔感染可能促进口腔黏膜癌前病变转化为口腔癌。研究这些微生物的特点和致病规律就成为控制、预防这类疾病的需要。

四、口腔黏膜病学与免疫学的关系

许多口腔黏膜疾病出现免疫紊乱，如复发性口腔溃疡、扁平苔藓、慢性盘状红斑狼疮等，艾滋病患者的免疫低下，多形红斑、药疹为变态反应，为过敏性疾病，天疱疮、类天疱疮为自身免疫病。免疫学因素诱发疾病的机制十分复杂，免疫调节因子和免疫细胞的调控盘根错节，是有待攻克的难题之一。

五、口腔黏膜病学与病理学的关系

很多口腔黏膜病发生特征性病理学变化，一些疾病必须通过组织病理学检查才能作出诊断。这些疾病包括白斑、红斑、扁平苔藓、慢性盘状红斑狼疮、天疱疮、类天疱疮、肉芽肿性唇炎、腺性唇炎等几十种，免疫病理学检查有助于疾病的鉴别诊断，脱落细胞学检查也有利于判断疾病的性质。

六、口腔黏膜病学与物理学、化学的关系

许多物理因素刺激是口腔黏膜创伤性疾病的直接原因，如残根残冠引起舌缘的褥疮性溃疡，过烫的食物引起烫伤性疱，化学腐蚀剂引起口腔黏膜的烧伤，金属修复体还引起流电反应，导致口腔黏膜的苔藓样变等。

七、口腔黏膜病学与细胞学、分子生物学的关系

口腔黏膜病的发病过程伴随着黏膜细胞新陈代谢的紊乱、细胞周期和分子学调控的紊乱，这样一个复杂的机制目前还处于研究阶段，一些变化可以从细胞水平查见，如脱落细胞学检查

可发现病毒感染、天疱疮、癌前病变的诸多特征性变化；干细胞对口腔黏膜疾病的影响正逐渐显现；从遗传和环境因素控制和影响的观点来看，多数口腔黏膜病是由多基因调控，且环境因素参与其中的复杂过程，是今后研究、发掘的重点。

八、口腔黏膜病学与社会心理因素的关系

多数口腔黏膜病与精神紧张、过度劳累、遇到突然事件打击等诱发因素有关，口腔黏膜病患者就诊时常常流露出郁闷、抑郁、焦虑等心理障碍的表现，这样的患者易患扁平苔藓、复发性口腔溃疡、干燥综合征、灼口综合征等疾病，在精神因素未解除的情况下，往往治疗不易成功或病情极易反复。这类患者必须进行心理调节，诊断和治疗此类病的医生应具备心理学方面的知识。

九、口腔黏膜病学与临床学科的关系

口腔黏膜病学与全身疾病有密切关系。例如，患有胃溃疡或萎缩性胃炎的患者，口腔黏膜溃疡亦难以治愈；患节段性肠炎的患者易患口腔溃疡；糖尿病患者的扁平苔藓患病率增高；慢性盘状红斑狼疮有 5% 将转成系统性红斑狼疮；白塞病有全身各个系统的发病；口腔干燥综合征涉及唾液腺和泪腺，还常伴类风湿病等。

十、口腔黏膜病学与口腔其他学科的关系

口腔黏膜病学与口腔其他分支学科的关系就更加密切，医生必须具备口腔全科的知识，才能成功地诊断和鉴别诊断口腔疾病。例如：慢性根尖炎患者的窦道常开口于牙龈黏膜，患者常以溃疡为主诉前来就诊，没有牙体牙髓病学和牙周病学知识，就会找不准病因，无法正确诊治。

许多口腔黏膜病有累及牙龈的病损，其诊断需要与牙龈炎、牙周炎等鉴别，其治疗依赖于清除牙菌斑、牙垢，牙周治疗是口腔黏膜病治疗的基础。

过长的上颌智齿常咬于下颌黏膜，造成创伤性溃疡，此时只有拔除过长智齿才能去除刺激因素，达到治疗目的。

义齿修复是修复学的内容，矫治器是正畸学的内容；不良义齿和不良固定矫正器经常造成对口腔黏膜的创伤，必须修改义齿和矫正器才能治愈创伤病损。

义齿基托还有嗜念珠菌性，加上患者的不良卫生习惯，常引起义齿性口炎，需要口腔卫生宣教和抗真菌治疗。

合金材料、贱金属材料、种植修复材料等构成的金属修复体对口腔黏膜造成的损害日益多见，认识和诊治此类病患也成为口腔黏膜科医师的任务。

第四节 口腔黏膜病学展望
Prospect of Diseases of Oral Mucosa

口腔黏膜病学是口腔医学中与临床医学关系最密切的分支学科，它将随着临床医学的变革和发展而焕发生机。在未来的若干年内，口腔黏膜癌前病变仍将是本学科研究的重点，人们将全力以赴力求有所突破，努力实现早期诊断、早期治疗、阻止病变恶变的目标。遗传学和分子生物学将成为主要研究手段，基因控制疾病发生发展的机制和环境因素参与的作用将被逐步揭

开；基因治疗将作为疾病治疗的新手段；干细胞治疗口腔黏膜病可能不再是梦想，干细胞可能在促进愈合、阻止癌变、调整免疫、黏膜或腺体组织再生等诸多方面发挥作用。口腔黏膜病与全身系统的关系方面会有更多的发现，精神情绪的调控可能更细化，肠道菌群与口腔黏膜病发生发展的关系可能有新发现。中西医结合诊断和治疗口腔黏膜疾病仍将是主题，并将取得更多新的成就。

　　总之，口腔黏膜病病种繁多，本节只能简要介绍一部分。要掌握好口腔黏膜病学，需要有较渊博的知识、缜密的逻辑思维能力、丰富的临床经验及长期不懈地对医学及相关科学知识的探索。

（刘宏伟）

参考文献

［1］华红，刘宏伟 . 口腔黏膜病学 . 北京：北京大学医学出版社，2014：83-84.
［2］陈谦明 . 口腔黏膜病学 . 4 版 . 北京：人民卫生出版社，2012：64-65.
［3］周大成 . 中国口腔医学史考 . 北京：人民卫生出版社，1991.
［4］张震康，俞光岩，徐韬 . 实用口腔科学 . 4 版 . 北京：人民卫生出版社，2016.
［5］魏克立 . 口腔黏膜病学 . 北京：科学出版社，2006：79-93.
［6］Glick M. Burket's ORAL MEDICINE. 12th ed. Shelton，Connecticut：People's Medical Publishing House—USA，2015.

第七章　口腔颌面外科学

Oral and Maxillofacial Surgery

口腔颌面外科学（oral and maxillofacial surgery）是口腔科学的重要组成部分之一，也是口腔科学与临床医学（主要是与外科学）联系最密切的学科之一。口腔颌面外科学是一门以外科治疗为主，以研究口腔器官（牙、牙槽骨、唇、颊、舌、腭、咽等）、面部软组织、颌面诸骨（上颌骨、下颌骨、颧骨等）、颞下颌关节、唾液腺以及颈部某些疾病的防治为主要内容的学科。

第一节　口腔颌面外科学发展史
History of Oral and Maxillofacial Surgery

在医学领域中，口腔颌面外科学虽是一门较年轻而亟须发展的学科，但有关口腔颌面外科疾病防治的实践已有几千年的历史。

一、口腔颌面外科学发展史

我国从事医药工作的先驱者们和广大劳动人民在同疾病作斗争的过程中，在口腔颌面外科领域积累了不少宝贵的经验。

公元前 3 世纪，我国最早的医书《内经》中就有关于口腔生理、病理及其与全身疾病关系的记述。西晋（公元 265—316 年）史书就有"唇裂修复术"的记载，且已为国外学者所引证，这无疑是一个相当大的成就。唐朝医书《千金方》（公元 625 年）中对口腔脓肿就有切开引流的记述，其对颞下颌关节脱位整复手法的描述，基本符合现代解剖生理学的解释。宋朝（公元 960—1279 年）医书《太平圣惠方》和《圣济总录》中已有牙再植术的内容。上述历史表明，我国的医学科学工作者在同疾病作斗争的实践中，对口腔颌面外科学的发展做出了重大的贡献。

国外有关口腔颌面外科学的内容，在古埃及、古印度、阿拉伯等医学专著中也都有所记载，但是，只有到了近代，伴随着西方产业革命和工业技术的发达，才得到更为广泛的发展。现代西方医学的经验总结，极大地丰富了口腔颌面外科学在实践和理论方面的内容。

二、我国口腔颌面外科学的特点

1. 新中国成立前，我国根本没有口腔颌面外科的专业设置，有关口腔颌面外科的疾病被分散在牙科、普通外科以及耳鼻咽喉科中。新中国成立后，经过几十年的不断发展，目前在国内多数医学院及省市口腔医院都有这一专科设置。

2. 与其他国家相比较，我国口腔颌面外科的业务内容更广，除传统的牙及牙槽外科、修复前外科、颞下颌关节病、颌面损伤、唾液腺疾病等外，还包括颌面整复外科、显微外科、头颈肿瘤外科等内容，而且还加入了中医学的内容，被外国同行友好地称为"中国的口腔颌面外科学"。

3.从临床诊治水平来看，我国口腔颌面外科的水平已步入世界先进行列，然而在器械装备及基础研究方面与世界先进水平相比仍有较大的差距。

第二节　口腔颌面外科学的内容及特点
Contents and Characteristics of Oral and Maxillofacial Surgery

一、口腔颌面外科麻醉学

（一）麻醉学的定义

麻醉（anesthesia）的原意是用药物或非药物，使患者整个机体或机体的一部分暂时失去知觉，以达到无痛的目的。随着医学、外科手术及麻醉学的发展，现代麻醉学已成为一门研究麻醉镇痛、复苏及危重医学的综合性学科，与外科工作联系紧密。

（二）口腔颌面外科手术对麻醉的特殊要求

口腔颌面外科的临床麻醉，根据麻醉方法、麻醉药物和麻醉部位的不同，分为局部麻醉和全身麻醉。

不同的麻醉各具特点，在进行口腔颌面部外科手术时，应根据患者的全身状况、疾病的性质、手术的部位、麻药对机体的影响、麻醉的设备和技术水平等，选择安全、有效、方便、经济的麻醉方法。

口腔颌面部局部麻醉常用于牙及牙槽手术、颌面部小手术和疼痛的治疗。口腔颌面部手术对全身麻醉有特殊要求，因为其具有如下特点：

1.麻醉与手术互相干扰。

2.维持气道通畅比较困难。

3.小儿与老年患者所占比例比较大。

4.手术中失血较多。

5.对麻醉深度和麻醉恢复期的要求：麻醉深度浅于全身手术麻醉，术中配合控制性低血压技术减少术中出血。术后待患者完全清醒，各种生理反射恢复后方可拔除气管插管，麻醉恢复期应特别注意预防呼吸道梗阻的发生。

二、牙槽突外科学

（一）对牙拔除术的正确认识

牙拔除术（extraction of tooth）是口腔颌面外科最常见的手术，是治疗某些牙病和由其引起的局部或全身某些疾病的手段。

牙拔除术本身可导致软组织和骨组织的创伤；手术进路受到唇颊的限制，也受到张口情况和颞下颌关节的限制；舌及下颌骨有时也妨碍手术的进程；牙拔除术是在有唾液和存在大量微生物的环境下进行的。另外，在很多情况下牙拔除术是在有感染的组织上进行的，可能引起不同程度的全身反应或并发症。

因此，绝不应该把牙拔除术看成是一个简单的手术，应该给予充分而全面的考虑。

（二）牙拔除术的适应证与禁忌证

1.牙拔除术的适应证是相对的，随着口腔医学各种诊疗水平的不断提高，很多病牙可选择多种治疗而得以保存。因此，应根据治疗水平及患者自身情况综合考虑。

2. 牙拔除术的禁忌证也是相对的，在讨论其禁忌证时，更重要的是要考虑患者的全身情况能否允许接受牙拔除术。应根据病情需要、条件和牙本身的情况等慎重考虑决定。

（三）牙的再植、移植与种植

1. 牙再植术（replantation of tooth）　是将因种种原因脱位的牙经处理后，原位植入牙槽窝内。

2. 自体牙移植术（autotransplantation of tooth）　是将自身牙根未发育完成的牙完整地摘出，移植于自身其他的缺牙部位。最常见的是将发育中的下颌第三磨牙移植到下颌第一磨牙的位置。

3. 牙种植（implantation of tooth）　是将人工牙植入牙槽骨内的手术。在各种人工镶复的义齿中，种植牙是目前效果最好、咀嚼效率最高而且佩戴最为舒适的，因而种植义齿修复是目前义齿修复的热点，也是口腔科学的热点之一。

（四）义齿修复前外科

义齿修复前外科（preprosthetic surgery）是指为满足义齿修复的需要，在口腔内进行的手术。包括修整阻碍或不利于义齿行使功能的软硬组织，也包括牙种植术。

三、口腔颌面部感染

（一）感染的定义

感染（infection）是指由各种生物性因子在宿主体内繁殖及侵袭，导致机体产生以防御为主的一系列全身及局部组织反应的疾病。

（二）口腔颌面部感染的特点

1. 口腔颌面部位于消化道与呼吸道的起端，通过口腔和鼻腔与外界相通。由于口腔、鼻腔、鼻旁窦的腔隙、牙齿、牙龈、扁桃体的特殊解剖结构和上述这些部位的温度、湿度均适宜于细菌的孳生与繁殖，此外，颜面皮肤毛囊、汗腺与皮脂腺也是细菌寄居的部位，因此在局部遭到损伤、手术或全身抵抗力下降等因素影响下，均可导致感染的发生。

2. 颜面及颌骨周围存在较多互通的潜在筋膜间隙，其间含疏松的蜂窝结缔组织，形成易于感染蔓延的通道（图 7-1）。

3. 面颈部有丰富的淋巴结，口腔、颜面及上呼吸道感染可顺相应淋巴引流途径扩散，发生区域性淋巴结炎。

4. 儿童淋巴结发育尚未完善，感染易引起结外蜂窝组织炎。

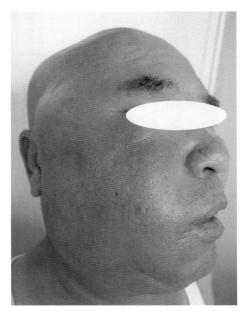

图 7-1　口腔颌面部多间隙感染

（三）口腔颌面部感染的治疗

口腔颌面部感染的治疗要从局部和全身两个方面考虑。

1. 局部治疗　注意保持局部清洁，避免不良刺激，消肿，止痛，促进炎症消散或加速形成脓肿及排脓。手术治疗应达到的目的是脓肿切开排脓及清除病灶。

2. 全身治疗　在局部处理的同时，全身给予支持治疗，维持水、电解质平衡，以减轻中毒症状，并及时有针对性地使用抗生素。

四、口腔颌面部损伤

（一）口腔颌面部损伤的发病特点

口腔颌面部损伤平时多因工伤、交通事故和生活中的意外所致，战时则以火器伤为主。由于颌面部属暴露区域，无论战时还是平时，这一区域都是外伤多发的区域。

（二）口腔颌面部损伤的特点

1. 口腔颌面部血运丰富，伤后出血较多或易形成血肿，组织水肿反应快而重。另外，组织抗感染与再生修复能力较强，创口易于愈合。

2. 颌面损伤常伴牙齿损伤，折断的牙碎块可能造成"二次弹片伤"。而牙列的移位或咬合关系错乱，则是诊断颌面骨骨折（fracture of maxillofacial bones）的主要体征。

3. 易伴发颅脑损伤，有时伴有颈部伤。

4. 易发生窒息。

5. 影响进食和口腔卫生。

6. 易发生感染。

7. 伴有其他重要解剖结构的损伤。

8. 常造成面部畸形。

（三）口腔颌面部损伤治疗的特殊要求

1. 口腔颌面部损伤的患者可能出现一些危及生命的并发症，如窒息、出血、休克及昏迷等，此时应及时抢救全身情况，待其稳定后，再考虑局部损伤的治疗。

2. 面部软组织损伤的处理应遵循成形外科手术原则。对眼睑、鼻、唇等结构损伤的整复更应细心地进行。

3. 颌面骨骨折的治疗应同时恢复患者的外观、咬合关系及咀嚼等生理功能（图7-2）。

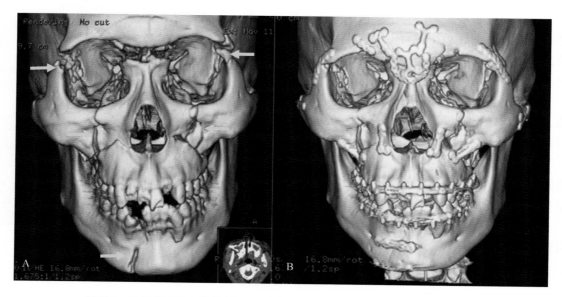

图 7-2　口腔颌面部多发骨折。**A.** 手术前 CT（→为骨折线）；**B.** 手术后 CT

五、口腔颌面部肿瘤

（一）肿瘤的定义与分类

肿瘤（tumor）是人体组织细胞由于内在和外界致病因素长时间作用，使细胞遗传物质发生突变，细胞的生长和分裂失去控制而发生异常增生和功能失调所造成的一类疾病。

一般来说，良性肿瘤称为"瘤"（tumor），恶性上皮来源的肿瘤称为"癌"（carcinoma），而恶性间叶组织来源的肿瘤称为"肉瘤"（sarcoma）。囊肿（cyst）和瘤样病变虽不是真性肿瘤，但也常具备肿瘤的某些生物学特性和临床表现。

（二）口腔颌面部肿瘤的流行病学特点

1. 发病率与患病率　在我国，口腔颌面部癌瘤的患病率并不高，其排序在全身各部位中居第十位以后。

2. 构成比　口腔颌面部肿瘤，一般良性比恶性为多。而在全身肿瘤中，良性与恶性的比例约为 1∶1。这是因为前者将口腔颌面部的囊肿和瘤样病变均包括在内的缘故。

3. 性别与年龄　口腔颌面部恶性肿瘤多发生于男性，国内统计男女构成比约为 2∶1，且口腔颌面部恶性肿瘤以 40 ～ 60 岁为发病高峰。应当引起注意的是，近年来口腔癌的发病在女性有明显增加的趋势，这可能是由于女性吸烟或饮酒习惯有所增长，也可能与女性目前所参与的职业原来仅为男性所从事有关。

4. 组织来源　口腔颌面部良性肿瘤以牙源性及上皮源性肿瘤多见。口腔颌面部恶性肿瘤则以上皮组织来源最多，尤其是鳞状细胞癌最常见，其次是腺源性上皮癌和未分化癌、肉瘤、造血及间叶组织来源的恶性肿瘤。

5. 好发部位　口腔颌面部良性肿瘤多见于牙龈、口腔黏膜、颌骨及颜面部，恶性肿瘤在我国以舌癌、颊黏膜癌、牙龈癌、腭癌、上颌窦癌等为常见（图 7-3）。

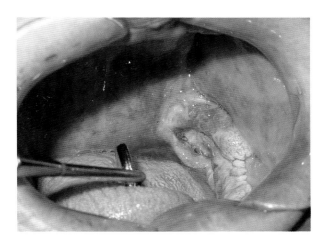

图 7-3　左下牙龈鳞状细胞癌

（三）口腔颌面部肿瘤的治疗

1. 良性肿瘤一般以外科手术治疗为主。

2. 恶性肿瘤应根据肿瘤的组织来源、生长部位、分化程度、发展速度、临床分期、患者身体状况等全面研究以后再选择适当的综合治疗方法。

六、唾液腺疾病

（一）唾液腺的分布与唾液腺疾病的分类

唾液腺（salivary gland）包括腮腺、下颌下腺、舌下腺三对大腺体和分布于口腔、口咽黏膜下组织的小腺体。所有腺体均有导管通向口腔，排出唾液。唾液分泌主要来自腺泡，90% 来自腮腺与下颌下腺，分为浆液、黏液和混合性唾液。唾液与吞咽、消化、味觉、语言、口腔黏膜防护以及龋病的预防都有密切的关系。

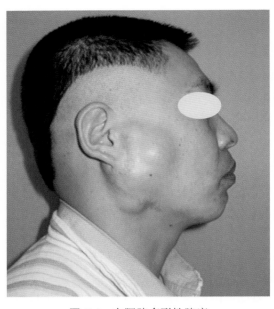

图 7-4　右腮腺多形性腺瘤

（二）唾液腺疾病的分类

无论唾液腺的大小，都存在分泌功能。若腺体导管由于各种原因发生阻塞，都会导致腺体发生炎症及囊肿，并有可能最终损伤腺体的功能。唾液腺还与机体的免疫功能密切相关，许多自身免疫性疾病都可能累及唾液腺腺体，产生以口干和唾液腺肿大为主的临床症状。唾液腺还是肿瘤易发生的部位，唾液腺是全身肿瘤中分类最为复杂，种类最为多样的器官之一。唾液腺疾病一般分为以下几种。

1. 唾液腺的炎症。

2. 唾液腺的损伤。

3. 唾液腺上皮性肿瘤以及瘤样病变（图 7-4）。

七、颞下颌关节疾病

（一）颞下颌关节的结构和功能特点

颞下颌关节（temporomandibular joint，TMJ）是颌面部具有转动和滑动运动的左右联动关节，其结构和功能都是人体最复杂的关节之一。颞下颌关节的主要功能是参与咀嚼、语言、吞咽和表情等。咀嚼运动时，关节要承受压力，而在语言、歌唱、表情时，关节运动又需要非常灵活，可见颞下颌关节的解剖结构是既稳定又灵活。

（二）颞下颌关节紊乱病

颞下颌关节紊乱病（temporomandibular disorders）是口腔颌面部常见的疾病之一，是颞下颌关节疾病中最为常见的一型。好发于青壮年，以 20 ～ 30 岁患病率最高。病因为多因素致病，临床表现以下颌运动异常、疼痛、弹响和杂音为主。其治疗以保守治疗为主，少数病例以外科手术为治疗手段，同时应注意患者全身状态与精神状态的改善。

（三）颞下颌关节脱位与关节强直

1. 颞下颌关节脱位　髁突滑出关节窝以外，超越了关节运动的正常限度，以至不能自行复回原位者，称为颞下颌关节脱位。临床上可分为单侧或双侧脱位；急性、复发性和陈旧性脱位；前方、后方、上方和侧方脱位。以急性和复发性前脱位较常见。治疗以手法复位为主，少数病例则需采用手术治疗。

2. 颞下颌关节强直　因器质性病变导致长期开口困难或完全不能开口者，称为颞下颌关节强直。临床上可分为两类：一类为关节内强直，另一类为关节外强直。颞下颌关节强直除影响患者张口和咀嚼功能外，还会引起面部发育障碍等一系列严重并发症，其治疗主要是外科手术。

八、神经疾病

支配口腔颌面部的感觉与运动功能的主要脑神经是三叉神经和面神经。

（一）三叉神经痛

三叉神经痛主要表现为剧烈的阵发性疼痛，疼痛骤然发生，闪电式，极为剧烈。疼痛可自发，也可由轻微地刺激"扳机点"所引起，每次发作时间一般持续数秒、数十秒或 1～2 分钟又骤然停止。两次发作之间称为间歇期，无任何疼痛症状。病症的早期一般发作次数较少，持续时间较短，间歇期较长，但随疾病的发展发作越来越频繁，间歇期亦缩短。三叉神经痛病因复杂，患者十分痛苦，可能有自杀倾向。治疗方法多种多样，但效果并不理想，复发率较高，其发病在人群中并不罕见。

（二）面神经麻痹

面神经麻痹（facial paralysis）是以面部表情肌的运动障碍为主要特征的一种常见病，也称为面瘫。根据病变发生的部位不同，分为中枢性面瘫和周围性面瘫两种。

贝尔麻痹（Bell palsy）是指临床上不能肯定病因的不伴有其他体征或症状的单纯性周围性面神经麻痹，一般认为是由经过面神经管的面神经部分发生急性非化脓性炎症所致。面瘫的典型症状是患侧口角下垂，健侧向上歪斜，上下唇不能紧密闭合，上下眼睑不能闭合，额纹消失。本病以保守治疗为主。

九、先天性唇腭裂

（一）面部的胚胎发育与面裂的形成

口腔颌面部的发育始于胚胎发育的第 3 周，逐渐形成多个面突相互融合，形成口腔、鼻腔和面部结构。胎儿的口和鼻具备成人结构形态，大约在胚胎发育第 12 周。

在胚胎发育过程当中，由于遗传因素、营养因素、感染损伤、内分泌的影响、药物因素、物理损伤、烟酒因素等影响，使胚胎各面突相互融合的过程受到阻挠时，即可造成各种不同的相应畸形。

（二）唇腭裂的分类与治疗

在我国，唇腭裂（cleft lip and palate）的发生率为（1～1.8）/1000，近年有逐渐上升的趋势。

1. 唇裂的分类　根据裂隙的部位可分为单侧唇裂的完全裂与不完全裂，双侧唇裂的不完全裂、完全裂和混合型裂；根据裂开的程度分为Ⅰ度、Ⅱ度和Ⅲ度唇裂。

2. 腭裂的分类　腭裂分为软腭裂、不完全性腭裂、单侧完全性腭裂、双侧完全性腭裂。

3. 唇腭裂的治疗　唇腭裂的治疗目前仍采用外科手术。手术时间根据患儿情况而定。一般单侧唇裂在出生后 3～6 个月完成，双侧唇裂在出生后 6～12 个月完成。腭裂的手术时机目前国内外尚有争议。一种意见主张早期进行手术，另一种认为在儿童学龄期前施行。在实际工作中，除考虑患儿情况以外，还要视设备条件、麻醉、手术技术力量等来决定。

（三）唇腭裂的序列治疗

唇腭裂患者常伴有牙槽突裂、上颌骨及牙槽骨发育不良、咬合错乱等更加严重的畸形，甚至有的患者会因此导致心理障碍，单纯依靠唇腭裂整复手术很难达到理想的效果，对大多数病例来说需要对相关的畸形进行综合性治疗（图7-5）。

国际上对唇腭裂患者的治疗，已经明确提出了多学科的"协同治疗"（team approach）的概念。即以口腔颌面外科（或整形外科）医师和正畸科医师为主体，包括其他有关各科医师及语音病理学家共同组成一个小组进行会诊，拟定出全面的治疗计划。在具体实施上，则采取分科承担的方法进行序列治疗（systematic treatment），按步骤实施计划治疗。

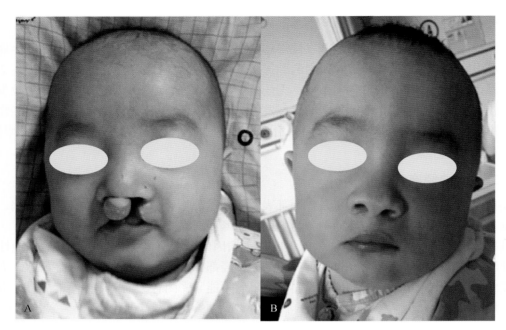

图 7-5　先天性双侧唇裂。**A.** 手术前；**B.** 手术后

十、牙颌面畸形

（一）牙颌面畸形与正颌外科学

牙颌面畸形（dentomaxillofacial deformities）是因颌骨发育异常引起的颌骨畸形和其伴发的咬合关系以及颜面形态异常。常见的颌骨发育畸形包括发育过度与发育不足两大类，可以单独发生或同时发生在上下颌骨。畸形可以左右对称，也可能是非对称性的。以研究和诊治牙颌面畸形为主要内容的学科称为正颌外科（orthognathic surgery）。口腔颌面外科医生在口腔正畸科医生的密切配合下，采用外科手术的方法矫治牙颌面畸形。

（二）正畸与正颌外科的关系

口腔正畸科医生主要矫治牙源性畸形，但对外科矫治颌骨骨源性畸形的工作来说，他们的作用也是举足轻重的。对一个牙颌面畸形患者的初步诊断及全面的诊疗计划都是由口腔颌面外科医生和正畸科医生共同会诊作出的。正畸科医生在牙颌面畸形的矫治中还肩负着术前、术后正畸，咬合调整与随访等重要任务。可以说，在每一个牙颌面畸形得到成功矫治的病例背后，都有着正颌外科与正畸科医生们付出的巨大努力。

（三）面部美学的概念

现代正颌外科的治疗目的一是恢复牙颌面畸形患者的正常生理功能，二是改变其畸形的容貌使之和谐、匀称，也就是说，通过正颌外科手段创造容貌美。

作为自然美的一部分，人体美首先指的就是肉体的美、外貌的美、体态的美。几乎所有人体美的形式都突出地反映在容貌上，容貌美又集中表现了美的个性。牙颌面形态结构不仅对人的生理功能有重大影响，而且在人的精神生活和社会生活中起着极其重要的作用。许多患者因其畸形容貌背上了沉重的精神包袱，甚至痛不欲生。许多人因容貌畸形而在婚姻、社交、职业选择上遇到障碍。人类面上部、面中部具有相对稳定及一致的结构特征，而面下 1/3 具有较大的个体变异。面下 1/3 这个区域突出地体现了人的个体特征，是颜面整体结构中最富于变化、最有特征的部位。因此，我们不难理解正颌外科手术带来的变化虽然主要发生在面下 1/3，但常常给人以整个容貌发生了根本变化的感觉。由此可以看出，正颌外科对容貌美学的重要作用及其精心正确设计的重要性。准确地遵循容貌美学原则的设计和治疗可以创造容貌美是正颌外科手术的主要特点。正颌外科以医学科学和容貌美学相结合的特点使这个分支学科产生了巨大的魅力（图 7-6）。

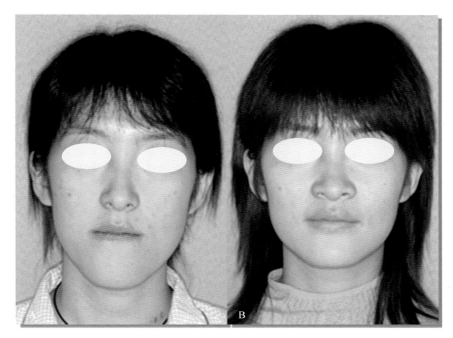

图 7-6 颌骨发育畸形。**A.** 手术前；**B.** 手术后

十一、后天畸形与缺损

口腔颌面部后天畸形或缺损是由于疾病或损伤等引起的器官畸形或组织缺损，故亦称获得性畸形和缺损（acquired deformity and defect）。由于致病因素的种类与作用程度的不同，有时后天畸形和缺损更为复杂和严重。因此，合理选用整复外科技术，制订周密的治疗计划，以最大限度恢复生理功能和容貌，是消除患者精神心理上的苦恼，恢复其正常工作、学习及社交活动的基础。

（一）整复外科手术的技术特点

1. 严格无菌条件 整复外科手术特别是在行各种组织的游离移植时，严格的无菌条件尤为重要。

2. 尽量爱护和保存组织 手术时必须精心操作，手法细致、轻巧，避免对软组织的各种不良刺激。

3. 防止或减少粗大的瘢痕形成 手术创伤要求切口整齐，细针细线，正确对位缝合，适当早期拆线等，这些都是减少瘢痕形成的重要措施。当然，平行皮肤天然皱纹设计皮肤切口，也可以在一定程度上避免粗大的瘢痕形成。

4. 应用显微外科技术 显微外科是借助于手术显微镜或在手术放大镜下进行某些精细外科操作的一种技术。这一技术的广泛应用，使整复手术获得了很大程度的简化。

（二）后天畸形与缺损的外科修复手段

根据畸形与缺损的部位、大小、严重程度及复合缺损情况，整复外科分别采用皮肤移植、皮瓣移植、骨及软骨移植、真皮及脂肪移植、黏膜移植、筋膜移植、肌移植、神经移植、复合组织移植和代用品植入等方法进行修复（图 7-7）。

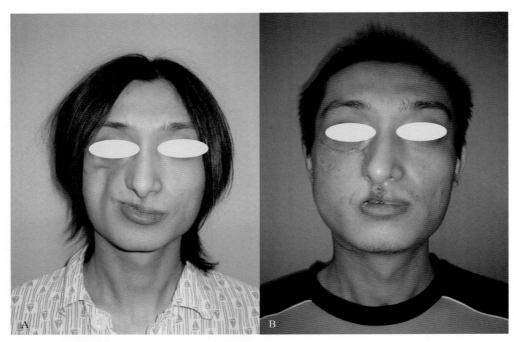

图 7-7　肿瘤术后颌面部畸形。**A.** 整复手术前；**B.** 整复手术后

第三节　口腔颌面外科学与其他学科的关系
Relationship between Oral and Maxillofacial Surgery and Other Disciplines

口腔颌面外科学是在医疗实践中逐步发展、形成的一个医学分科，也是口腔医学的一个组成部分。因此，它与外科学、麻醉学、内科学、儿科学等有关临床各科以及牙体牙髓病学、牙周病学、儿童口腔医学、口腔黏膜病学、口腔修复学、口腔正畸学和口腔预防医学等都有着密切的联系。口腔颌面外科医生还应具备眼科学、耳鼻咽喉科学、整复外科学、肿瘤学等专科知识。

口腔颌面外科作为口腔专业课程的重要组成部分，内容繁多，与医学教育各阶段均有紧密联系。因此，只有认真注意结合各阶段学习的内容，灵活运用到口腔颌面外科课程的学习中去，才能很好地完成学习任务。

一、口腔颌面外科学对基础课的要求

有位著名的外科专家曾以下面的公式精辟地解释了外科手术的全部内容，他认为："外科手术＝解剖学＋外科基础技术。"由此看来，外科对人体形态学方面的要求很高，这一结论同样适用于口腔颌面外科手术。因此，必须在基础课学习时，对解剖学、组织学、胚胎学、病理学等给予特殊的关照。口腔颌面外科医生首先应该是一名合格的医生，医生绝不是"手术匠"，必须对人体的功能和疾病病因与发生有明确的认识，故了解生理学、生物化学、药理学、病理学等内容也是非常重要的。

当然，这里并不是说其他课程就不重要，只是上面提及的课程对外科学影响更大一些。大学的学习过程，也是世界观逐渐形成的过程，因此许多其他课程的学习也十分必要，例如英文课对任何一名大学生来说，都非常重要，而学习西方医学的学生尤其如此。

二、口腔颌面外科学对临床课程的要求

根据口腔颌面外科的专业特点，除应掌握一般外科学、麻醉学、内科学、儿科学等有关临床各科知识以外，还应具备一些更为专门而且十分重要的分科知识，如眼科学、耳鼻咽喉科学、整复外科学、肿瘤学等。只有这样，才能在口腔颌面外科临床工作中适应诊治需要，并做到有所发展和创新。

三、口腔医学的不可分割性

作为口腔医学的一部分，口腔颌面外科学与其他口腔医学专业有着密不可分的关系。因此，在学习口腔颌面外科的同时，也一定要学习和掌握牙体牙髓病学、牙周病学、口腔修复学以及口腔正畸学方面的专业知识。

四、口腔颌面外科医生的个人素质要求

外科医生主要以手术的方法为患者治疗疾病，因此对其综合素质有着特殊的要求。他们应该具备比较稳定的心理素质，胆大而心细，且具有很强的承受能力和良好的悟性与动手能力。

口腔颌面外科医生除了遵循上述原则之外，还要具备心理学、美学、美术、美工，甚至工匠学方面的知识与训练。还要做到：

1. 必须处理好局部与整体的关系，加强全身观点。

2. 必须能通过临床的表面现象看到疾病的本质所在。

3. 医学是一门实践性很强的学科，作为外科来说，不允许有不会开刀的医生，但没有理论的指导也不能进一步的提高，不能做好手术，因此也要反对不懂理论只会开刀的匠人。

应该强调要在实践中加强能力的培养，成为一名学术型的外科医生（academic surgeon）。

第四节　口腔颌面外科学展望
Prospect of Oral and Maxillofacial Surgery

我们生活在新科技飞速发展的时代，各种高科技手段无不渗透到口腔颌面外科的各个领域当中。口腔颌面外科发展，应适应当今时代的发展，满足人们提高生活质量的要求。口腔颌面外科作为口腔医学和外科学中较为年轻而活跃的学科，将在多方面迅速发展。

一、口腔颌面种植学的飞速发展

口腔种植学将彻底改变以往牙缺失义齿修复的方式。种植钉植入颌骨后，与颌骨牢固地整合在一起，以其为基础所进行的义齿修复可省去大的基托、卡环，也可省去对邻牙的调磨。种植义齿具有良好的咀嚼效能，再加上高技术完成的义齿上部结构，使种植义齿达到良好的美观要求。颜面重要器官诸如眼、耳、鼻的缺失，修复如使用种植技术，加上精密的配色技术，完全可以达到以假乱真的程度。

二、口腔颌面部肿瘤的生物治疗

手术、放射治疗和化学药物治疗是肿瘤治疗的常规主要手段，生物治疗是目前给人以新希望的肿瘤治疗模式，被称为第四种抗肿瘤方法。它主要是通过调动宿主自身的各种防卫机制或者给予各种生物反应调节物，产生抗癌作用。生物治疗包括免疫治疗、细胞因子治疗、基因治疗和分子靶向治疗等。临床上可根据口腔颌面部肿瘤患者具体情况，有计划和合理应用各种治疗手段，制定个体化治疗方案，实施综合治疗，从而提高肿瘤治疗效果。

三、口腔颌面部缺损的综合修复

口腔颌面部由于外伤、肿瘤切除等原因造成缺损，对患者的面容和咀嚼、吞咽及语言功能造成了很大的影响，极大地降低了患者的生活质量，口腔颌面整复外科采用多种复合组织瓣游离移植技术，与钛网、钛板和种植技术综合应用，最大限度地恢复患者的口颌功能及面部外形。

四、颌骨牵引成骨-骨延长技术的广泛应用

颌骨牵引成骨-骨延长技术是在前苏联学者 Ilizarov 肢体长骨骨牵引延长技术（distraction osteogenesis）的基础上于 20 世纪 90 年代发展起来的技术，它的出现和应用为常规临床技术所难以矫治的诸多复杂牙颌面畸形的矫正开辟了新的思路和途径。它不仅可以矫治严重的骨骼畸形，同时也使伴随的各类软组织（肌肉、血管、神经、皮肤等）得以延长。加之较常规手术明显减少了手术创伤，减少了手术并发症，提高了术后稳定性等一系列优点，越来越受到广大的口腔颌面外科医生与患者的欢迎。

五、数字外科在口腔颌面外科领域的广泛应用

我们生活的时代是一个数字时代。以计算机应用软件与硬件设备以及网络技术组成的数字技术已经渗透到我们生活的各个领域。临床医学不能例外，口腔颌面外科领域也不能例外。在口腔颌面外科的各个分支当中，均可以使用包括计算机辅助设计（computer aided design，CAD）和制作（computer aided manufacture，CAM）、手术导航技术以及混合现实等数字技术指导手术的完成，提高手术的精准度；目前手术"机器人"在医生的思维控制下已经能"独立"地完成外科手术。我们有理由相信，数字技术在医学领域还有广阔的发展前景。

（伊　彪　彭　歆）

参考文献

［1］张志愿.口腔颌面外科学.8版.北京：人民卫生出版社，2020.
［2］张震康，俞光岩.口腔颌面外科学.2版.北京：北京大学医学出版社，2013.

第八章　口腔修复学

Prosthodontics

口腔修复学（prosthodontics）是研究用符合生理的方法修复牙齿、牙列、口腔及颌面部各种缺损的一门科学，是口腔医学的重要分支和组成部分。口腔修复学的内容是研究牙体缺损、牙列缺损、牙列缺失及口腔颌面缺损的病因、临床表现、诊断和治疗方法，合理地设计制作各种修复体，使之恢复和改善患者的口腔功能和形态，以保障患者口腔器官及全身的健康。

口腔修复学的临床实践内容包括牙体缺损的修复治疗、牙列缺损的修复治疗、牙列缺失的修复治疗、牙周疾病和颞下颌关节疾病的修复治疗以及颌面缺损的修复治疗。顾名思义，修复治疗的主要特征是通过人工制作的各种修复体或矫治装置，如人工牙、夹板、义眼、义耳等起到治疗作用。这些修复体的设计依据对口腔颌面解剖学、生理学、组织病理学理论知识的理解和应用，修复体的制作则要求按照工程技术的原理和方法。因此，口腔修复医师需要将医学知识、口腔医学知识、物理学、生物力学、材料学和工艺学的知识有机地结合起来，还需要具备很高的审美水平和精良的工艺技能。

牙体缺损、牙列缺损和牙列缺失是人类的常见病、多发病，随着人口结构老龄化和人们对生活质量期望的提高，口腔修复治疗的社会需求正迅速增加。

第一节　口腔修复学发展史
History of Prosthodontics

人类在其进化及发展过程中一直在和牙齿、牙列、口腔及颌面部的各种缺损作抗争，这种抗争促进了口腔修复的诞生与发展。从考古学家们在世界各地的古代墓穴中见证的远古人类遗留物中，可以看到最原始的义齿修复体；从各种流传下来的书籍、文献中，也可以看到口腔修复相关内容的记载。从这些实物及文献记录看，口腔修复的发展有着悠久的历史，人类修复缺失牙的历史可以追溯到几千年前。

一、世界范围的口腔修复学历史

古时候，人类即发明了一些简单原始的方法用以口腔修复。考古学家们在公元前 1000 年的古埃及人墓葬中看到了在颌骨上用两根金属丝结扎牙的方法；同时期的叙利亚人墓葬中也发现了类似的方法，而在古叙利亚人遗留的骨骸上可以看到用一条宽 3 ～ 5 mm 可弯曲的金属带将两个天然牙固定在一起来补缀缺失牙的方法。到了公元前 400 年人类开始使用义齿代替缺失牙，这些最早的义齿是由死去人的牙或骨、象牙或其他动物牙修改而成的。在古印地安和古埃及的墓葬中，甚至发现了用种植方式实施口腔修复的证据，从这些遗骸的颌骨上可以看到用宝石、黄金等制作的植入体，采用X线片拍照后可以看到植入体与骨组织达到了良好的愈合。这说明古人也曾尝试仿生的种植修复方法。

最早的口腔修复体的图片记载是现代外科之父Pare（1509—1590年）绘制的。而最早的有关口腔修复体的文字记载是1728年法国著名牙医Fauchard，他把自己在临床实践中对口腔修复体的认识写进他编撰的医学书籍中。此后1746年巴黎的Mouton描述了第一个全冠；1756年柏林的Pfaff第一次描述了用蜡取印模，翻石膏模型制作修复体的方法。在临床技术方面，同时期巴黎的Bourdet第一次使用了金属基托的活动义齿。在人们认识义齿的吸附力固位的原理以前，早期的上颌修复体是依靠与下颌相联的弹簧固位。1756年Fauchard率先采用了扁平的弹簧固定上颌总义齿的方法，1757年Bourdet用金或白金螺旋簧改进了Fauchard的方法。从1788年在Chemant发表的义齿示意图中首次看到可侧向移动的螺旋弹簧，他还发明了用黄铜阳模和软铅阴模的方法压印出金和白金基托的技术。1778年移居到美国的Gardette发现了上颌修复体依靠吸附力或大气压力固位的原理。而这个发现是有一次他忘记了将上颌义齿用弹簧与下颌义齿连接，而是将上颌总义齿直接戴在了患者口中，而数月后再次见到患者时意外地发现她已经可以戴着无弹簧连接的上颌修复体自由交谈，而她也非常愿意继续使用不要弹簧的总义齿。这个偶然的发现使Gardette被认为是第一位能成功制作有吸附力的上颌总义齿的人。1789年美国开国元勋乔治·华盛顿的牙医Greenwood为总统做了第一个金制基托的总义齿。1820年Delabarre对可摘义齿采用了卡环固位。1826年伦敦牙医Fons发明了通过马鞍形基托把一部分力传给了缺隙牙的黏膜，另一部分力通过与牙齿的接触施加在牙列上的修复方法。1834年Gall绘制了当时使用的各种卡环。1889年Bonwill阐述𬌗支托的作用。

在18世纪，上颌修复体通常是利用桩来帮助固位的方法，桩与义齿形成一个牢固的整体然后将桩插入预备好的根管内以获得固位。从位于1791年安葬在教堂墓地的32岁妇女的金修复体上可看到含有桩冠的义齿，桩插入前牙根管，并被焊在一个金杆上，这条金杆则被金属丝分别连于两侧的磨牙上。以牙根为基础的桩核冠修复体自古以来就受到青睐，据记载，1841年Lefoulon已开始用一根小棍插入牙根制取蜡型。在水门汀粘固剂发明以前，桩都是以金、白金或硬木如山胡桃、黄杨木为材料制成的，很难将其固定在扩大的根管内，当时的固定方法是把桩裹上大麻、棉花或丝绸及白桦树皮等以增强固位。法国国王的御用外科牙医Desirabode在他的教科书《牙科学和艺术大全》中用一整章来写"修复学"，其中总结了所有的常规粘桩方法，有Fauchard的水门汀粘固桩，Bourdet的拧入螺纹钉桩，Maggiolo的弹簧锁桩，Ricci的用软木塞固定的打孔桩。孔是根管内分泌物的排出道，那时做桩前只取出部分牙髓组织，根管不做任何治疗，所以慢性炎症不可避免。到了1834年，柏林牙医Linderer第一个提出用铸造基底背板的桩冠盖住根面来保护牙根。1835年Koecker描述了有关制备桩和冠的问题，他认为牙根是口腔局部以至全身感染的病灶，患者使用带桩的修复体应预防感染发生，所以患者在平时应每两周清洁一次根管，再用干净棉花裹住桩放入根内。1852年，瑞典牙医Blume在拔干净所有牙髓组织并用锉扩大根管后，用金箔将有切痕的金桩固定。1881年美国人Richmond发明了以他名字命名的桩冠，由此奠定了今天的桩核冠系统。

全冠在1746年首次被巴黎的Mouton提及，1869年美国牙医Morrison制作了第一个全冠。全瓷冠是由宾夕法尼亚州的牙医Logan发明的，自1884年获得专利后很快得到推广应用。1888年，Bennett在宾夕法尼亚牙科协会会议上做的报告中首次提到半冠。1898年，底特律牙医Land研制低熔金属烧附烤瓷冠，他于1920年公布了把瓷烧结到金属冠上的技术，称之为"壳冠（jacket crown）"的概念。而数十年后的1962年Wenstein、Katz和Weinstein才成功研制了牙科用陶瓷和金属冠结合的新方法并申请了专利，由此金属烤瓷技术在未来的几十年得到飞速发展。

冠修复体的发展促进了固定桥技术的发展，据记载，美国牙医 Bing 在 1869 年制作了在两个邻牙上用嵌体来固定前牙的固定桥。1899 年，布法罗的 Starnton 发明了利于清洁桥体龈面的后牙卫生桥。1886 年，Starr 发明了套筒冠可摘义齿，开创了固定活动联合修复的先河。

在梅毒肆虐欧洲的年代，上腭穿孔作为这种恶病的后遗症曾大量出现。Renner、Amatus Lusitanus 和 Pare 发明了腭阻塞器。到 19 世纪，腭阻塞器被制成与功能相适应的形状。1826 年，普鲁士国王的御用牙医 Ballif 将两个螺旋弹簧连于下颌，用以固定腭阻塞器。当时，用海绵制作的腭阻塞器占主导地位，Ballif 曾报道了一例患者因使用海绵腭阻塞器而使一个硬币大小的穿孔在经过 16 年之后变成了整个上腭的大空洞，他对这位梅毒患者联合使用了鼻修复体。1820 年，在巴黎的 Delabarre 所著教科书的修复学部分将腭中央穿孔与先天和后天的完全腭裂明确区分开来，他去掉了 Bourdet 腭阻塞修复体的所有鼻中部分，而把修复体用金卡环固定在牙齿上。Delabarre 是第一个尝试软腭修复的人，他的一位梅毒患者的整个上腭包括软硬腭都被穿孔破坏，而且上颌没有一个天然牙。他为这个患者设计制作的修复体由白金基托和瓷牙构成，通过弹簧和支架与下颌牙齿相连。口鼻腔分隔后患者进食自如，但说话有鼻音。于是，他制成人工腭帆悬雍垂，把它固定在基托后缘，只有在吞咽时，舌的压力推动基托上的杠杆，通道才能打开。1859 年，Kingsley 利用肌肉功能整塑制成弹性橡胶软腭修复体封闭咽腔，它通过金制钉与硬橡胶基托相连，与剩余软腭部分紧密贴合，不用弹簧就能随着软腭同时运动，很好地行使了功能。1867 年，柏林的宫廷牙医 Suersen 根据外科医生 Passavant 在腭咽闭合生理学方面的研究得出的理论，进一步改良了软硬腭阻塞器。到 20 世纪，先天和后天腭裂的外科治疗有了重大进步，这使得腭阻塞器的重要性迅速下降，但在上颌骨切除术等导致新鲜创伤的情况下，腭阻塞器修复体仍起着不可代替的关闭腔隙作用。

19 世纪以前，口腔医学的治疗以拔牙为主，口腔修复治疗则以全口义齿、可摘局部义齿为主。20 世纪可摘局部义齿有了飞速发展，1924 年，Stryker 首次将树脂作为全口义齿基托材料。1925 年，Kennedy 建立了局部义齿分类体系，根据缺牙的部位结合可摘义齿鞍基与基牙的关系分为四类。1951 年，Steffel 对局部义齿设计原理作了描述，他论述了精密附着体、应力中断装置、义齿的固位体面式布局等原则。1952 年，Van 强调了义齿对口腔基牙健康和牙周支持组织的保护的设计思想。1963 年，Kratochril 根据远中游离端义齿修复存在的问题提出 RPI 卡环组设计，用邻面导板、近中支托及 I 杆以减少基牙的扭转受力。1969 年，Atkinson 和 Ellioff 建立了观测模型方法。以上这些都逐渐丰富了可摘局部义齿的设计制作技术。1972 年，Krol 进一步改进了 RPI 卡环。1983 年，Eliason 在 RPI 卡环基础上提出 RPA 卡环。到 20 世纪中期，由于牙体修复技术发展，使更多患牙被保留，同时口腔预防工作受到重视，正畸及口腔颌面外科治疗理论和技术出现长足进步，使固定义齿修复和口腔颌面赝复技术也得到相应的发展。20 世纪 60—70 年代，牙髓病治疗技术发展使大量残根、残冠得以保留，加上近 20 年来种植义齿技术在临床得到成功应用，都促使固定修复理论和技术的发展明显地超过了可摘义齿修复，占据了口腔修复临床的主导地位。随着口腔生理学的发展，人们认识到牙齿和整个咀嚼系统之间的相互关系，提出牙列面接触的生理要求，明确了口腔修复必须符合生物学原则。

种植义齿是口腔医师和患者的"千年梦想"，古墓葬中不乏这类尝试的遗迹。但只有在现代医学解决了麻醉、灭菌消毒、机体排异反应等一系列问题之后，它的实现才出现了曙光。1947 年，Formiggini 用化学性能稳定的钽丝扭成螺旋椎状植入颌骨，取得良好的疗效，他因此被尊为现代口腔种植学奠基人。1949 年，Goldburg 等发明了钴铬合金制作的骨膜下支架种植义齿，此后各种外形、各种材料制作的牙种植体层出不穷，曾在 20 世纪中期形成一个口腔种植的热潮。1951 年，美国种植牙医学会成立，此后其他发达国家也相继建立了类似的学术团体。但在 20 世纪 50 年代中后期，人们开始为种植体过高的失败率担忧，一些国家甚至一度禁止在临床使用牙种植体。这个种植义齿的低潮阶段直至瑞典歌德堡大学的 Branemark 教授所取得的突破性研究成果问世才得以扭转。以往人们习惯地认为在牙种植体周围应该有一层类似牙周膜的软组织，而 Branemark 教授提出骨整合（osseointegration）的概念，认为种植体的表面应与骨组织形成紧密结合、融为一体的界面状态，不应有任何软组织介于其间。1977 年，他所领导的小组报告了 10 年临床效果的总结。1981 年又报告了 15 年期间对 2768 个病例的跟踪随访研究结果。无可辩驳的高成功率使国际口腔医学界接受了他的理论体系，1982 年在加拿大多伦多的"口腔医学临床的骨整合"（Osseointegration in Clinic Dentisry）学术会议上，国际口腔种植学界正式肯定了骨整合学说。此后，在这一理论基础上发展起来的种植系统（指包括种植体研发、临床操作式式、修复体设计制作等环节在内的体系）都取得了很高的长期成功率，从而确保种植义齿成为一种可靠的修复手段，在临床得到日益广泛的应用。

二、中国的口腔修复学发展史

我国是四大文明古国之一，在中国的考古发掘中也不乏口腔修复遗迹的发现，在文学、史学中亦见描述和记载。南宋（公元 1125 年）诗人陆游所著《岁晚幽兴》中有"卜冢治棺输我快，染发种齿笑人痴"的诗句，并自己注释道："近闻有医，以补坠齿为业者"，可见当时已有专门从事镶牙的医生了。公元 1137 年楼钥著《攻集》中有《赠种牙陈安上》文，称："陈生术妙天下，凡齿有疾者，易之一新，才一举手，使人保编贝之美。"说明陈氏的镶牙技术已达到了以假乱真的较高水平，义齿修复在当时已经相当普遍了。公元 1750 年梁玉绳著《白士集卷 27》谓："今市肆有补齿铺，悬牌云'镶牙如生'，盖宋以来有之。"并谓："《七修类稿》有种齿说，与今补齿不同。"已将牙齿修复术与牙齿再植术相区别。来自世界各地的旅行家们也对中国的镶牙技术予以记载。马可•波罗于 13 世纪曾有如下记载："这个省区的男人和女人，都有用金箔包牙的风俗，并且依照牙齿的形状包镶得十分巧妙，并还能保持与牙齿的一致性。"根据 Kerr 与 Roger（1877 年）报告，中国人用象牙、兽骨雕刻成牙，用铜丝或肠线结扎在真牙上修复缺牙，这种方法比欧洲早了几个世纪。

但口腔修复在中国长期停留在一种精巧工艺的地位，而未被中国传统医学体系所接纳。在浩瀚的中国古代医书中，还未见到有关口腔修复的详细记载。近代口腔医学是由西方传入中国的。据记载，1907 年，加拿大牙科医生 Lindsay 来中国，成为最早在中国系统传授西方牙科知识的人。1908 年，Lindsay 在成都建牙科诊所，三年后诊所扩为牙病医院，Lindsay 任院长。1912 年，该牙病医院开办了第一个修复技工训练班，招中国人邓贞明、刘仲儒学习修复体制作技术。1917 年华西协合大学牙医系成立。1934 年在上海设立了牙科学校，1935 年在南京创办了高等牙医学校，1939 年在哈尔滨的北满医大设立了齿学部。这一系列活动引进了包括口腔修复学在内的现代西医口腔医学体系。

1949 年中华人民共和国成立后，由一批从海外归来的学者为骨干，逐渐将现代口腔修复学的理论和技术扩散到北京、上海、西安等大城市以至全国各地。1954 年，朱希涛教授编著出版《冠桥学》一书；1955 年，欧阳官编著出版《全口义齿学》，同年，王征寿教授提出独树一帜的牙列缺损可摘局部义齿六类分类法；1959 年，毛燮均教授主编的《口腔矫形学》一书成为我国口腔修复领域中的第一本统编教材，中国自己的口腔矫形学临床教学科研渐成完整的体系。但在相当长的一段时期，落后的经济水平制约了口腔修复事业的发展，人们心目中仍存在将口腔修复看作一门手艺的歧见，在这种情况下，很少有大学毕业生愿意选择口腔矫形专业。1957 年，毛燮均教授曾著文呼吁口腔医学生转变这种观念，正确地选择设计自己的发展道路。

改革开放以来，我国的口腔修复学得到长足的进步，迅速缩短了与发达国家的差距，在许多方面达到了国际先进水平。目前，在我国所开设口腔医学专业课程的医学院校中均教授口腔修复学，每年有数以百计的研究生在攻读口腔修复学的硕士和博士学位。口腔修复学方面的论著更是如雨后春笋，不可胜数。1997 年，随着中华口腔医学会的创建，也成立了下属的口腔修复学专业委员会。通过几代口腔修复工作者的艰苦努力，在这一学科领域逐渐缩小了与世界上发达国家的差距。

三、口腔修复学的演化轨迹

回顾口腔修复学萌发成长的过程，可以分辨出以下一些演进的主线，并可由此推论将来可能的发展趋势。

（一）由直接法转为间接法

显然，早期的口腔修复是直接在患者口腔中进行的，这使得治疗过程复杂并过度地依赖术者的操作技巧，也使得患者和术者疲劳不堪。随着印模材料和技术、粭架和颌位转移技术的出现和逐渐完善，使得技师可以安坐在口腔修复技工室，在牙列的石膏模型上从容不迫地制作修复体。从而拓宽了修复材料的品种，提高了修复体的质量。以上的种种进步所依赖的一个关键就是印模技术。1756 年 Pfaff 和 1820 年 Delabarre 都曾提到使用托盘取口腔印模的方法：把烫软的蜡放在一个小浅盘状的模具上放入口中压紧，再小心地顺牙齿方向取出，浸入冷水，多余部分用刀去掉，然后再重复一次。1857 年，伦敦牙医 Stent 试验成功一种由不同蜡组成的混合物，它能被烤软塑型，也能在口中硬化，称为 Stents 组合体。1860 年，俄亥俄牙医学院的 Richardson 教授在他所著教科书的《牙科化学》章节中提到：在取局部义齿印模时可用牙胶，其他情况尽量少用，因为它的弹性较大。在 1840 年，一些美国人曾研究用石膏印模并取得了一定成果。1864 年，Schrott 做了关于功能印模的演讲。1924 年，维也纳内科医生 Poller 发明了用琼脂作印模材料的方法，它可在凝固后仍保持弹性。二战期间由于用于生产琼脂的藻类（原本均来自日本海岸）货源不足，于是人们把眼光转向来自棕色藻、通过化学方法生产出的藻酸盐印模材料。利物浦大学的 Pearson 在 1955 年发明了从合成橡胶得到的弹性印模材料，这些印模材料在临床应用至今。

与颌位关系的记录和转移是间接法口腔修复的另一个关键环节。口腔医师必须观察人体的咬合关系和咬合运动，发现其中的规律并抽象为数学模型，使之能在机械结构上实现。此外，还需要建立将机体的咬合关系转移到机械结构上的方法。1756 年，Pfaff（即首先描述取印模的学者）首先提出咬合接触和咬合关系问题，他认为在给患者取各种记录时，患者必须最终把嘴闭上。1805 年，Gariot 描述了一种简粭架，直到今天还在世界各地广泛应用。1840 年 8 月，Evans 发明了更高级的专利粭架，它能模仿下颌运动，包括侧方和前伸运动。费城人 Kern 将这种粭架生产出来投放到市场。真正实用的粭架，最早是由 Bonwill 在特拉华牙科协会于 1864 年举行的会议上展出的，它以几何、数学和机械原理为基础，以三点接触平衡为依据制造。当时，人们对下颌运动的认识还仅仅建立在粗浅的肉眼表面观察基础上，Evans 认为髁突的前伸运动轨迹是直线而不是斜面曲线，并据此设计制作粭架。此后的 100 多年中，人们通过实验研究不断加深了对人体下颌运动的认识，并据此逐渐改进粭架的设计制作。Bonwill 研究了数以千计的头颅骨后指出：双侧颞下颌关节中心与下颌中切牙接触点构成等边三角形，并命名为 Bonwill 三角。Bonwill 依据这一数学模型提出了平衡理论。英国人 Balkwil 对粭接触做了大量研究，他把髁突描述成一个铰链，他还将髁状突运动方式与牙尖斜度、曲线等因素联系到一起进行分析，提出一系列原理假说。1890 年，曲线以它的发现者解剖学家 Spee 命名为 Spee 曲线，成为帮助在粭架上排列人工牙的重要依据。这个概念后来被丹麦牙医 Christensen 在 1901 年修改并用于修复实践。1908 年，伦敦的口腔外科医生 Bennett 把发光灯泡附着在下颌骨上，在黑暗中观察发光点的运动，通过实验证明人在咀嚼时髁突存在侧方运动，并将它以自己的名字命名。在从事关系殆研究者当中，苏黎世的 Gysi 是非常杰出的一位，从 1894 年开始，他潜心研究这个问题长达半个世纪。1908 年，Gysi 提出同心圆学说，认为髁道、切道、牙尖工作斜面均为同心圆上的一段截弧，称为殆平衡，并依此理论设计殆架。1921 年，美国的 McCollum 发明了可确定髁状突铰链轴（hinge axis）的临床方法，而在之前，铰链轴的存在只是一种假说。1930 年，国际口腔修复学会确立了用哥特式弓确定正中关系位方法。随着计算机技术的发展，患者的口腔牙列情况可以直接从口腔中或间接地从模型上被扫描成一个数据模型，技师可以利用计算机辅助设计和制作技术在这个"数据模型"的基础上制造出修复体来。

（二）精益求精的修复体制作工艺

研究表明，口腔的感觉极其敏锐，特别是牙周膜的本体触压感觉可达到 0.02 mm 的分辨率。人的咀嚼器官由中枢神经系统的反射控制构成一个功能整体，在口腔特别是咬合方面发生的变化可能影响到颞下颌关节、头颈部的有关肌肉的功能，甚至影响到全身的姿态、内分泌和心理状态。这说明修复体的咬合关系如处理不当，将危及患者的全身健康，导致后果难以估量的医源病。修复体制作误差也会对基牙形成扭力，使牙周支持组织受到创伤。研究者还观察到，口腔中软组织受到刺激时也能影响到咀嚼运动路线、速度和咀嚼的力量，特别是硬腭前部的黏膜更敏感。修复体的戴入还会改变口腔环境从而改变发音时气流的流向，影响发音效果。总之，一个精心设计制作的修复体，其产生的治疗效果不仅局限于恢复口腔的外观和咀嚼、言语等生理功能，也有可能间接地影响患者的全身健康和心理状态。基于这一认识，对修复体制作的精益求精是口腔修复学领域发展的重要趋势，对精确度的追求表现在以下诸方面：①精确的印模和模型材料技术使用分辨精度尽可能高，尺寸精度变化尽可能小的印模、模型材料；建立和严格遵守操作规则，从患者口腔制取印模、翻制模型。②对人体口腔器官生理功能规律的深入研究探讨人体下颌运动的规律、颞下颌关节功能的特征，以及在生理条件下精确记录、转移这些规律特征到架模型上的技术。③精确的修复体制作材料技术在修复体制作过程中涉及多次模型翻制、包埋铸造等工艺，在这些环境中不可避免地出现失真和变形，材料工艺研究和开发的重点在于将这种畸变降到最低程度。

（三）口腔修复体的大规模生产和个性化

早期，口腔修复体均由能工巧匠针对患者个别制作。陶瓷材料是最早使用的替代天然牙的人工材料，瓷牙的发明者是巴黎郊区一个名叫 Duchateau 的药剂师。因对自己戴用的一副象牙制作的义齿不堪忍受，他与巴黎的牙医 Chemant 合作，终于利用陶瓷材料为自己制作了一副成功的总义齿。Chemant 在人工牙的颜色、三维结构的稳定性以及矿物质牙在义齿基托上的固位等方面取得了许多研究成果。1808 年，Foucou（法国国王路易十六的御用牙医）对 Chemant 的瓷牙材料调整了烧结温度、混合物种类，通过增加不同金属氧化物形成三种不同的颜色（蓝白色、灰白色、黄白色）。1808 年，Fonzi 发明了一种新方法：把白金钩与人工牙烧结在一起，使得人工牙可被焊接在金属杆上。1820 年，曾在巴黎多家医院和皇家技术学院工作过的牙医 Maury 对人工瓷牙的透明层做了研究，他用两层相似颜色的瓷在一个铸模内形成人工牙的雏形，上亮、干燥后与白金固位针烧结在一起。同年 Delabarre 发明了在瓷牙中牙龈部分混入红色矿土使牙龈与牙齿能分辨的方法，改善了义齿的美观。19 世纪初，整个工业界已从创业阶段转入科学技术大发展的时期，牙科业在美国这个新兴国家得到了极大的发展。1817 年，人工瓷牙烧结技术由牙医 Plantou 从巴黎带到北美大陆。1825 年，费城的宝石业者 Stockton 第一个批量生产了人工瓷牙，而且很快就达到了 1 年能生产 50 万个人工牙的规模。1837 年，英国金匠出身的牙医 Ash 创办的大英 Ash，Sons and Co. 国际公司推出了第一种高质量人工瓷牙，1840 年前后又推出空管人工瓷牙，即牙齿中央为一管状空洞，这样它便可与金属基托上的桩相嵌合。伦敦的 Robinson 是第一个从事口腔修复学教育的人，从他 1846 年出版的教科书上，我们可找到人工瓷牙的成分配比及如何烧制等内容。

人工牙的工业化批量生产为义齿修复治疗的普及清除了一大障碍，但当时基托制作技术的简化问题还没解决。早先用兽骨制作基托的工艺复杂，且易于腐坏，而金与白金的基托又价格昂贵。1820 年，Hudson 在费城铸出了第一个以锡为基托材料的修复体，因其较重，故只用于下颌义齿。1848 年，Delabarre 推荐牙胶做修复体基托材料，而今天我们把它作暂封用。1851 年，美国人 Goodyear 成功地将橡胶通过硫化和加热达到硬化，作为基托材料。1864 年，Cummings 对硫化橡胶材料进行了改良，使它再次受到了欢迎。不久后 Goodyear 成立了硫化牙科公司，美国牙医开始大量应用这种硬橡胶。其后，人们还曾探索过使用其他材料制作基托的可能性，如 1856 年 Blandy 报告使用一种低熔金属（银、铋和少量锑的合金）做基托材料，在 1860 年曾有人试用过赛璐珞，但它们很快都被淘汰。19 世纪末，在众多试图用以替代硫化橡胶的材料中只有甲基丙烯酸树脂确立了自己的地位。最初这种材料只能被加热凝固。20 世纪 20 年代，Rohm and Haas 公司的德国化学家 Bauer 对甲基丙烯酸树脂进行了改进，后于 1928 年获得了专利。甲基丙烯酸树脂无论在理化性能还是美学效果方面都远胜过硫化橡胶，到了 1930 年，它已成为牙科工业主要的产品之一，迅速风行世界且至今不衰。1936 年，德国的 Kulzer 公司推出了自己的自凝甲基丙烯酸树脂产品 Paladon，并获得专利。在常温下把它的单体液和粉剂混合很快就能聚合，于是不久它就占据了欧洲市场。不锈钢最早是法国矿物学家 Berthier 在 1821 年合成的，但是直到 1911 年埃森的 Krupp 诊所负责人 Hauptmeyer 才应用镍铬合金（即所谓的 V2 A 钢）制出第一个修复体，这种材料是 Krupp 公司物理化学试验所的主任 Strauss 的研究成果。1911 年，化学家 Tammann 发明了由铬、钴、镍为原料抗腐蚀可锻造的合金。

综上所述，19 世纪以来工业革命的浪潮已席卷口腔修复领域，人工牙、预成的各种固位装置、附着体、桩核等都实现了大批量标准化的大工业生产，提高了质量并降低了成本。除了原材料、预成牙列、基托材料外，修复体的技工室制作也有大生产集约化的趋势，有些社会化的口腔修复技工中心聘用数百名员工，采用将修复体分解为若干部分（或制作阶段）进行流水线作业的加工生产模式。委托者可能来自其他城市，甚至其他国家。

另外，社会进步带来的价值观念多元化、人们追求个性特点的趋势也影响到口腔修复体的设计制作。医师与患者讨论和选择适当的修复体形态后，委托技工室制作。医师、技师之间通过约定的标准化符号数据交流信息，优秀的口腔修复技师也是艺术创作大师，他们能表达出人类牙齿特殊的美感，甚至连牙冠上细致的组织学特征都模仿得惟妙惟肖。当然，修复体的个性化不仅局限于牙齿牙列的形态，个体的下颌运动生理功能特征也需要通过拾架表示，并依此建立修复体的咬合关系。

（四）学科的分化与融合

在 20 世纪中叶，口腔矫形学分化为口腔修复学和口腔正畸学两个相对独立的学科。随后，口腔修复学在国内外许多院校还出现进一步分化为固定修复和可摘修复两个分支的趋势，这在一定程度上是知识信息的爆炸性增长和社会分工日益精细明确的体现。另一方面，在原有分科边界上也融合形成着新的分支领域。如在牙体牙髓学科与口腔修复学科之间形成的牙体修复学科（restorative dentistry）；在口腔生理、口腔修复、口腔正畸、口腔颌面外科、牙体牙髓科之间形成拾学（gnathology 或 occlusion）；在口腔修复学科、口腔颌面外科和牙周病学科之间形成的口腔种植学科等。

（刘玉华　韩　科）

第二节　口腔修复学的内容及特点
Contents and Characteristic of Prosthodontics

口腔修复专业主要包括临床治疗、技工制作（即修复体的加工）、教学和实验室的理论研究四部分内容。在叙述这些内容之前，首先介绍相关的专业名词。

一、口腔修复学的基本名词概念

通常，将修复治疗分为可摘义齿修复（又称活动修复，removable prosthesis）和固定义齿修复（fixed prosthesis）两大类，前者采用的是患者可以自行摘戴的修复体，后者则是用粘接水门汀等手段将修复体永久性地固定在口腔内，患者不能自行取下。

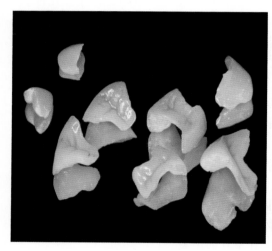

图8-1　嵌体

（一）固定修复体

固定修复体用粘接材料固定于患者的口腔，临床上常用的固定修复体有：

1. 嵌体（inlay） 嵌入牙体内部，用于恢复牙体缺损形态和功能的修复体（图8-1）。

2. 贴面（laminate veneer） 覆盖牙冠的唇颊面，起到改善牙齿外观的效果（图8-2A至图8-2E）。

3. 全冠（complete crown） 覆盖全部牙冠表面的修复体，可以用树脂、金属、陶瓷以及两种以上的复合材料制作（图8-3）。

4. 部分冠（partial veneer crown） 覆盖部分牙冠表面的修复体，根据覆盖牙冠的多少又可分

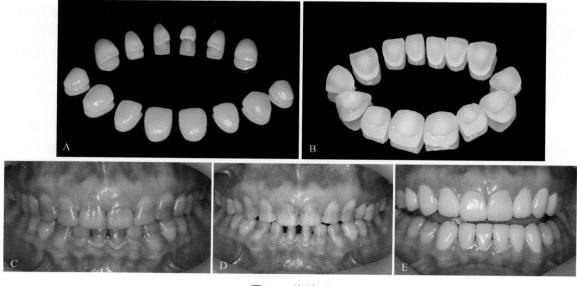

图8-2　瓷贴面
A. 唇面观；B. 组织面观；C. 修复前；D. 牙体预备后；E. 修复后

为 3/4 冠、7/8 冠等。

5. 桩核（post and cort）　插入根管内为冠提供固位的固定修复体。

6. 固定桥（fixed bridge）　在缺牙两侧的天然牙上以全冠等作为固位装置，连接桥体恢复缺牙的形态和功能（图 8-4）。

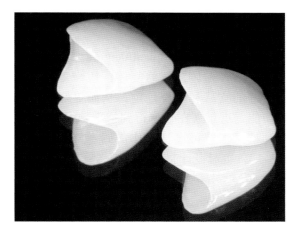

图 8-3　全冠

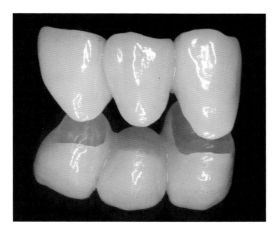

图 8-4　固定桥

（二）可摘修复体

可摘修复体是通过卡环等装置取得适当的固位力，患者能够自行摘戴的修复体。临床上常用的可摘修复体有：

1. 可摘局部义齿（removable partial denture）　是用于修复患者牙列缺损的可摘修复体。一个典型的可摘局部义齿包括人工牙、基托、连接体、固位体等组成部分（图 8-5）。

2. 全口义齿（complete denture）　用于修复牙列缺失的可摘修复体称为全口义齿，又称总义齿。全口义齿完全依靠大气压力和吸附力取得固位，因此基托形态、合理的排牙和良好的咬合关系显得更为重要（图 8-6）。

3. 覆盖义齿（over denture）　基托覆盖在已完成治疗的牙根或牙冠上，由此取得支持和固位的可摘局部义齿或全口义齿。

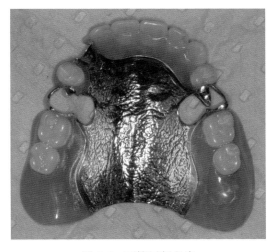

图 8-5　可摘局部义齿

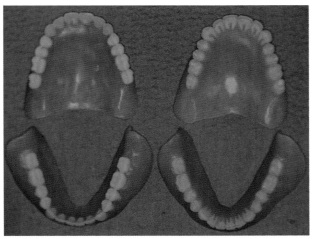

图 8-6　总义齿

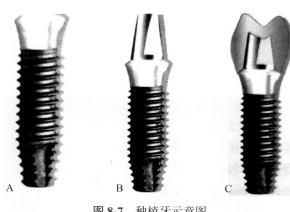

图 8-7　种植牙示意图
A. 种植体；**B.** 种植体与基台；**C.** 种植体、基台与全冠

4. 即刻义齿（immediate denture）　在患者未拔牙前，先根据预期的拔牙后牙槽嵴形态制作的义齿。拔牙后立即戴用，在拔牙创伤愈合期间起到恢复一定功能和外观的作用。属于暂时（过渡）性义齿。

（三）种植义齿

种植义齿（implant denture）利用植入颌骨的种植体支持修复体，使修复体得到更好的支持和固位稳定，从而更好地发挥功能，近年来在临床得到越来越多的应用。种植义齿既可设计制作成固定修复体（图8-7），也可设计制作成可摘修复体。

二、口腔修复的临床工作

（一）口腔修复的临床工作程序

1. 检查和诊断　听取患者的主诉和对修复治疗的期望，详细搜集患者的病史，详细检查患者的口腔颌面情况、口腔内情况，对患者的咀嚼系统病损情况做出诊断。

2. 治疗设计　根据患者的需求和口腔缺损情况，向患者列举可能适用的修复手段及其优缺点，与患者共同确定一种适当的修复方案。

3. 临床治疗操作

（1）牙体预备：对牙体缺损和牙列缺损实施修复治疗时，首先需要对牙齿硬组织做必要的磨除，称为牙体预备，以形成修复体所需占据的空间及其就位道等。

（2）制取印模和模型：用印模材料制取患者口腔形态的印模，灌注模型材料，翻制成与患者口腔形态相同的石膏工作模型。

（3）𬌗与颌位的记录：记录患者上下牙列（或颌骨）之间的对位关系及它们之间相对运动的情况，并将记录转移𬌗架（咀嚼器官的机械模拟装置）上。

（4）制作修复体：将工作模型送到技工室，由技师按照口腔修复医师的设计要求制作修复体。

（5）戴牙：将制作完成的口腔修复体戴入患者口腔中，调改合适，嘱咐患者正确戴用修复体的保健知识。

（6）复查：在患者戴用修复体行使功能一段时间后，再做进一步的检查调改，使修复体与咀嚼器官更加协调，以便长期保持口腔组织的健康和正常的生理功能。

以下详述这些步骤的具体内容。

（二）口腔修复的治疗前检查

面对希望通过口腔修复治疗恢复外观和功能的患者，口腔医师需要进行以下一些检查：

1. 常规检查　医师通过目视和简单的检查器械对患者的咀嚼器官缺损情况作出基本的判断。

（1）牙列情况：缺损、缺失的牙齿数目、部位；余留牙的分布及是否存在错畸形；余留牙存在的症状（磨耗、缺损、疼痛、松动等）。

（2）牙槽嵴情况：拔牙（或牙齿自然脱落）所造成的创伤是否已愈合；牙槽嵴上是否有明显的骨尖隆凸、异常的肿物；牙槽嵴上覆盖的黏膜组织状况。

（3）其他口腔内软组织的情况。

（4）唾液情况。

（5）咀嚼器官缺损导致的面容改变。

（6）咀嚼器官功能改变：开闭口幅度和特征；开闭口过程中是否有弹响、疼痛等异常情况；对语言的影响。

2. 特殊检查

（1）X线检查：是临床常用的检查手段，用以判断余留牙病变的程度和保存的可能性；牙槽嵴骨组织的状态及病变情况；颞下颌关节的骨性结构和发生的病理变化。

（2）研究模型架检查：将患者的研究模型和个体运动特征转移到𬌗架上，可以更清晰地观察到上下牙列在各种功能运动中的接触情况，这对于修复体的设计制作是很有价值的参考依据。

（3）下颌运动检查和肌电图：可用以观察下颌的各种生理运动和有关肌肉的功能状况。

（4）其他检查：口腔内科和口腔外科临床使用的检查手段。

（三）口腔修复治疗计划的制定

通过检查，医师对缺损情况和口腔剩余组织情况有了初步印象。这是制订口腔修复治疗计划的重要依据。但需要强调的是，口腔修复是一种选择性的治疗，患者的意见在其中起着重要的、有时是决定性的作用。患者根据自身价值观念（如在恢复咀嚼功能和外观效果之间的权衡、经济能力、审美情趣等）做出的选择应尽量予以尊重。

1. 修复体类型的选择　修复计划的首要部分是确定采用何种类型的修复体。通常将口腔修复体分为固定和可摘两大类。

（1）固定修复体：临床上常用的固定修复体有嵌体、贴面、冠、固定桥等。

（2）可摘修复体：临床上常用的可摘修复体有可摘局部义齿、全口义齿、覆盖义齿、即刻义齿等。

一般说来，固定修复体更接近人的天然牙，恢复咀嚼功能的效果较好，比较舒适，对发音的影响也较小。但固定修复对患者基牙的数量分布和健康状况要求高，牙体预备时需要磨除较多的牙体硬组织，价格较贵，这些因素限制了固定修复体在临床应用。但随着材料学和粘接技术等的发展，固定修复体的牙体预备量逐渐减少，修复治疗越来越向微创发展。相对的，可摘修复体的适应证范围更大（甚至在患者的自然牙列全部丧失的情况下，也能作全口义齿修复），对基牙条件的要求不高且牙体预备磨除量较少，价格也比较低廉。可摘修复体的缺点是恢复咀嚼功能的效果不够理想，因体积较大而易使患者产生异物感，对发音也会有一定的影响。随着经济的发展、技术的进步，越来越多患者愿意选择固定修复。牙种植体（dental implant）技术的应运而生为此创造了条件。牙种植体是用具有高度生物相容性材料制作的人工牙根，通过外科手术植入颌骨，能起到与天然牙根类似的支持固定作用；通过选择不同的与种植体紧密连接的上部结构，后续可以进行可摘修复或固定修复。应用了这项高新技术，即使是无牙颌也能实现做固定修复的愿望。

作为经过专业训练的口腔医师，必须从全局进行分析、判断和制订修复计划。不仅要全面考虑上下颌牙列前、后牙区域外观恢复的需要，还要考虑建立正常上下颌牙齿咬合关系的需要。不仅要考虑当前存在的牙列状态，还要考虑经过一段时间后牙列可能出现的改变，根据这些因素综合权衡做出修复方案设计。

2. 基牙数量的确定和位置的选择

（1）不同修复类型所需要的基牙（abutment teeth），指承受修复体的功能负荷，为修复体提供固定和稳定力的牙齿数量：固定修复体完全由基牙支持，基牙承受修复体传来的全部负荷，如果基牙数量不足，会不堪重负而导致创伤。研究结果和临床经验表明，作为基牙的牙齿牙周膜面积应等于或大于修复体所恢复的缺失牙齿牙周膜面积，才能合理利用牙齿的功能潜力。由此，可以根据缺牙情况计算出所需要的基牙数量。

可摘修复体的一部分负荷通过基托传到牙槽嵴上，落到基牙上的负荷相对较小，还可以通过不设置支托等设计方案进一步减小基牙承受负荷的比例，因此基牙数量没有严格要求。

当口内剩余天然牙基牙数量不够时，可以考虑采用种植技术，利用种植体来承受最终修复体的功能负荷。

（2）基牙的位置选择：固定修复体的基牙一般均在邻近缺隙牙两旁。可摘修复体的基牙则可能分布在远离缺隙的区域，考虑的因素有：基牙成面状分布；选择牙冠外形、牙周支持组织健康的牙齿作为基牙；选择较隐蔽位置的牙齿作为基牙，避免金属固位装置暴露。

（3）基牙数量决定修复体类型：如果合格的基牙数量充足且位于缺隙的两端，即可能选用固定修复体。如果基牙数量不足或只位于缺隙的一端，如不采用种植修复，则只能考虑采用可摘修复体。

（4）修复体类型决定基牙数量：有时，患者出于特定的考虑强烈要求选择某种修复体类型，则需根据这一选择确定基牙的数量及其位置。总之，修复体类型和基牙（含种植体）数量位置之间存在互动的密切关系。

3. 口腔内软、硬组织的修复前处置计划

（1）余留牙的处理

1）需拔除的牙齿：无法保留的患牙，无保留价值的牙和（或）对修复有妨碍的牙。

2）需移动的牙齿：通过正畸手段使牙齿在牙槽骨中移动，以利修复。

3）需进一步治疗的牙齿：改善牙周组织健康；修补（充填）恢复牙冠的外形；做完善的根管治疗；调𬌗等。

4）为修复的需要，有时需做活髓牙的牙髓处置。

5）拆除不良修复体。

（2）牙槽嵴处置：对可能妨碍修复体就位或可能导致压痛的牙槽骨尖、骨隆突等予以手术去除。相反，对于过度吸收的牙槽嵴，有时可能需要通过植骨手术恢复正常形态，尤其是拟进行种植修复前。

（四）口腔修复的牙体预备

1. 牙体预备的目的

（1）开辟修复体存在的空间：正常的牙列，无论邻牙之间还是𬌗牙之间都接触得很紧密，通过牙体预备可形成修复体所需的空间。

（2）建立修复体的就位道：绝大多数修复体为刚性物体，需要形成良好的就位道，使修复体能顺利就位，才能将其安放到正确的位置。

（3）建立修复体固位形：当修复体依靠摩擦力取得固位时，要求牙齿的外形适宜，才能使固位力不过大也不过小。对靠粘接取得固位力的修复体，基牙的外形也有一定的要求。

（4）改善牙齿的外形：以下一些情况，牙体预备与修复治疗没有直接关系，如将过长的牙齿磨短，将尖锐、薄锐的牙尖和边缘嵴等磨圆钝等。但这些预备有利于改进口腔的生理功能和外观，也有利于长期保持牙齿及其他口腔软硬组织的健康。

对种植义齿来讲，通过选择合适的预成上部结构或个性化加工的上部结构，可以达到天然基牙牙体预备的目的和效果。

2. 牙体预备的工具　牙体预备一般依靠旋转切削刃具完成。旋转的动力来自电动或气动涡轮的手机。刃具包括用硬质合金、金刚砂、砂石等材质制作的各种形状的车针、轮状石、杯状石、刀状石等，根据修复体所需的形状和基牙位置而选择使用。高速的切削工具能缩短牙体预

备的时间，也能减少患者的痛苦，但也增加了激惹牙髓引起病变的风险，需要通过喷水到牙齿上实现降温。

3. 牙体预备的操作

（1）桩核、嵌体的牙体预备：利用根管固位的桩核和利用洞固位形固位的嵌体等冠内固位的牙体缺损修复体的牙体预备操作要求非常精细，操作时应取得坚定可靠的支点，视野要清楚，要频繁地对照 X 线片，在基牙上形成良好的抗力形（指在完成修复后修复体和基牙均能抵抗力而不至破坏或折裂）和固位形（指修复体在行使功能时，能抵御各种作用力而不发生移位脱位）。

（2）冠类修复体的牙体预备：操作时需注意适宜的轴面聚合角度，适宜的预备磨除量，边缘形态、沟、洞等附加固位形。

（3）固定桥的牙体预备：固定桥多采用冠作为固位体，牙体预备时除应遵循前述的操作要点外，还需注意使所涉及的多个基牙之间形成共同就位道。

（4）可摘局部义齿的牙体预备：与固定修复的基牙预备相同，在采用可摘局部义齿时要通过牙体预备形成支托窝和隙卡沟等修复体需占据的空间。同时，还应将过高、过锐的牙尖、嵴磨成圆钝，将过长的牙磨低以便改造平面和曲线，磨除或减少轴面过大的倒凹。

（五）种植体的植入与上部结构的选择

1. 种植体的植入　种植手术除遵循常规的无菌、防止副损伤等原则外，还应注意到种植手术的热损伤，种植体的位置、方向应该有利于后期的修复，要保证种植体的早期稳定性及愈合的无干扰性，努力提高种植手术的成功率。

2. 上部结构的选择　根据最终修复体的设计要求，选择合适的上部结构。上部结构可以是预成的，也可以根据患者的特点进行个性化设计，需同时满足 2 个要求：和种植体达到良好的结合；利于最终修复体的制作。

（六）口腔修复的印模和工作模型制取

1. 印模托盘　在口腔内印制牙列和牙槽嵴的模型时，需借助制成牙列、牙槽嵴及腭穹隆形态的托盘将印模材料输送到位。

2. 印模材料　印模材料要有准确的精度和可操作性，还要气味宜人、对托盘的附着力好等。当然，降低价格成本也是很重要的。

3. 注意事项　对种植修复来说，要通过特制的转移工具将口内种植体相关的位置及形状信息准确无误地转移到印模里去。

取印模后，要及时灌注模型。口腔修复用的模型多是用石膏与水调拌成浆状灌注入印模，凝固后从印模中剥离出来成为牙列的工作模型，口腔修复技师将在此模型上制作各种修复体。

随着数字扫描技术的发展和进步，现在已经可以采用口内扫描设备取得患者的数字印模，结合后期的 CAD/CAM 技术，即便没有实体的印模和工作模型，也能制作出符合要求的修复体。

（七）𬌗与颌位关系的记录和转移

1. 上下颌之间的关系

（1）牙尖交错位：人类牙齿的上下牙对位通常是一对二的关系，即除了下颌中切牙与上颌最后磨牙外，每个牙都会与两个对颌牙齿构成紧密的接触。在后牙区域，每一对牙齿的尖、窝之间也形成交错嵌合。牙尖交错位是指上下颌牙齿达到最广泛、最紧密的咬合接触关系的位置。

（2）正中关系：下颌对于上颌有一个唯一的、可重复的位置关系，在此下颌的髁状突应处于上颌颞下颌关节凹的正中位置，从而下颌骨对于上颌骨也应该适居正中。

（3）治疗性的颌位：在一些病例，虽然牙尖嵌合位是明确稳定的，却与患者的生理功能不相协调，需要利用口腔修复的时机重新建立有利于机体健康的牙尖嵌合位。

（4）𬌗蜡记录的其他信息：除了记录颌位关系外，还常用来记录诸如前牙的丰满度、中线、切缘的水平位置、口角位置、𬌗平面的位置等信息。

2. 颌位关系的转移　用上述方法记录上下颌、上下颌牙列之间的对位关系之后，利用这一记录将模型固定到𬌗架上。精确的牙列模型和完善的颌位关系记录转移，相当于将患者的咀嚼器官留在了口腔诊室。他们将被送到技工室由口腔修复技师在模型上加工制作和初步调试修复体（包括就位道、𬌗关系等）。随计算机技术的发展，现在已经有了数字𬌗架，可以在一定程度上取代传统𬌗架的功能。

（八）修复体试合和戴入

从印模开始的修复体制作过程，也是误差积累的过程。选用性能较好的材料和正确地操作使用，可以减少但不能完全消除误差，因此在戴入修复体时，口腔医师还需要做适当的调整才能使修复体准确就位，负荷合理分配，接触广泛均匀，外形美观协调，使患者能够很快、很好地适应修复体。

1. 修复体的就位

（1）固定修复体的就位：医师将冠桥、嵌体等固定修复体按设计好的就位道送入缺损部位，有时需要适当调改修复体达到完全就位，其标志是修复体边缘与基牙达到密合无隙。

（2）可摘修复体的就位：方法与固定修复相同，不同之处在于：

1）可摘修复体的就位道较复杂，常要用倾斜、旋转等就位途径。

2）可摘修复体将由患者反复自行摘戴，其就位道和脱位道应设计和调改得使患者比较易于摘戴，但又不会在使用中发生意外脱位。

3）可摘修复体就位的标志仍是固位体与基牙达到密贴，并根据基托与牙槽嵴的贴合状况来判断是否达到了完全就位。

2. 调𬌗　修复体的𬌗必须在确认修复体完全就位后，方可开始调𬌗，将易脱色的咬合纸放在上下牙列之间，嘱患者做各种咬合动作，观察修复体上留下的接触印记，将早接触的部位逐渐磨除，达到修复体及全牙列广泛均匀接触的目的。

3. 固定修复体的粘接固定　修复体就位、调𬌗步骤完成后，需用粘接水门汀将其永久固定在基牙上。

4. 卫生宣教　对患者讲授修复体使用注意事项和口腔保健知识。

5. 复查　修复体戴用的复查一般需约患者在一至数日后来复查，以便消除因修复体与口腔组织未达到完全相互适应协调而出现的问题。

（九）其他修复体

牙体缺损、牙列缺损和牙列缺失的修复是口腔修复治疗的主要内容。此外，口腔修复临床工作还包括以下一些内容。

1. 颞下颌关节功能紊乱综合征的修复治疗采用𬌗垫、可摘义齿、固定冠桥等修复体改变患者原有的咬合接触关系，调整其咀嚼系统的结构和功能，对颞下颌关节功能紊乱实施治疗。

2. 牙周病的修复治疗通过可摘和固定的牙周夹板，使松动的牙齿相互依靠而得到稳定，配合牙周病专业的其他措施进行治疗。

3. 颌骨手术的辅助性修复体包括腭护板、各种导板等，主要用于颌骨手术中指导及在手术后用以固定敷料阻塞空腔，起到防止下颌偏位的作用等。这些修复体有恢复部分生理功能的作用，也为以后的永久性修复创造了有利条件。

4.颌面缺损的修复治疗是运用一般口腔修复的原理和方法，采用特殊的材料和工艺技术修复颌面部其他部位如颌骨、眼、耳、鼻、面颊、唇等的缺损。这些部位的缺损情况复杂，修复体就位和固位困难，又需要兼顾功能和客观效果，是对口腔修复医师的挑战。

三、口腔修复技工室工作

口腔修复医师所设计的修复体，是在一般称为技工室、技工所或义齿技工加工中心的场所制作完成的。在技工室制作各种修复体的人员称为口腔修复技师，他们不仅需要熟悉和掌握各种专用设备和材料的性能，还要了解人体咀嚼器官的解剖生理特点，亦需要具备良好的审美意识和精巧的制作技能。在大多数情况下，口腔修复技师面对的是患者的牙列或（和）牙槽嵴石膏模型，为了能在模型上制作与患者形态、功能相协调的修复体，技师们需要作以下一些工作：

（一）口腔修复技师与医师之间的交流

在大多数情况下，技师与患者不直接接触，因此医师必须向技师传递尽可能准确和详细的信息，如：

1.准确的模型和咬合记录。

2.关于患者容貌、外观、牙色的信息。这些信息可以通过照片、视频等传递给技师。

3.修复体设计单，包括医师对修复体类型、材料、形态等方面的设计意图。

（二）口腔修复技工的主要设备、材料和工艺

1.铸造设备、材料和工艺　口腔修复体中的金属构造（支架、冠桥等）可通过铸造工艺制作。铸造的构件较锤造、冷弯等工艺制作得更加精密美观，但需要特殊的铸造设备。制作口腔修复体所需的铸造机械多根据所熔铸的金属材料特性而设计。目前口腔修复常用的铸造材料有钴铬合金、镍铬合金、金合金、银合金、纯钛及其合金等。陶瓷类材料也可以采用铸造方法加工。口腔修复体通常采用熔模铸造法（工业领域中称为失蜡铸造法）工艺。

2.陶瓷设备、材料和工艺　陶瓷的质地接近人的牙齿，可达到最佳美观效果。口腔修复技工室中陶瓷冠桥的制作过程犹如艺术创作，可以逼真地模拟天然牙的形态、结构、颜色、半透明性等美学特征。

3.焊接设备和工艺　需要将多个金属的修复体构件连接到一起时，可采用焊接方法。

4.树脂成型设备、材料和工艺　口腔修复体通常采用树脂（主要是甲基丙烯酸甲酯）材料制作人工牙齿和牙龈。树脂人工牙多是在工厂中大批量定型制作的，而基托部分则需通过雕刻蜡型、包埋、冲蜡、填塞塑料、热处理等工艺来完成。

5.打磨、抛光设备和工艺　修复体的金属、树脂、陶瓷部分最终均需要打磨抛光，需要相应的器具和材料。

6.𬌗架及其使用　根据与颌位关系固定模型于𬌗架上，以便操作。

7.计算机辅助设计制作技术（CAD/CAM）的相应设备和工艺　随着计算机技术的发展，目前有许多义齿制作设计和程序可以用 CAD/CAM 技术来完成。

8.口腔修复技师常用的小器械　口腔修复技师常使用各种小器械，如锯、剪、锤子、各种钳、各种刀、毛笔等，用以对石膏模型、蜡型、金属、树脂、瓷等各种材质实施手工加工。

（三）口腔修复技师的工作特点

1.严格遵循医嘱和操作规程　在绝大多数情况下，口腔修复技师需通过医嘱获得有关患者

的信息。同时技师的训练注重于理工方面的理论知识和操作技能，对于医学方面的知识较医师欠缺。基于以上背景，国内外均规定口腔医师有权对患者作检查诊断，制订治疗计划和在患者口腔实施各种治疗操作。口腔修复技师则应严格遵循医嘱完成修复体的制作。

2. 发挥创造精神 口腔医师的医嘱不可能具体到所有细节，在许多情况下，技师观察模型比医师在口腔中观察真牙列处于更好的角度。因此优秀的口腔修复技师应具备创造精神，将医嘱的要点、原则具体化、个性化，才可能制作出令人满意的修复体。

口腔修复材料和技术从实验室推向应用之后，还需要具有主动创造精神的技师拓展其使用范围、操作技巧。反过来，有进取心的口腔医师和技师不断向研发机构提出新的设想和要求，才能促进口腔修复新材料、新技术的不断发展更新。

3. 精益求精，认真负责 口腔修复技师的操作具有很高的艺术性，个性化的口腔修复体有很多方面是难以用客观数据来进行质量控制的，其质控有赖于技师精益求精、认真负责的职业荣誉感。精细地制作修复体可节省医师和患者的大量"椅旁时间"，使口腔修复医疗服务达到更高的水平。

四、口腔修复的教学与科研

（一）口腔修复学的教学

口腔修复学是口腔医学教育的重要组成部分。它阐述的主要内容是牙体缺损、牙列缺损及牙列缺失的修复原则和方法。口腔修复学的教学还涉及颌面缺损的修复、牙周病的修复治疗、颞下颌关节的修复治疗、口腔修复常用材料及工艺等部分。

（二）口腔修复学的科学研究

在口腔修复学领域中需要研究这样一些问题。

1. 人类咀嚼器官的形态和功能

（1）咀嚼器官的形态：包括牙齿的形态、牙列的形态、牙列的咬合关系，以及整个咀嚼器官的解剖结构。修复体必须仿真缺损的部分，对这些形态规律的分析和抽象描述，无论对于传统修复体制作工艺还是正在迅速发展的计算机辅助设计制作技术都是必不可少的。

（2）咀嚼器官的功能：包括下颌的生理性和边缘性运动、唾液腺的分泌、口腔的发音过程，特别是神经系统对各种功能的反射控制等。修复体必须与口腔器官的其他部分在完成这些功能的过程中达成协调。

（3）咀嚼器官的生物学特点：包括牙齿、牙周、牙槽骨的生物学特点，如成骨细胞、破骨细胞的活动规律，牙髓组织受到理化刺激后出现的反应，牙槽骨密度在年龄、性别、内分泌等因素影响下的变化，缺牙后牙槽嵴吸收的规律等。修复治疗必须顺应这些规律。

2. 修复体施加于咀嚼器官的影响

（1）修复体功能负荷的生物力学分析：如牙体硬组织和牙周支持组织在行使咀嚼功能时的应力分析，负荷在牙周组织、牙槽嵴、颌骨以及颞下颌关节中传递情况的分析等。由这些研究可改进修复体的设计使之趋于合理。

（2）修复体对唾液分泌、口腔自洁作用、口腔菌群微生态环境等的影响：由此得到的知识有助于减少修复治疗的副作用，如龋齿、牙周病、口腔黏膜病等。

（3）修复体对咀嚼系统神经反射控制的影响：修复体可造𬌗与颌位关系、咀嚼压力感觉、温度感觉等一系列传入信号的改变，其对中枢神经系统反射应答模式的影响作用相当复杂。特别是种植义齿，其缺少了牙周膜本体感受器，对咬合力等的感知、反馈能力都有变化。有关的研究结果对修复体的咬合接触关系、垂直距离、基托材料和覆盖范围等设计制作要素均有指导意义。

3. 修复体的材料学研究

（1）材料的生物相容性：修复体必须被机体所接受，这对于植入性修复体尤其重要。

（2）材料的理化性能：修复材料应具有良好的物理性能（抗挠曲、抗剪切、耐磨耗等）和良好的化学性能（耐老化、低降解率等）。

（3）材料的加工性能：修复材料应易于通过铸造、焊接、磨削等加工工艺达到预期的外形和良好的尺寸精度。

（4）材料的美学性能：口腔修复材料应能达到良好的美学效果，如仿真的牙齿、牙龈的形态、颜色、半透明性等。

为满足上述各项性能要求，有关研究人员做了大量的实验和筛选工作。目前，这方面的研究工作仍在进行中。

（5）粘接材料的研究：将修复体固定到基牙上的粘接材料是修复临床医师非常关心的一个领域，因为粘接材料的进步意味着修复医师可以较少地考虑基牙牙体预备的固位形和粘接材料对牙髓产生的刺激等因素，可以在牙体预备中磨除更少的牙体硬组织，从而可以更简便易行地、采用更加微创的手段来完成修复治疗。同时由于粘接材料在粘接强度、耐老化和边缘封闭性方面的进步，可以提高修复体在口腔内的使用寿命和修复效果。

4. 修复体设计的力学分析

根据修复体所选用的材料以及所需要修复的牙列情况，进行了以下一些力学分析研究。

（1）修复体强度设计：研究合理的修复体外形，用较少的材料达到足够的强度。

（2）修复体固位力分析：对于可摘局部义齿来说，过大或过小的固位力都产生不良结果，因此用不同材料及针对不同形态的基牙采用合理的外形设计，才能保证得到适中的固位力。

（3）修复体的固位体布局设计：为达到充分且必要的固位效果，无论是固定修复体还是可摘修复体，都需要通过力学分析确定固位体的数量和分布。

5. 修复治疗的效果评价和预后估测

（1）修复治疗的效能评价：常用于评价修复体恢复口腔生理功能的客观方法有咀嚼效率、下颌运动轨迹、语音图谱、肌电图等；主观方法有患者满意度调查问卷等。

（2）修复治疗的预后估测：大多是根据大样本的调查统计资料，从中得出修复治疗的有效期，较易发生病损破坏的环节，导致病损破坏的因素等。

6. 修复体制作工艺技术的改进 许多新材料、新技术，包括军工、航天等高科技研究成果都很快地被嫁接到口腔修复学领域以提高修复体的制作精度和性能。同时，即便是继续运用传统的材料和制作技术，也通过计算机自动控制加工过程，如计算机辅助设计和计算机辅助制作（CAD/CAM）技术，进一步提高修复体的质量，减少技师的劳动强度和人为失误的可能性。

7. 美学在口腔修复学中的应用 改善口腔和面部的外观是口腔修复的重要目的之一。"美"一方面有可以客观衡量的因素，如物体的轮廓、排列、色彩等，是可以用光的波长、曲线的数学模型等特征参数来加以表达的。另一方面，外界事物映入眼帘后产生的视神经兴奋信号向中枢传递和在大脑皮层产生的视觉印象，则受到个体生理心理差异的很大影响。"美"又是一个社会的、文化的概念，不同民族、时代的文化背景使"美"的内容和形式在不断地演变。现代人崇尚自然美，因此口腔修复领域中关于美学的研究一方面注重于形式美规律在临床的应用，另一方面着力于研究人类牙齿颜色、形状的变异分布范围规律，将其归纳为有限数量的类型，以便将信息准确无误地传递给技工部门。

第三节　口腔修复学与其他学科的关系
Relationship between Prosthodontics and Other Disciplines

一、口腔修复学与口腔医学领域中其他学科的联系

（一）口腔修复学与口腔解剖生理学和口腔组织病理学的联系

1. 口腔修复学与口腔解剖生理学的联系　口腔修复学是以人工修复体恢复口腔器官中缺损的部分，修复体必须很好地模仿丧失的软、硬组织的形态特点，如牙齿、牙龈、牙槽嵴等的解剖特征。当需要用髓腔、根管等牙齿内部结构为修复体提供固位时，这些内部构造的解剖特征和规律也是必须掌握的。而利用活髓牙作基牙的病例，则需要根据髓腔解剖结构的知识而避免发生牙体预备时的意外穿髓。

上下牙列之间的咬合关系是口腔医学中的一个重要课题。对于从事口腔修复专业来的医生来说，不仅需要了解人群中牙列咬合关系的共同规律，更要分析每个病例的个体咬合关系特点，使修复体能与个体的咀嚼器官相互适应和协调，起到改善咀嚼器官各种生理功能的作用。咬合的紊乱和干扰是导致咀嚼器官病变的一个重要诱因，采用修复方法解除咬合紊乱和干扰的疗效显著且安全。反之，如果修复体的咬合关系与咀嚼器官的其他部分不能相协调，也会形成干扰，进而导致各种形式的医源性病变。

2. 口腔修复学与口腔组织病理学的联系　修复体与口腔内的软、硬组织发生接触，将功能负荷传递到牙齿、牙周膜、黏膜及深层次的颌骨等组织结构上。修复体进入口腔后会对唾液腺分泌、菌群生活状况等造成影响。机体组织对修复体带来的理化刺激反应如何？可能产生什么样的生理病理反应？这些是口腔修复学和口腔组织病理学这两个分支领域共同关心的问题。

（二）口腔修复学与牙体牙髓病学的联系

口腔修复学与牙体牙髓学科之间有牙体缺损修复这样一个重要的交叉部分，在一些国家分化为独立的牙体修复学。在国内，目前还是通过这两个学科的密切合作来处置那些需做牙髓治疗，然后用修复体恢复牙冠外形的病例。双方的合作主要表现在以下一些关键点。

1. 牙体牙髓组织的保存　对于牙体牙髓学科来说，在彻底清除病变组织的前提下应尽可能多地保留牙体健康的硬组织，尽可能地保留牙髓的活力是原则，牙髓的保存与否被视为治疗水平的体现。但在特定的病例，出于修复治疗的需要，可能必须对牙冠做大量的磨除预备，或是需要利用髓腔、根管为修复体提供固位。在这种情况下，则可能要求牙体牙髓医生主动地将有关牙齿的牙髓失活并作根管充填治疗。

2. 牙髓-根尖周病变的治疗　为了使修复体得到稳固的支持，消除一切后患，需要彻底清除病变牙髓将根管作完善的充填。在根尖周围发生病变的情况下需要采用根管治疗或根尖切除、倒充填的治疗手段。如果牙髓-根尖周的病变经久不愈，则只能放弃将其作为修复体的基牙，这对修复设计有重要影响。有时，修复手段也为牙髓-根尖周病变的治疗提供帮助。如对因𬌗创伤而导致根尖周病变久治不愈的病例，采用𬌗垫缓解局部创伤将有助于牙髓-根尖周病变愈合。

（三）口腔修复学与牙周病学的联系

牙齿对于修复体的支持能力主要取决于该牙的牙周膜面积和牙周组织的健康状况，因此修

复学与牙周病学之间在基础理论和临床实践方面都存在密切联系。如：

1. 借助牙周科的专业知识判断有关牙齿保存的可能性和（或）远期预后及有关牙齿的支持能力，作为治疗计划的参考并设计修复体支持类型，选择基牙数量和基牙位置。

2. 借助牙周手术，对基牙的牙冠高度和牙龈曲线进行调整，以达到改善牙龈等软组织的美观、完善修复体边缘的效果、提高修复体固位和抗力等。

3. 与牙周科共同研究修复体对牙周组织的影响　①正面影响：如修复体对牙周组织提供生理刺激所起的维持牙槽嵴的作用；通过修复改善牙冠外形对龈组织的保健作用等。②负面影响：如设计制作不良的修复体给牙周组织造成的各种创伤病损等。③种植修复体周围牙龈等牙周组织的保健问题，预防种植体周围炎的发生。

4. 修复也是牙周病治疗的重要手段之一，采用各种类型的牙周夹板，可起到使患牙相互支持稳定的作用，有助于牙周病变的控制和痊愈。

（四）口腔修复学与口腔黏膜病学的联系

黏膜支持式和混合支持式修复体的设计制作都需要考虑承托区黏膜的支持能力及可能出现的异常反应，如：某些修复材料引起的过敏反应；白念珠菌等微生物导致的义齿性口炎等。这类病变的治疗需要两个学科的通力合作。

（五）口腔修复学与口腔颌面外科的联系

1. 修复设计中常包括外科手术。如：

（1）拔除不能保留和（或）无保留价值的牙齿。

（2）对牙槽嵴作修整，去除影响修复的骨尖、隆突、结节等。

（3）通过植骨加高牙槽嵴高度。

2. 近年来得到广泛应用的种植修复技术需口腔颌面外科和修复科的密切合作完成。

3. 一些口腔颌面外科手术需要制作临时性的导板、护板等，需得到修复科的配合。

4. 即刻义齿作为一种过渡性的修复体，亦需口腔颌面外科和修复科之间进行密切合作而得以实施。

5. 许多口腔颌面外科手术后留下牙列、颌骨以至面部五官的缺损缺失，需通过修复科制作的赝复体恢复患者的功能和容颜。

6. 骨性的颌面部和牙列发育畸形导致的修复疑难病例，需要正颌外科的合作。

（六）口腔修复学与口腔正畸学的联系

这两个学科早年曾统称为口腔矫形学，后因正畸学科的迅速发展壮大而分化为今天的格局。这两个学科的临床内容都以牙列形态的改变为主，存在着密切的联系和互补。

1. 修复前的正畸治疗　一些病例在修复治疗前使用正畸手段调整牙齿的位置，可使修复较易且能够明显改善治疗效果。如：

（1）集中间隙：将分散的数个牙间隙作正畸关闭、集中，可使修复体人工牙较具真实形态。

（2）改正牙长轴：使基牙能更好地承受负荷，并使修复体有更好的就位道。在前牙，还可取得改善美观的效果。

（3）牙齿秴龈向的正畸压低或正畸牵引：通过正畸改善牙齿秴龈向的位置关系，调整压低过萌的牙齿，恢复良好秴曲线。通过正畸牵引使缺损到龈下的牙体断面暴露于龈上。改善由于牙齿过萌导致的牙龈位置和曲线的不良，改善"露龈笑"等软组织美学缺陷。改善牙齿的覆秴覆盖关系，使咬合运动更易取得协调平衡。

2. 正畸后的修复治疗　正畸治疗完成后，有时尚留有不能完全关闭的间隙和（或）上下牙列间的咬合问题，可采用冠桥等修复手段予以解决。

（七）口腔修复学与口腔预防医学的联系

口腔修复治疗后，口腔内微生态环境发生明显变化，微生物的活跃使龋齿、牙周病、黏膜病发病率有增高的趋势。针对这一情况，口腔修复医师需要在修复体外形结构设计、使用材料、工艺等方面加以考虑，减少修复后继发性龋、牙周病、义齿口炎等病损的发生。口腔预防医学专家则需要针对戴用修复体的患者做特殊的保健教育，如专门的清洁工具和药品的使用方法，强调防止冠边缘继发龋的意识等。口腔修复体的戴用者年龄结构偏大，口腔器官已进入退行性变的阶段，如何正确地利用口腔修复体适应这些变化，合理地提高生活质量，也是口腔保健教育的重要内容。

口腔预防医学的进步使高龄人群存有一定数量牙齿的比例越来越大，这必将对口腔修复学的理论和临床产生深远的影响。老年患者的口腔修复问题会变得越来越重要。

二、口腔修复学与医学、心理学的关系

（一）口腔修复学与医学的关系

牙列的缺损与缺失除与龋齿、牙周病等口腔特异性病患有关，或由外伤等偶发因素导致外，还有很多病例是与全身的系统性疾病有关，或是老年退行性变的口腔表现。因此，口腔修复学与营养、消化、内分泌、老年病等医学领域有密切的联系。这些领域中取得的成就将延缓牙齿和牙槽骨丧失的进程，使修复体得到更良好的支持固位，从而取得更好的疗效，有益于患者的全身健康状况。同时，良好的口腔修复治疗对患者全身心的健康也是非常有益的。

当采用种植义齿时，特别是种植义齿的治疗计划中包括植骨等外科手术时，有时需要涉及更广泛区域的手术操作（例如从髂骨缘取自体骨作为植入材料），以及考虑全身各部位各系统对这一治疗的种种反应。口腔医师在实施这类修复治疗时，需要得到其他医学领域专业的支持合作。

在一些情况下，口腔修复医师有机会从患者牙体缺损、牙列缺损和牙列缺失的现象中察觉到患者的全身性、系统性疾病的口腔表现。此时，提示患者及时到有关医学专业求治也是口腔修复医师的职责。

（二）口腔修复学与心理学的关系

在现代社会，越来越多的患者不仅期望通过口腔修复的治疗恢复咀嚼、发音等口腔基本生理功能，还期望口腔修复体能显著地改善自己的面容外观，从而以更自信、进取的形象出现在社会人群中。现代人期望口腔修复治疗能解除缺牙造成的痛苦，却难以接受某些修复体的异物感、不良气味、不甚自然的外观等缺憾。患者越来越多地将口腔修复治疗的目标从消除病痛转化为提高生活质量，要求尽善尽美。口腔修复医师应该追随社会心态的这种转变趋势，尽量满足这方面的需求。

作为一种社会、心理的需求，每个人特有的价值观应该得到尊重。但口腔修复医师毕竟是医务工作者，其教育知识背景应能识别患者期望的合理性。在许多情况下，口腔修复医师需要引导患者兼顾恢复口腔功能和保障剩余口腔组织的长期健康，兼顾当前的美容效果和远期的功能效果，还需要让患者理解医学科学的局限性，理解自己各种期望需求之间存在的矛盾，理解自身长远利益之所在，从而很好地配合口腔修复治疗的实施。

患者对修复体特别是可摘义齿的修复效果的接受度和满意度存在主观的心理影响因素。特别是在以美学诉求为主诉的修复患者更要考虑到心理因素的影响。

三、口腔修复学与科学技术整体发展的关系

人类科学技术的整体发展当然也会带动口腔修复学的进步。现代口腔修复理论技术是建立在生物学、物理学、化学、信息科学，社会心理学等基础之上的，特别要强调的是生物力学、材料学、美学对于口腔修复学的重要作用。修复体功能负荷的生物力学分析是其设计方案的依据。口腔医师时刻在关注口腔修复材料的生物相容性、理化性能、加工性能、美学性能等方面的改善，特别是希望粘接材料的突破带来口腔修复学的革命。口腔修复医师的美学处理在临床上也是一种艺术创作过程，需要加深自身的美学修养。这些领域中的动向及其对口腔修复学可能产生的影响，将在下面的"口腔修复学展望"一节中阐述。

第四节　口腔修复学展望
Prospect of Prosthodontics

一、现有口腔修复技术的合理应用与推广

作为一个发展中国家，我国现在还存在着很大范围的缺医少药地区。对于仅得温饱的人们，口腔修复这样一项选择性的医疗服务，往往被排在许多针对造成痛苦甚至威胁生存的疾病治疗以及生活中许多其他消费项目之后。至今，我们随处可见牙列缺损缺失而未得治疗的人士，甚至在电视报刊等大众传媒上也可见到，人们以此等形象出现而不以为然。这说明随着经济的发展和人们观念的改变，口腔修复学还有大量的工作需要去做。

在我国，"博物馆口腔修复技术"和当代国际上最先进的口腔修复技术并存，也是非常独特的国情。应注意到，许多 20 世纪 50 年代的口腔修复理论至今尚未完全过时，相应地，许多旧的口腔修复材料和技术工艺仍是合理的，且与许多患者的经济能力相称。问题在于用好这类旧的材料和工艺往往需要医师和技师更高的操作技巧，在此前提下，20 世纪 50 年代的口腔修复技术也能制作出精良的修复体。反之，现代口腔修复技术虽然越来越自动化，减低了操作难度和劳动强度，但远不能取代医师对患者病情的诊断、医患医技交流、制订合理的治疗计划等思维环节，也不能取代精益求精的敬业精神和在实践中积累的经验技能。

二、口腔修复观念的转变

如果说，当前口腔修复治疗主要着眼于解除患者因口腔器官缺损而造成的功能障碍和外观缺憾，那么随着整体的医学、口腔医学发展，随着像龋齿、牙周病等导致牙列破坏的口腔疾病得到控制，口腔修复治疗中将有越来越多的美容成分。人们在得到物质生活的小康后将会越来越注重于提高自身的生存质量，希望从内心深处充满完美自信的自我感觉，因此，一些有助于转变患者观念、改善口腔美容效果的技术将在口腔修复领域中得到迅速的发展和推广应用。

（一）有助于患者了解自身口腔状况和治疗效果的技术

1.口腔内窥镜技术　采用专用的摄像机，将患者口腔内各个部位、角度的图像显现在屏幕上，以提高患者对自身口腔病变的了解和制定治疗计划的参与程度。

2.口腔治疗效果预测的图像技术　利用计算机图像处理技术显现各种治疗手段的效果以供患者作选择，加强医患交流和指导技师的修复体制作。

（二）加强医技交流的技术

可以采用更合理的三维比色系统、牙齿外形色泽特征图谱等手段，向口腔修复技师传达患者口腔形态特点。将来，还有可能以图像、网络技术向技师远距离传输患者的口腔图像。

（三）加强修复的美学理念

随着患者对口腔美学要求的逐渐提高，美学已经成为口腔修复治疗的重要目标。越来越多的修复新技术可以帮助修复医师提高修复体的美学效果。如烤瓷冠的边缘瓷技术，可提高修复体边缘的密合性，并在牙龈退缩、边缘暴露时仍能保持良好的美学效果；全瓷冠技术可将修复体的深层制作得与真牙相似，进一步提高冠修复的美学效果；全瓷材料的发展可以是全瓷冠不仅有优越的美观性能，同时兼具良好的机械性能。各种类型的附着体则可减少或消除可摘修复体的固位装置金属色泽的暴露。总之，这些可使修复体的外观更逼真，自然的修复材料及技术有望得到更优先的发展。

（四）加强修复的微创理念

随着全瓷等修复材料的发展及粘接技术的进步，可以在磨除更少的牙体硬组织的基础上满足修复体的固位、抗力和美观要求。临床上逐渐使用树脂粘接修复、贴面修复、粘接桥修复等磨牙少的修复方法代替全冠、传统固定桥等磨牙多的修复方法。

（五）种植义齿技术

种植义齿的一项重要作用，就是将大量原本只能采用可摘修复治疗的病例，转化为可以用更舒适、更美观、恢复功能效果更好的固定方式完成修复治疗，或是可以显著地提高可摘修复体的固位力。这些效果对于提高患者的生活质量有很大的帮助，因此种植义齿技术有望成为口腔修复领域中最有发展前途的项目之一。

三、口腔修复体与机体的相互适应

必须承认，现代医学和口腔医学对于人类机体的生命规律还知之甚少。与口腔修复有关的问题如牙槽骨吸收改建的规律，牙周支持组织的生理病理学特点及与之相关的基牙负荷能力，牙列的咬合对咀嚼器官其他构造如颞下颌关节、咀嚼肌的影响，口腔内各种感受器接受刺激后向中枢传入冲动及由此产生的反馈应答，以及这些神经反射过程与心理活动的交互作用等，都有待于深入研究。在此背景下，口腔修复学仍带有强烈的经验、艺术色彩。人体生命科学方面的进展将有助于医师以更高的科学预见性制作合理的口腔修复体，使之更易于达到与机体长期相互适应和协调，真正起到人工器官的作用。

四、口腔修复材料和技术工艺的创新

迄今，人们仍在努力开发更好的各种用途的口腔修复材料，而新材料的问世将带动一系列革命，如临床设计、操作术式、加工设备工艺等方面的改进。概括地说，口腔医师期望的是有着更好生物性能的材料，能够避免机体对修复体的各种排斥、过敏等不良反应，在这方面，陶瓷类、贵金属、钛及钛合金等材料成为注目的焦点；口腔医师也期望有理化性能更好的材料，可尽量减少修复体断裂、磨损、老化、边缘微漏等烦恼，具有更好美学性能的修复材料是医师和患者的共同期望；医师还特别期望有性能更好的粘接材料问世，因为粘接性能的提高意味着对患者基牙的牙体预备可以减少和简化，修复治疗的远期效果更可靠。

五、数字化技术在口腔修复学领域的应用

计算机技术不仅可用于口腔修复有关信息的采集、分析和传输，还可能通过计算机辅助设计制作技术（CAD/CAM）、数字化导航及评估技术等使现有的口腔修复学实现大变革。其中的关键技术包括以下几种。

（一）口腔组织形态的计算机建模

即建立一个"数字化口腔"，将口腔中的牙齿、牙槽嵴、舌、腭及与之相关的颞下颌关节、咀嚼肌、骨骼、血管、神经、淋巴、腺体等的表面形态和深部层次结构都建立起数学模型。此数学模型与下颌运动的数学模型、各种口腔结构的生物力学特征参数相结合，可以大大促进和深化口腔修复领域的科学研究和教学。

从临床的角度看，数学模型可以远距离传输调用，实施修复体的制作。最先应用于实践的例子是瑞典 Nobel Biocare 公司研制的 All Ceram 陶瓷基底冠 CAD/CAM 系统，该系统能在全球各地的技工所用接触扫描的方式完成冠修复体基牙的表面形态建模，通过网络传输数据模型到位于瑞典的总公司加工中心，用数控机床切削瓷块实施基底冠的计算机辅助制作，完成后邮寄回委托者，从而实现了精密昂贵的瓷基底冠加工设备资源远距离共享。现在已有多家公司开发出了类似的 CAD/CAM 系统。

口腔修复学使用的 CAD/CAM 系统在发展初期，各公司多是闭环设计的，形成的数学模型不能通用，给该技术的发展带来了一定的阻碍。近年来，数字模型的通用数据格式得到了较快发展，多数厂家开发出了基于通用数据格式的 CAD/CAM 系统，系统生成的数学模型可以通用，这将进一步推动该技术的应用和发展。

（二）计算机辅助设计的专家系统

由于修复体设计需考虑的生理学、美学、材料学、生物力学等因素很多，即使是高年资医师也难免有考虑不周。计算机的大存储量、高速运算能力恰好能在这一环节上起到辅助作用。计算机人工智能可以仿效高级专家的思维过程采集参数，进行分析综合，设计出修复方案，以简洁的形式显示在屏幕上供医师参考。

计算机辅助比色和配色系统可以使烤瓷熔附金属冠和全瓷冠等在三维上立体地真实模拟天然牙的颜色、层次、特征色、半透明性等美观特性。

（三）修复体计算机辅助制作

一旦能将与修复有关的口腔组织建立起数学模型，并设计出修复体的形态结构，就可以用数控机床精密地加工制作出所需的修复体。目前，计算机辅助制作嵌体、冠、固定桥等修复体的技术已广泛应用于临床实践，总义齿修复体的计算机辅助制作技术工艺也取得了一定进展，但可摘局部义齿修复体的计算机辅助制作技术工艺尚处于研究阶段，需要解决的技术难点即是前面所提到的数学模型建立、多变量复杂因素之间关系的分析和相应的修复体设计等问题。相信随着对机体生命规律认识的深入和计算机技术的发展，以上问题都可以逐渐得到解决。

（四）修复诊疗过程的数字化导航与评估

修复治疗多数需要通过制作修复体来达到改善、恢复患者口颌功能或美学表现，修复体本身是有空间要求的，所以修复诊疗过程中不可避免涉及空间位置的考虑和评判。预备体的位置和形状、种植体的位置等要和即将制作的修复体相匹配，传统上这个工作由修复医师靠自己的经验和能力来把控，具有相当大的可变性，很难标准化。随计算机技术、三维扫描技术、导航技术等被引入口腔修复学并经过一段时间的发展，现在已经出现了比较成熟的技术可以用于种

植手术的导航以及对临床牙体预备的实时监测和反馈，同时能对预备体进行评估，其精度远高于专家的肉眼观察。

21世纪的口腔修复学面临着重大的变革，这一方面来自对人体自身结构功能认识的深入和价值观念的变化，另一方面来自材料、工艺、信息处理等科学技术的进步。可以预见，口腔修复学将在新世纪成为口腔医学领域中备受瞩目、丰富多彩、发展迅速的分支之一。

（谭建国　韩　科　江　泳）

参考文献

［1］赵铱民.口腔修复学.7版.北京：人民卫生出版社，2012.

［2］冯海兰，徐军.口腔修复学.2版.北京：北京大学医学出版社，2013.

［3］郑麟蕃，吴少鹏，李辉奉.中国口腔医学发展史.北京：北京医科大学、中国协和医科大学联合出版社，1998.

［4］周大成.中国口腔医学史考.北京：人民卫生出版社，1991.

［5］Ring ME. Dentistry-An illustrated history. St Louis：Mosby，1985.

［6］王勇.口腔数字化技术.北京：人民卫生出版社，2010.

第九章　口腔正畸学

Orthodontics

口腔正畸学（orthodontics）是研究殆颌面生长发育及其过程中出现的牙殆、颌骨、颅面等畸形（错殆畸形）的病因机制、诊断设计及其预防和治疗等的学科，是口腔医学的一个重要分支。口腔正畸学的英文名称"orthodontics"是由三个希腊字组成的，"ortho"的意思是"正，矫正"，"don"的意思是"牙"，后缀"tics"是学科的意思，原译为"牙齿矫正学"。由于该学科的迅速发展，现代口腔正畸学的范围已不仅局限于排齐牙列，纠正牙齿畸形，而且扩展为对牙、颌、面畸形的综合矫正，因此称为"口腔正畸学"。

第一节　口腔正畸学发展史
History of Orthodontics

一、口腔正畸学的起源

对牙齿及牙列美观的关注可以追溯至几千年前。早在公元前 1000 年，有人就对牙列拥挤、牙齿前突有所认知，并试图对其进行矫正。古希腊的希波克拉底在公元前 400 年就对牙颌面畸形进行了论述。古罗马医生 Celsus 在公元初年提出用手推错位牙来矫正其错位，这可以称为最原始的矫治技术。1728 年，法国医生 Fauchard 报告了采用简单的机械性矫治器来矫治错位牙齿。1771 年，英国医生 Lfunter 出版了第一本口腔正畸内容的书"*Nature history of human teeth*"。1808 年，Catakan 医生开始使用前牙斜面导板矫治器，对下颌后缩畸形进行矫治。1850 年，美国医生 Kingsley 撰写了第一本口腔正畸学的教科书——《口腔畸形》(*Oral Deformities*)，并率先采用口外力矫治上颌前突畸形。而真正系统论述和发展了口腔正畸学的先驱者为美国医生 Edward H.Angle。

二、口腔正畸学的发展阶段

（一）起始阶段

从对错殆畸形的关注、尝试进行矫治到发明简单的矫治器经历了漫长的两千年。初始的矫治器均较为简单，属于活动矫治器或半固定的矫治器，如斜面导板、头帽及金属条和丝或螺簧组成的矫治器，治疗的效果及效率也很有限。口腔正畸学的这一阶段属于错殆畸形矫治的探索阶段，约在 20 世纪之前。

自从法国医生 Fauchard 用简单的机械矫治器治疗错殆开始，各种矫治器不断出现。1841 年，法国人 Schange 发明了舌侧带有螺钉的可调式带环。1849 年，美国医生 Dwinelle 发明了可调式开大螺钉。之后 Angle 医生又将该矫正器加以改进并发明了可调式收缩螺钉，适合更多方向的牙齿移动。1861 年，美国医生 Kingsley 首先采用头帽，以枕部作支抗，通过口外力来矫治上颌前突。同年，Coffin 介绍了一种有延展性可弯曲的钢琴丝，为后来的唇弓提供了原型。

在 1887 年，Angle 医生发明了托槽和带环颊面管的原型，一种焊在带环颊面的金属管，结合以前别人和自己的发明，设计出一种由各种零部件组装成的矫治器，包含有收缩螺钉、开大螺钉、带环及颊面管、矫治弓丝等，形成自己的矫治体系。

Angle 医生于 1890 年提出了错𬌗畸形分类法，将错𬌗畸形分为三大类，即 Ⅰ 类错𬌗、Ⅱ 类错𬌗和 Ⅲ 类错𬌗，从而使 Angle 错𬌗畸形矫治体系得以发展。不仅如此，Angle 医生还积极研究和发展强力矫治技术，以达到矫治所有错𬌗的目的。

（二）发展阶段

1900 年，Angle 医生创立了世界上首个口腔正畸专业学校，开始进行正畸专科医生的培养，为世界各地培养了许多口腔正畸专业人才，20 世纪的许多著名的正畸学家几乎都来自 Angle 的正畸学校。Angle 的口腔正畸教育使口腔正畸学在全球范围内得以发展和壮大。

1. Angle 矫治系统及方丝弓矫治器的产生　Angle 自从发明了自己的矫治体系后一直不断进行改进。1907 年，Angle 医生提出了 E 型弓矫治器，该种矫治器以刚性框架为唇弓，将牙齿直接结扎到唇弓上进行扩弓矫治。1911 年，Angle 医生在原来矫治器的基础上提出了钉管弓矫治器。这种矫治器在前牙的带环唇面上焊有垂直的小管，在唇弓相对于带环小管的位置焊有小钉，戴入唇弓时，插钉插入垂直小管，以达到矫治错位牙的目的。1916 年，Angle 医生又提出了带状弓矫治器。该矫治器是将 E 型弓矫治器带环唇面的竖管换为垂直向方槽，然后利用栓钉将弓丝固定于带环上的竖槽内，产生矫治力。该矫治器能控制牙齿的唇舌向及垂直向的移动。之后 Angle 医生在矫治器的应用实践中不断改进，终于在 1928 年发明了方丝弓矫治器。Angle 医生将带状弓矫治器带环颊面的竖槽改为横槽，槽沟置于中央水平位置，槽沟尺寸为 0.056 cm×0.071 cm（0.022 英寸×0.028 英寸）。弓丝采用 0.056 cm×0.071 cm 的贵金属方丝，以达到对牙齿三维方向的控制。由于矫治器的限制及临床研究的缺乏，Angle 时代始终以理想正常𬌗作为矫治标准，进行不拔牙矫治。方丝弓矫治器自 1928 年问世以来，是口腔正畸学史上最为重要的矫治器，即便众多的正畸学家做过大量的改进和更新，但是都是在其基础上的改进，方丝弓矫治器虽然历经 80 余年，依然经久不衰。

2. Tweed-Merrifield 矫治技术　1940 年左右，Angle 医生的学生 Charles H.Tweed 医生提出了 Tweed 方丝弓矫治器理念，其主要贡献为 Tweed 诊断三角的提出及拔牙矫治观念的引入。因为 Angle 时代不拔牙矫治，多数患者进行牙弓开展治疗。Tweed 医生发现大量经过扩弓排齐后的患者又出现了复发，所以提出了拔除双尖牙来进行正畸治疗的理念，使口腔正畸学的矫治水平大大提高。但是，Tweed 矫治技术过于复杂，其学生 Levern Merrifiled 于 20 世纪 80 年代提出了 10-2 方丝弓矫治系统，大大简化了 Tweed 方丝弓矫治技术，被称为 "Tweed-Merrifiled" 方丝弓矫治技术。

3. Begg 矫治器与矫治技术　20 世纪 50 年代，Angle 医生的另一名学生，澳大利亚的 P. Rimond Begg 医生公布了另一种高效的矫治技术——Begg 矫治技术。Begg 医生根据自己的临床经验，经过多年的开发与研究，对带状弓矫治技术进行了改进，将带环颊面管上的竖槽改为朝龈向，并利用综合性能较强的澳大利亚弓丝进行矫治，取得了巨大成功。该技术在 20 世纪 60—70 年代，风靡美国和全世界。1987 年，美国医生 Kesling 在 Begg 矫治技术的基础上，结合方丝弓矫治技术的理念，提出了 Tip-Edge 矫治技术，使 Begg 矫治技术大大向前迈进。

4. 直丝弓矫治器　1972 年，美国医生 Lawrence.F.Andrews 根据自己的研究，提出了正常𬌗六要素，并依据此发明了直丝弓矫治技术，大大简化了临床操作，提高了正畸治疗的标准。

直丝弓矫治技术是当今世界主流的正畸矫治技术。后来，多位临床学家对直丝弓矫治器进行了改进，不断优化正畸治疗程序及操作，为直丝弓的推广及普及做了重要贡献。如 Roth 的直丝弓矫治技术、Alexander 直丝弓矫治技术、MBT 滑动直丝弓矫治技术等均是在 Andrews 直丝弓矫治技术基础上改进而来。

5. 自锁托槽矫治器 矫治器发展中，有着不断简化临床操作的需求，同时矫治中轻力的应用也是减小正畸并发症的关键。自锁托槽由于托槽自带锁盖，临床中不需要用结扎丝或圈进行结扎，简化了临床操作，同时减小了摩擦力。自 20 世纪 70 年代开始，自锁矫治技术开始在临床上应用，当时主要是来自加拿大的 SPEED 技术，后者是一种单翼的带有弹簧盖的主动自锁托槽矫治器。后来，出现了 Damon 被动自锁矫治器，并相继出现了多种主动和被动自锁矫治器，从而使自锁矫治技术得以全面发展，在临床中广为应用。

6. 活动矫治器 在口腔正畸学发展的过程中，活动矫治技术出现较早，有过其辉煌的过去，也为现代固定矫治技术提供了有益的帮助。早在 1808 年，Calalan 医生即采用斜面导板矫治下颌后缩畸形，随后，Kneisel（1836）、Ware（1848）及 Kingsley（1858）均有使用活动矫治器矫治错𬌗畸形的报道。Jackson 于 20 世纪初在美国倡导使用活动矫治器，当时没有塑料作基托，只能以硬橡胶与贵金属等的结合体作为粗糙的矫治器。在现代，因为有不锈钢丝作固位体、塑料作基托及各种加力弹簧曲，使活动矫治器应用方便。但随着固定矫治技术的飞速发展和适应证的增加，活动矫治技术的使用逐渐减少。

7. 功能矫治器 功能矫治器利用口周及面部的肌肉力量，促使上下颌骨和牙齿的生长和改建。斜面导板就是最早的简单功能矫治器。在美国医生大力开发固定矫治器的同时，欧洲医生在积极探索着功能矫治的发明及应用。1902 年，法国的 Robin 医生设计出"单一体"（monobloc）的功能矫治器治疗下颌发育不足。1910 年，挪威 Andersen 医生在单一体功能矫治器的基础上设计出功能更为强大的肌激动器（activator），20 世纪 60 年代德国的 Frankel 医生发明了功能调节器（functional regulator），该矫治器有四个分型能矫治多种错𬌗畸形。20 世纪 70 年代，Herbst 医生于 1905 年发明的 Herbst 矫治器由 Panchez 医生的重新介绍和改进再次应用于临床并焕发出新的活力，这种固定功能矫治器至今仍广泛应用于口腔正畸临床。功能矫治器在欧洲较为风行，一直受到正畸医生的青睐，但始终在美国未能得以广泛应用，主要原因为固定矫治技术一直主宰着美国的口腔正畸学领域。当今世界，采用功能矫治技术进行 I 期矫治，利用青少年儿童自身的生长潜力，达到生长改型的目的，以矫治一些骨骼发育畸形。然后在恒牙期，采用全口固定矫治器进行 II 期矫治，从而达到全面矫治畸形的目的。可以认为，功能矫治技术和固定矫治技术的紧密结合，能大大拓宽正畸治疗的适应证。

（三）美观矫治器与隐形矫治阶段

随着人民生活水平的提高以及成年正畸患者的增加，对于矫治器的美观要求也不断提高。患者在矫治过程中希望矫治器相对隐形，不易被发现，所以出现了一系列美观程度较好的矫治器。

1. 树脂及陶瓷托槽矫治器 树脂及陶瓷托槽的优点是接近牙齿颜色，美观性较传统的金属托槽好。但是，由于树脂材料性能的不足，托槽易被食物的颜色着色，而正畸治疗疗程较长，也会影响治疗中的美观度。陶瓷托槽的美观性优于树脂托槽，材料不易着色。随着材料科学的发展，陶瓷材料的性能也在不断提高，在保证美观度的同时也在克服材料摩擦力及脆性较大的缺点。

2. 舌侧矫治器 20 世纪 70 年代中末期，美国医生 Kurz 和日本医生 Fujita 分别发明了将托槽及矫治弓丝固定在舌侧的舌侧矫治器，隐形效果良好，自此开始了真正的美观矫治时代。舌侧矫治器操作难度大于唇侧，对牙齿的控制尤其是前牙转矩控制较难，对技术的普及及推广有一定的限制。随着数字技术的发展，尤其是 2003 年德国医生 Wiechmman 发明了个性化舌侧矫治器，降低了舌侧矫治器的技术难度，推动了舌侧矫治技术的飞速发展。个性化舌侧矫治器是利用 CAD/CAM 技术，根据每个人牙齿的形状、位置、牙轴情况及移动来设计矫治器。随着科技的发展进步，个性化舌侧矫治技术将会得以大发展。

3. 无托槽隐形矫治器　无托槽矫治技术自 1997 年问世以来，在全世界范围内得到了迅猛的发展。矫治器采用透明树脂材料压制成的牙套进行矫治，其特点是患者可以自行摘戴、对进食及口腔卫生影响较小、矫治器透明所以美观性良好，深受广大患者的喜爱。当然，矫治器也存在明显的缺点。由于患者可以自行摘戴，所以患者必须很好地配合，保证每天戴用矫治器时间达到 20 ～ 22 个小时，如果佩戴时间不够，则矫治效果不能得以保证。另外，由于目前树脂材料性能的限制，对于一些复杂的牙齿移动控制尚不理想。期待材料学的进步及对无托槽矫治器生物力学的深入研究的突破，来提高无托槽隐形矫治器的治疗效果。

三、现代口腔正畸学的特点

1. 学科范围更为广阔　随着基础研究与临床研究的深入、正畸矫治技术的提高和进步、其他学科的不断发展及学科间的不断交融合作，口腔正畸学的范围越来越广阔。口腔正畸学不再是单纯移动牙齿、矫治畸形，而是关注儿童𬌗颌面生长发育、错𬌗畸形产生、预防及综合考虑患者存在的所有𬌗颌面的问题，如修复、种植、牙周、颞颌关节、颌面畸形等进行全面的设计与治疗的学科。

2. 正畸治疗的目标全面化　正畸治疗的目标已经包含了美观、功能、健康和稳定四个方面内容。正畸治疗不仅要获得牙列的整齐和面部美观的改善，还要获得与颅颌面其他结构的协调，达到神经肌肉系统的协调一致，并使口颌系统功能改善和恢复，维持牙齿、牙周及口颌系统健康，正畸治疗后取得良好的长期稳定性，以巩固正畸治疗的结果。

3. 正畸技术日臻成熟　经过百年的发展，口腔正畸学不断完善，正畸技术也日臻成熟。各种矫治器矫治技术如固定矫治技术、活动矫治技术、功能矫治技术等紧密结合。同时，与其他口腔学科密切合作，能对各种𬌗颌面畸形进行矫正治疗。

4. 成人正畸治疗日益受到关注　以往，由于矫治技术和诊断技术的落后，成人常伴有许多复杂情况，人们觉得正畸治疗只能针对少年儿童，成人矫治是不可能的。然而，随着正畸矫治技术的不断发展、临床研究的深入、多学科合作的加强及越来越多的成人要求正畸治疗，成人矫治越来越受到关注，结合牙周治疗、颞颌关节治疗、正颌外科治疗、修复治疗、种植治疗等，能对成人的各种错𬌗畸形、骨骼畸形及各种综合征进行治疗。

四、国内口腔正畸学的发展变化

我国口腔正畸专业发展较发达国家起步晚半个多世纪，基础薄弱，其发展始于新中国成立后。毛燮均教授是我国口腔正畸学科的奠基人，1949 年，他建立了中国第一个口腔正畸专科诊室。他从演化、遗传等生物学内容来研究错𬌗畸形的发生和发展。他的《从口腔理解大自然》和《演化途中的人类口腔》的论文，为口腔正畸学注入了新的生物学内容。1959 年，毛燮均教授还提出了以症状、机制、矫治原则结合的毛燮均错𬌗畸形分类法，从牙量骨量不调到颌间矢状向、横向及垂直向关系将错𬌗畸形进行分类、研究、诊断和治疗。毛燮均错𬌗畸形分类法于 1978 年获得国家科技大会一等奖。他在 1973 年发明了环托矫治器，将活动矫治器的应用范围加以拓宽，并于 1983 年获得国家科技奖。

自口腔正畸专科成立至 20 世纪 70 年代末期近 30 年的时间，我国采用的临床矫治技术主要为活动矫治技术。正因为如此，我国口腔正畸学的先辈们才在使用活动矫治器矫正各类错𬌗畸形方面拥有独特的经验。从 1960 年开始，毛燮均教授开始尝试培养正畸专业的研究生。70 年代末，我国开始成立了独立的口腔正畸科和教研室，并正式成为国家教委培养硕士、博士生的学科。但当时，全国仅有 4 所口腔医院（医学系）设有口腔正畸科和口腔正畸教研室，口腔正畸专科医师不足 30 人。

20 世纪 80 年代初，傅民魁教授首先将方丝弓、细丝弓固定矫治技术引进国内，应用于口腔正畸临床，并着手研发国产固定矫治器材料。相继开发出了带环、方丝弓托槽、直丝弓托槽及正畸用钳子等重要器材料，为固定矫治器在全国的推广、应用和发展奠定了坚实基础。经过我国口腔正畸前辈们的通力合作和艰苦工作，才使固定矫治技术在我国不断发展，使方丝弓矫治器、Begg 细丝弓矫治器成为 20 世纪后 20 年我国主流的矫治技术，得以在临床广泛应用。目前我国已经拥有较为独特的矫治体系，已有 50 多所口腔医学院系及大中城市的口腔专科医院设有口腔正畸科或诊室，口腔正畸从业人员已超过 6000 人，而其中的口腔正畸专科医生约占 1/3。除部分口腔正畸材料仍需进口外，绝大部分材料（如托槽、带环、结扎丝、黏结剂及钳子等）均可在国内生产。而且，中国镍钛弓丝（Chinese NiTi）因其质量和独特的超弹性、记忆性能而著称，并出口国外，我国目前多个口腔正畸材料生产厂家都在国外有很大的市场。

近 20 年来，我国在固定矫治技术（标准方丝矫治技术、Begg 矫治技术、功能矫治技术、直丝弓矫治技术、Tip-edge 矫治技术）、错𬌗畸形的系统诊断和设计、颅面生长发育的纵向研究、牙齿移动的生物学原理等方面，已与国际主流接轨，并保持同步发展。而正畸-正颌外科联合治疗各种严重牙颌面畸形也得以长足发展，其矫治水平已跻身于国际先进行列。

2000 年，中华口腔医学会口腔正畸专业委员会的调查结果显示，我国儿童乳牙期、替牙期及恒牙期错𬌗畸形的患病率分别是 51.84%、71.21% 和 72.92%。随着我国人民生活和文化水平的提高，要求口腔正畸治疗的人越来越多，而专业口腔正畸医生仍相对较少，形成了大量需要口腔正畸的患者得不到专业治疗的矛盾。而且，全国口腔正畸学的发展并不均衡，北京、成都、上海、西安、武汉、广州等主要大城市矫治水平大大高于全国平均发展水平，边远地区与之相差甚远。因此，我国口腔正畸学的发展依然任重而道远，需要几代人的不断努力。

第二节　口腔正畸学的内容及特点
Contents and Characteristic of Orthodontics

一、错𬌗畸形简介

（一）正常𬌗与错𬌗

早在 18 世纪初，著名的解剖学家 John Hunter 就描述过理想𬌗的概念。19 世纪中叶 Carabelli 首次系统地阐述了上下颌牙弓的异常关系，并提出了对𬌗和覆𬌗的概念。

正常𬌗分为理想正常𬌗和个别正常𬌗。

1. 理想正常𬌗（ideal normal occlusion）　保留全副牙齿，牙齿在上下牙弓上排列整齐，上下颌牙齿尖窝关系完全正确，上下牙弓关系非常理想。理想正常𬌗由 Angle 医生提出，并作为毕生追求的矫治目标。Angle 认为上下颌牙齿应该理想的排列在牙弓上，正常咬合时下颌牙的颊尖及切缘应该咬合在上颌牙齿的中央窝及舌缘，上下颌的牙齿咬合线为连续、圆滑、对称的曲线（图 9-1）。

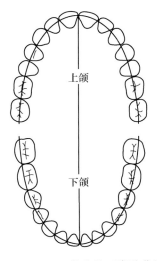

图 9-1　Angle 提出的正常𬌗曲线

2. 个别正常𬌗（individual normal occlusion）　凡轻微的牙𬌗关系不良，对于生理过程无大妨碍者，都可列入个别正常𬌗范畴。这种正常范围内的咬合因个体不同而异，故称之为个别正常𬌗。

3. Andrews 正常𬌗六要素　Andrews 根据 120 名未经治疗的正常𬌗模型研究提出正常𬌗者的特征应具备以下六点：磨牙关系中性关系、牙冠近远倾斜度为向远中倾斜、牙冠转矩度前牙为略唇倾从尖牙之后为舌倾、牙齿无旋转、邻近牙齿紧密接触以及𬌗平面平坦。

4. 错𬌗畸形　错𬌗畸形（malocclusion）是指儿童生长发育过程中，由各种先天或后天因素所导致的牙齿、颌骨及颅面畸形。

世界卫生组织（WHO）将错𬌗畸形确定为口腔三大疾病之一（龋病、牙周病和错𬌗畸形），并将其正式命名为牙颌面异常（Handicapping dento-facial anomaly）。

（二）错𬌗畸形的患病率

错𬌗畸形的患病率在世界各国的报道差异很大，可能与不同地域和种族及经济发展有关，也可能与不同地区或国家检查和判断的标准不同有关。一般而言，发达国家的患病率高于不发达国家。

在我国，20 世纪 50—60 年代各大城市对错𬌗畸形的发生率均作过调查，以个别正常𬌗为判断标准的患病率为 29.33% ～ 48.87%；而以理想正常𬌗为标准的患病率为 91.20%。中华口腔医学会口腔正畸专业委员会于 2000 年组织对全国七大地区的 25 392 名乳牙、混合牙列、恒牙初期组的青少年以个别正常𬌗为标准进行错𬌗畸形患病率调查，其结果乳牙列为 51.84%、混合牙列为 71.21%、恒牙初期为 72.92%（表 9-1）。

表 9-1　国内错𬌗畸形的患病率（2000 年）

牙龄期	调查人数	错𬌗人数	患病率（%）	Ⅰ类错𬌗（%）	Ⅱ类错𬌗（%）	Ⅲ类错𬌗（%）
乳牙期	5309	2752	51.84	26.80	10.10	14.94
替牙期	10 306	7339	71.21	35.78	25.77	9.65
恒牙期	9777	7129	72.92	38.52	19.41	14.98

在这次调查中，错𬌗畸形的患者中以安氏错𬌗进行分类的各类错𬌗的患病率约是安氏Ⅰ类最高、安氏Ⅱ类次之及安氏Ⅲ类错𬌗最低（表 9-2）。

表 9-2　各牙龄期错𬌗畸形的构成比

组别	错𬌗人数	Ⅰ类错𬌗		Ⅱ类错𬌗		Ⅲ类错𬌗	
		人数	百分率（%）	人数	百分率（%）	人数	百分率（%）
乳牙期	2752	1423	51.7	536	19.48	793	28.82
替牙期	7339	3688	50.25	2656	36.19	995	13.56
恒牙期	7129	3766	52.83	1898	26.62	1465	20.55

国外报告的错𬌗畸形的患病率差异较大，可能与不同国家与地区错𬌗畸形诊断的标准不同有关（表 9-3）。

表 9-4 所列为美国青少年儿童各类错𬌗畸形的患病率。牙列拥挤是最常见的错𬌗畸形，在恒牙期青少年中大约 85% 个体存在牙列拥挤畸形；安氏Ⅱ类错𬌗约在 15% ～ 17%，而安氏Ⅲ类的前牙反𬌗患病率较低。相较于开𬌗，深覆𬌗更常见。

表 9-3 其他国家的错𬌗畸形患病率

国别	患病率（%）	国别	患病率（%）
美国（白人）	65.3	希腊	42.0
美国（黑人）	73.0	埃及	65.7
英国	32.7	印度	65.5
德国	59.0	土耳其	30.0
瑞典	90.0	前南斯拉夫	28.0

表 9-4 美国青少年儿童各类错𬌗类型的患病率（%）

	6～11 岁儿童		12～17 岁青少年	
	白人	黑人	白人	黑人
拥挤/排列不齐畸形				
牙齿异位指数 0	56.8	64.6	13.0	16.0
牙齿异位指数 1～5（中度）	38.9	32.6	43.6	49.5
牙齿异位指数 > 5（重度）	4.3	2.6	43.4	34.5
前后向异常				
覆盖，6 mm 或以上	17.3	13.5	15.3	11.8
反覆盖，1 mm 或以上	0.8	0.6	0.8	1.2
垂直向异常				
开𬌗，2 mm 或以上	1.4	9.6	1.2	10.1
覆𬌗，6 mm 或以上	7.6	0.8	11.7	1.0
左右向异常				
反𬌗，2 个或更多牙齿	4.9	5.3	5.9	8.0
锁𬌗，2 个或更多牙齿	1.0	0.4	1.6	1.0

（三）错𬌗畸形的危害

错𬌗畸形的存在会对患者𬌗颌面发育、美观、功能及健康造成危害。

1. 局部危害性

（1）影响口腔和颌面部硬软组织的正常发育：有些畸形的存在严重影响正常的𬌗颌面发育，如前牙反𬌗时下牙弓妨碍了上牙弓及上颌的向前发育而导致上颌发育不足；同时上颌向前的发育又会推动下颌使其过分向前发育。随着生长发育的进行，𬌗颌面部的畸形越来越明显。患者上颌发育不足，下颌发育过度，面中部凹陷，颜面呈现新月状面型。

（2）影响口腔健康：错𬌗畸形的存在可能影响牙齿、牙周及口颌系统的健康。牙齿错位参差不齐时，牙面倒凹、龈缘等处不易自洁和清洁，容易发生龋齿和牙周病。一些错𬌗畸形引起的牙齿的早接触及𬌗的不平衡，易对牙周组织产生创伤，造成牙松动；𬌗关系的不平衡也可能造成咀嚼肌痉挛、关节弹响等颞下颌关节疾病。

（3）影响口腔正常功能：某些错𬌗畸形的存在影响着口腔的咀嚼、吞咽、发音以及呼吸等功能。如严重的开𬌗、深覆𬌗及反𬌗等均能降低咀嚼功能；前牙开𬌗及严重的反𬌗、前牙的牙列间隙等会影响部分发音功能。前牙的开𬌗及严重反𬌗还会影响吞咽功能；严重的下颌后缩可能影响正常呼吸功能形成开口呼吸。

（4）影响容貌美观：一些错殆畸形可能会对患者容貌产生明显不利的影响，如上颌前突及下颌后缩、开唇露齿，上颌发育不足或下颌前突、颜面歪斜，长面或短面综合征畸形等。

2. 影响全身健康　牙颌畸形严重者，咀嚼功能明显降低，长期未得到纠正，就会引起消化不良或胃肠疾病，有损身体健康。

3. 影响心理健康　一些错殆畸形严重的患者，还会影响其颜面美观及口腔功能，如发音、呼吸等。对患者交友、择业等也会产生不利影响，并可能影响患者的心理发育及健康。

（四）错殆畸形的临床表现

错殆畸形的临床表现多种多样，包括个别牙齿错位、牙量–骨量不调、颌间关系异常、牙齿大小、形态及数目的异常。

1. 个别牙齿的错位　个别牙齿排列异常包括牙齿的扭转、斜轴、唇颊向、舌腭向、高位、低位等。

2. 牙量–骨量不调　牙弓中牙齿的总的大小与牙弓的总长度不一致时称为牙量骨量不调。

（1）牙列拥挤：牙量大于骨量时表现出牙列拥挤，牙列排列不齐。

（2）牙列间隙：当牙量小于骨量时，牙列中存在间隙。

3. 颌间前后向关系异常

（1）前牙反殆，上颌后缩及下颌前突。

（2）前牙深覆盖，上颌前突及下颌发育不足。

（3）前牙闭锁殆，上前牙舌倾，前牙深覆殆。

（4）双颌前突，双颌骨或双牙弓前突。

4. 颌间垂直向关系异常

（1）前牙深覆殆。

（2）前牙开殆。

（3）长面综合征，面部狭长，面部宽高比异常，通常面下 1/3 增大。

（4）短面综合征，面部表现出宽而短，通常面下 1/3 减小。

5. 颌间横向关异常

（1）单侧 / 双侧后牙反殆。

（2）颜面不对称。

（3）后牙深覆盖。

（4）后牙锁殆。

6. 面部发育畸形　一些面部的发育异常和综合征或导致错殆畸形的发生。如唇腭裂、Cronzon 综合征、半侧颜面发育不足、第一腮弓综合征等。

7. 牙齿形态及数目异常　牙齿形态、大小及数目的异常也会导致错殆畸形的发生或影响美观。如过大牙、过小牙、多生牙、融合牙、先天缺失牙等。

二、错殆畸形治疗前后的变化

（一）拥挤畸形治疗前后的变化

牙列拥挤畸形是临床上最为常见的错殆畸形。对于拥挤畸形的治疗原则为通过横向开展牙弓、远中移动磨牙、唇向开展前牙或拔除一些牙齿的方法来获得排齐牙列的间隙，进行牙列的排齐（图 9-2 至 9-4）。

（二）牙列间隙治疗前后的变化

牙列间隙畸形表现为牙列中牙齿不能紧密解除存在多余的间隙。牙列间隙的治疗可以通

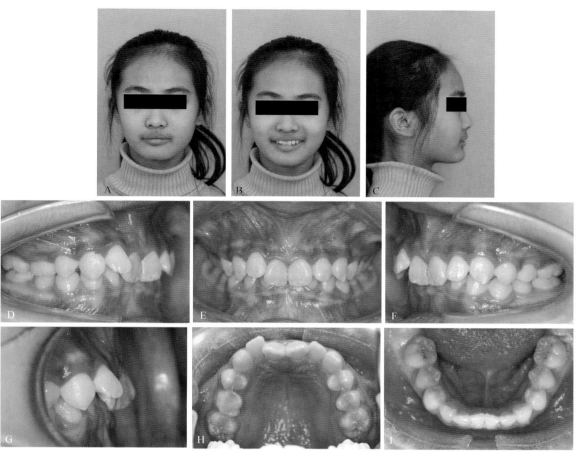

图 9-2　**A ～ I.** 治疗前患者面殆像，面部对称，面下 1/3 略短，颏唇沟深；磨牙远中尖对尖、尖牙远中关系、牙列拥挤、前牙Ⅲ度深覆殆

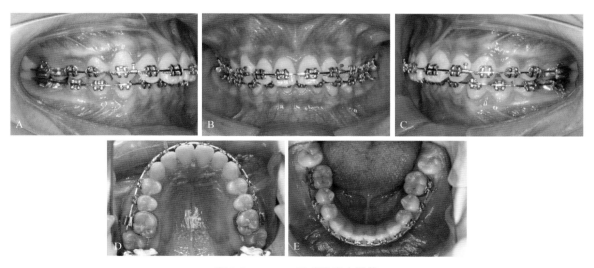

图 9-3　**A ～ E** 正畸治疗中殆像

过内收前牙或前移后牙关闭多于间隙，或者集中间隙后结合修复或种植关闭剩余间隙（图 9-5 至图 9-7）。

（三）前牙反殆畸形治疗前后的变化

前牙反殆表现为下颌前牙位于上颌前牙的唇侧，俗称"地包天"，由于其对口颌系统功能的

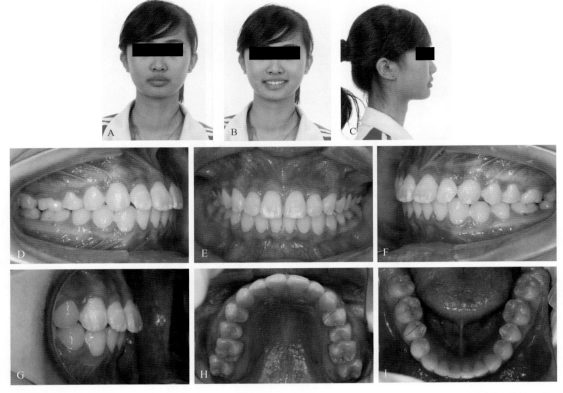

图 9-4　**A ～ I.** 正畸治疗后面𬌗像。面型基本正常，牙列整齐，尖牙与磨牙关系中性，覆𬌗与覆盖正常

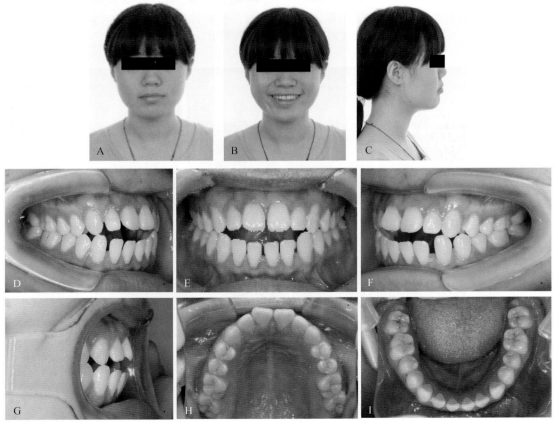

图 9-5　**A ～ I.** 治疗前面𬌗像。面型基本正常，尖牙与磨牙基本中性；前牙反𬌗、开𬌗，上下牙列轻度间隙拥挤

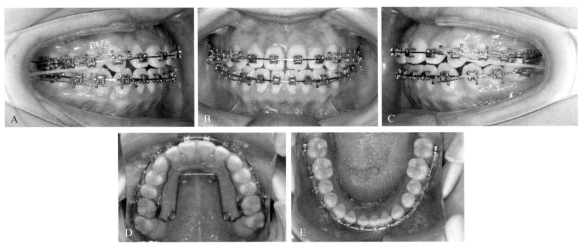

图 9-6 治疗中的殆像

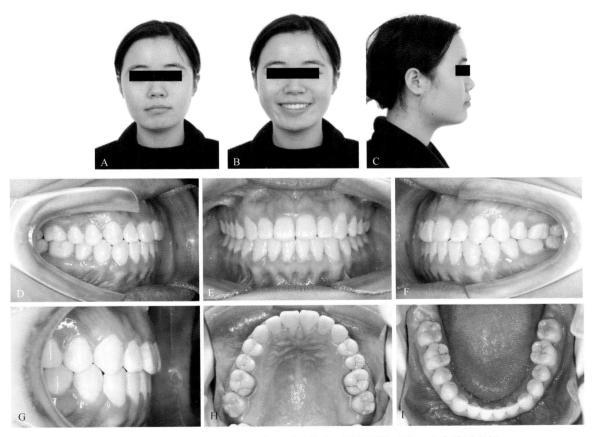

图 9-7 治疗后面殆像。面型正常，牙列整齐，覆殆覆盖正常，咬合关系良好

影响及存在咬合创伤的可能，一般提倡早做治疗。前牙反殆的治疗一般是通过舌向移动下前牙或下牙列，或唇向移动上牙或上牙列、上颌骨解除前牙反殆（图 9-5 至图 9-7）。

（四）前牙深覆盖畸形治疗前后的变化

前牙深覆盖畸形是上颌前牙和下颌前牙间水平向距离过大，治疗一般可以通过上颌前牙的舌向移动、下颌前牙的唇向移动或者二者的结合来加以解决。处于生长发育期的少年儿童患者可以通过生长改型治疗，减小前牙深覆盖。成年严重前牙深覆盖者需要通过口腔正畸-正颌外科手术联合来矫正。

（五）前牙深覆𬌗畸形治疗前后的变化

前牙深覆𬌗错𬌗畸形表现为上颌前牙在垂直向覆盖超过1/3的下前牙牙冠。一般通过压低前牙、伸长后牙、唇向移动上下前牙等方法来矫正（图9-2至图9-4）。严重骨性前牙深覆𬌗者，如短面综合征患者需要口腔正畸-正颌外科手术联合治疗。

（六）前牙开𬌗畸形治疗前后的变化

前牙开𬌗患者上下前牙切缘间垂直向没有覆𬌗关系，存在间隙。其治疗可以通过伸长或内收前牙、压低或前移后牙来实现（图9-5至9-7）。严重骨性前牙开𬌗患者，如长面综合征患者需要口腔正畸-正颌外科手术联合治疗。

（七）上颌前突或下颌后缩畸形治疗前后的变化

上颌前突或下颌后缩畸形常产生凸面型、前牙深覆盖和深覆𬌗。轻中度畸形患者可通过生长改良治疗或者牙齿的代偿治疗解决；严重者常常需要口腔正畸-正颌外科手术联合治疗。

（八）下颌前突或上颌后缩畸形治疗前后的变化

下颌前突或上颌后缩畸形常造成面中部凹陷，表现出前牙的反𬌗。轻、中度畸形患者可通过生长改良治疗或者牙齿的代偿治疗解决；严重者常常需要口腔正畸-正颌外科手术联合治疗（图9-8至9-10）。

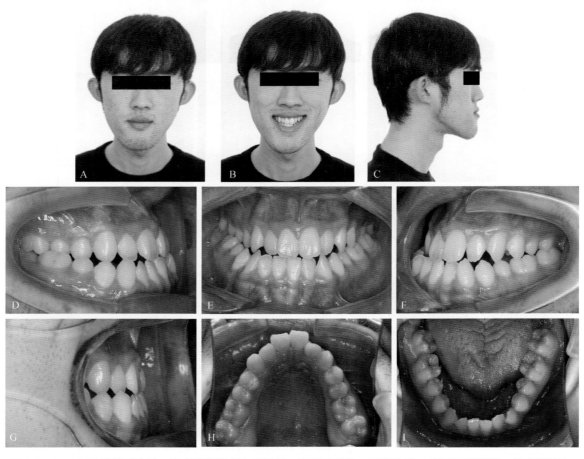

图9-8 A～I. 治疗前面𬌗像。患者下颌前突上颌后缩，面部不对称，下颌右偏，牙列轻度拥挤，前后牙反𬌗，下牙列舌倾代偿严重

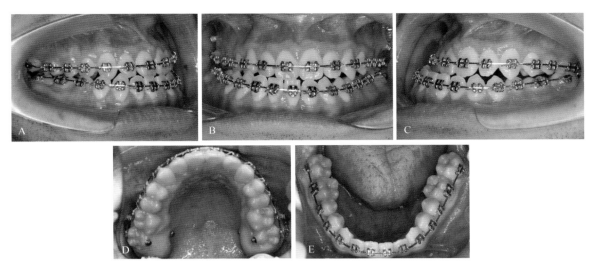

图 9-9　正颌外科术前正畸。排齐牙列，去除牙齿的代偿，协调牙弓形态

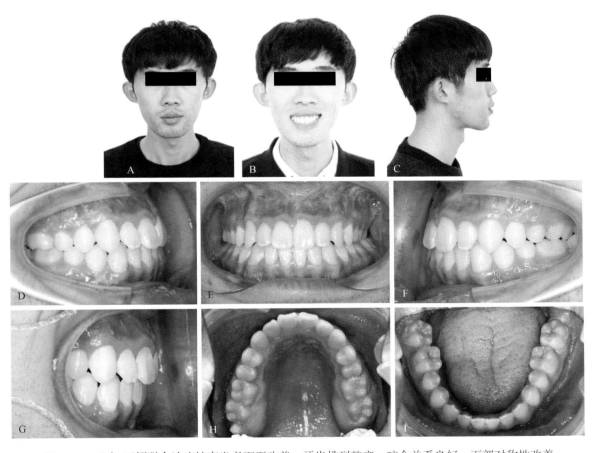

图 9-10　正畸-正颌联合治疗结束患者面型改善，牙齿排列整齐，咬合关系良好，面部对称性改善

（九）下颌偏斜畸形治疗前后的变化

下颌偏斜畸形由于单侧下颌发育不足或者发育过度造成。表现为颜面偏斜，面部不对称。一般需要口腔正畸-正颌外科手术联合治疗（图 9-8 至图 9-10）。

（十）面部发育畸形及其他面部综合征治疗前后的变化

面部发育畸形除常见的唇腭裂畸形外，还有其他面部综合征，如 Crouzon 综合征、单侧颜面发育不全综合征、小下颌畸形等，畸形表现复杂，常有严重的骨骼畸形同时伴有不同程度的错𬌗畸形。这样的畸形只能通过口腔正畸−正颌外科的联合治疗，才能取得良好的矫治效果。

<h1 style="text-align:center">第三节　口腔正畸学与其他学科的关系</h1>
Relationship between Orthodontics and Other Disciplines

一、口腔正畸学与自然科学的基础科学的关系

1. 与力学的关系　口腔正畸主要是通过牙齿的移动或颌骨的改型来矫治各类错𬌗畸形，治疗中要应用力，因此口腔正畸学与力学关系密不可分。牙齿移动的五种方式整体移动、倾斜移动、旋转移动、垂直移动、控根移动等均是由于在牙齿上施加了不同方向的力而实现的。有些牙齿移动仅需单纯的推力或拉力，有些则需要力偶来完成。牙齿的倾斜移动，只需单一的推力或拉力就能完成（图 9-11）。而垂直移动，则需要垂直向的压入力或伸长力（图 9-12）。旋转移动则需要一对力偶，产生旋转力，使牙齿旋转移动（图 9-13）。牙齿的控根移动，通过方弓丝的转矩力或控根辅弓产生控根力，使牙冠基本保持不动或较少移动，而主要移动牙根

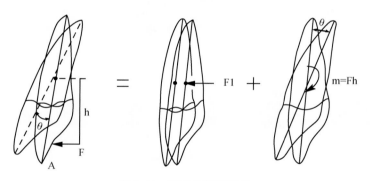

图 9-11　牙齿的倾斜移动

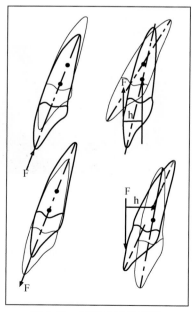

图 9-12　牙齿的垂直移动

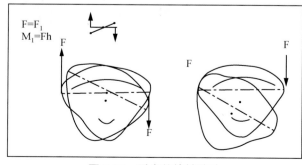

图 9-13　牙齿的旋转移动

（图 9-14）。而整体移动是指牙根和牙冠同方向、等距离移动，需要通过一对力偶来完成（图 9-15）。另外，弹性力学在口腔正畸学领域也应用广泛。正畸印模材料具有一定的弹性、各种弓丝、橡皮圈、弹簧等均具有一定弹性，正畸治疗需要利用这些弹力性能，产生使牙齿移动的各种力量。而正畸治疗的生物力学机制本身结合了人体的生物性能和自然科学的力学机制，才能对各种类型的错𬌗采用各异的矫治方法，从而达到最佳的矫治效果。正是利用了作用力和反作用力的原理，才可以通过口外力，利用头部、颈部作支抗，来移动牙齿，才能保持后牙的不动而充分移动前牙，甚至对上下颌骨产生改型作用，利用患者的生长潜力，促使颌骨向正常的方向生长，以矫正颌骨畸形。

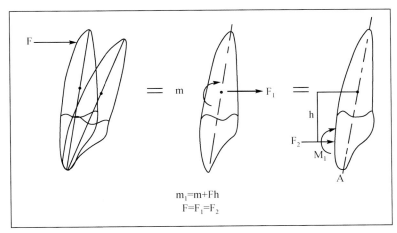

图 9-14　牙齿的控根移动

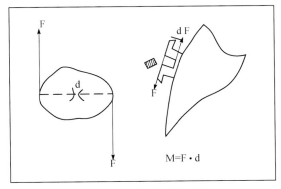

图 9-15　牙齿的整体移动

2. 与物理学的关系　物理学的光弹原理被用来分析𬌗力和建立牙齿移动的生物力学模型，进行牙齿的应力应变分析。通过二维和三维光弹分析，可以分析出各种力施加于牙齿上后，牙齿的受力情况和能产生怎样的力学效果，以避免对牙根产生有害的作用；还可以分析出牙齿受力后会发生怎样的牙齿移动，移动量为多少等，为临床矫治力的应用提供科学的理论依据。摩擦力是物理学上重要的概念，正畸治疗中对摩擦力也格外关注。不同材质的矫治材料、不同大小的弓丝和托槽槽沟，均会影响到治疗中摩擦力的大小，从而影响到牙齿的移动和矫治的效果。

3. 与数学的关系　三维有限元技术是一种数学分析技术，现在已经被广泛地应用在口腔正畸领域，以进行力学分析和预测生物体的变化等。通过三维有限元模型，可以进行颅面生长发育的研究，研究各个时期和阶段个体颅面的生长量和过程，并对个体未来的生长方向和量进行预测。因为口腔正畸学本身需要研究生长发育，利用生长发育的量和方向，通过矫正装置，以矫正某些骨骼发育畸形。

二、口腔正畸学与自然科学的工程科学的关系

　　自然科学的工程科学中，与口腔正畸学关系最为密切的是计算机科学。计算机软硬件技术的飞速发展，使计算机广泛应用各个领域。现代口腔正畸学中，包括文字处理、患者的临床资料的取得和保存管理、临床资料的分析及诊断治疗计划的制订等都离不开计算机技术。X 线头影测量分析是口腔正畸学中诊断和治疗计划中的重要部分。传统上是将 X 线片在硫酸纸或醋酸纸上进行描记，然后确定一些标志点，测量相应的角度和线距，然后分析这些项目。计算机化 X 线头影测量技术则是将头影测量数字化，利用一些软件，在短时间内提取大量有用的临床信息。

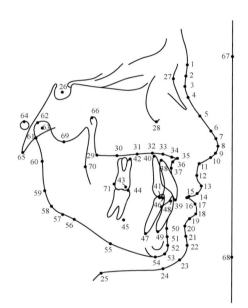

图 9-16　X 线头颅侧位片描记测量点

　　计算机化的 X 线头影测量要经过几个阶段。最初是通过数字化仪来将 X 线头影平面图转换为计算机可接受的数字信息。数字化仪是记录直角坐标系中点的 X-Y 坐标的装置。数字化光标上常常有很小的十字交叉，用来定位 X 线片上的标志点或轮廓。坐标对一般通过非同步通信由数字化仪传输至计算机，并记录下来，用于各种测量项目。X 线片不能直接在数字化仪上描记，通常需要将硫酸纸或醋酸纸描记后才能进行数据转换（图 9-16）。

　　计算机化 X 线头影测量的第二个阶段为 X 线片通过摄像机进入计算机，避免了 X 线片的描记过程。图像经由摄像机摄取，通过帧接受器转换为数字化形式，数字化的图像显示于计算机显示器上，然后采用定点装置或鼠标识别标志点和组织轮廓，并进行测量分析。这种数字化头影测量图像的质量很大程度上取决于摄像机所生成的信号的类型。在使用摄像机和帧接受器获取图像时，由于存在一些技术上的限制，使得图像的可靠性受到限制，且图像的清晰度也影响到该种方法的广泛应用。

　　计算机化 X 线头影测量的第三阶段为 X 线片通过透明扫描进入计算机。可以认为，通过扫描仪获取 X 线头影测量图像是最有前景的方法。通常采用平板扫描仪来扫描 X 线片。透明板放于平坦透明的板上，光源穿过它，传递的光亮有光电池探测并转换成以数字形式表示的位置和强度。扫描仪可获取很高分辨率和很大强度范围的图像。扫描图像显示于计算机显示器上，利用定点装置或鼠标记录标志点和外形轮廓，然后进行测量分析。

　　而随着数字化 X 线机的出现和应用，通过数字化 X 线机成像后，图像直接进入计算机，而不必要进行扫描等 X 线片输入过程，然后利用相应的分析测量软件，直接在计算机屏幕上进行定点测量、分析诊断。

　　面部图像的计算机化处理是计算机在口腔正畸学中另一主要应用领域。面部图像会通过摄像机和帧接受器、扫描仪或数字化相机等方式来采集进入计算机，然后在计算机显示器上将面部图像与 X 线头影测量相结合，以形象化地观测面部表面轮廓及其下面的骨骼及牙齿硬组织的变化和关系。通过相应的软件系统，以剪接的方式对图像的各部分进行交互处理，从而模拟正畸牙齿移动、正畸治疗装置、正颌外科治疗效果等。图像可以通过侧貌重叠与 X 线头影测量标记结合，以对头影测量和图像区域进行复合处理，打印出预估治疗效果的硬拷贝图像。

　　近年来，锥形束 CT（Cone Beam CT，简称 CBCT）在临床得到广泛应用，可以获得患者

颅颌面部的三维信息。通过 CBCT，可以比较清楚地了解牙根的长度、牙槽骨的高度、阻生牙的位置等，包括其他病理性情况等。还有三维面相技术的出现，为面部软组织的测量创造了可能。另外，激光扫描仪、口内扫描仪的出现，使三维数字化模型得以成为现实。无论对于模型的测量分析与模型的存储方面，都将产生革命性变化。

计算机网络系统已经是现代社会发展的必然产物，将会应用于我们生活和工作的每一个角落。网络（局域网和因特网）在口腔正畸学的教学和临床中已经开始应用。通过网络，可以进行本科生、研究生的正畸学教学，将错𬌗畸形的表现、治疗过程通过动画、图像等形式反映出来，使学生更易理解错𬌗畸形，促进正畸学的教学和学科本身的发展。当然通过网络，也使口腔正畸学的远程教学、远程医疗和会诊成为可能和必然。

三、口腔正畸学与基础医学的关系

口腔正畸学与基础医学和生物学科有着广泛的联系。由于错𬌗畸形大多在儿童生长发育过程中形成，因而儿童颅颌面生长发育是口腔正畸学的重要内容。同时，口腔正畸学与全身的生长发育密切相关，如身高、体重及其他器官的发育等。错𬌗畸形的形成有明显的演化、遗传因素，因而遗传学、牙科人类学与口腔正畸学密切相关。此外，由于口腔正畸的过程是牙齿与颌骨接受各种矫治力的过程，很自然，生物力学内容又成为口腔正畸矫治基础和临床研究的重要方面。牙齿受力后牙周膜、牙槽骨等牙周组织发生一系列变化，破骨细胞、成骨细胞等的形成与激活，形成牙槽骨的吸收和再生，使牙槽骨发生改建，从而保证了牙齿的移动，这些成为牙齿移动生物学的专门内容。而骨的改建、再生，细胞水平、分子水平的研究，都为牙齿移动提供了坚实的基础。因而口腔正畸学与生物化学、细胞学、分子生物学等基础医学学科关系紧密。

四、口腔正畸学与临床医学的关系

口腔正畸学与临床医学关系更为密切。许多全身疾病与错𬌗畸形的形成有关。对于存在全身疾病患者，宜通过与内科医生密切配合，对全身疾病进行系统治疗，然后再考虑正畸治疗。

1. 儿童早期的发热疾病　如麻疹、水痘、猩红热等能使同源于上皮系统的造釉器萎缩，釉质形成作用减弱，引起釉质发育不全，影响牙齿的形态，后期导致牙齿排列异常等。

2. 某些慢性病　消化不良、结核病等疾病会妨碍颌骨的生长发育，造成错𬌗畸形。佝偻病患者可致钙质不能正常沉积在骨骼的生长部分导致骨骼变形，会产生方颅、上颌骨狭窄、腭盖高拱、上前牙前突、拥挤和前牙反𬌗等颌骨和牙𬌗畸形。

3. 某些内分泌系统疾病　内分泌功能异常，如垂体、甲状腺等，其功能直接影响到颅面骨骼的生长发育。垂体功能亢进的患者会呈现特殊的面貌，前额、颧骨及下颌均现前突，上下颌牙弓发生错位，严重者可能成为全牙弓反𬌗、牙列间隙等。垂体前叶功能不足，则可引起垂体性侏儒症，颌骨畸形变为头大、下颌骨小、牙弓狭窄、腭盖高拱等；牙齿萌出迟缓、乳恒牙发育替换异常，导致各种错𬌗畸形。甲状腺功能亢进时，乳恒牙早萌，乳牙滞留。甲状腺功能不足时，头颅大而短小，牙弓狭窄，腭盖高拱，下颌发育不足；牙齿拥挤错位；牙齿萌出迟缓，萌出顺序紊乱，乳牙滞留，恒牙根吸收等，导致相应的错𬌗畸形。

4. 药物的应用　有些药物会影响正畸治疗的牙齿移动或正畸治疗的进行。前列腺素可促使骨改建，从而有利于牙齿的移动。而皮质类固醇药物、非类固醇抗感染药物及其他一些拮抗前列腺素的药物，会影响到骨的改建，妨碍牙齿移动。在体内，磷脂可分解为花生四烯酸，从而合成前列腺素。而皮质类固醇药，可抑制花生四烯酸的合成。吲哚美辛、阿司匹林等药物可阻止花生四烯酸转变成前列腺素。这样使骨改建受到影响，从而影响正畸牙移动。这在慢性关节炎患者中较为常见。阿米替林等抗抑郁药、普鲁卡因等抗心律失调药、奎宁等抗疟药及某些甲基黄嘌呤等都对前列腺素有拮抗作用。所有服用这些药物的患者均不利于正畸治疗。另外，服用苯妥英钠的癫痫患者，常因牙龈严重增生、口腔卫生差、牙周疾病等使正畸治疗难以开展。还有一些患者，服用某些药物后，产生口腔干燥并发症。由于患者没有足够的唾液分泌，正畸矫正器附件（如托槽、带环、拉钩、钢丝等）会严重刺激口腔黏膜，导致口腔黏膜溃烂、溃疡等，使患者难以继续治疗。此时宜用一些保护性材料，如专用蜡等，覆于矫正器托槽、带环等表面，使其光滑，减少刺激，并注重口腔卫生保健。

五、口腔正畸学与口腔其他学科的关系

（一）口腔正畸学与牙体牙髓病学的关系

在正畸治疗前，应对牙体健康进行全面的检查和评估，对于龋齿、牙髓炎、根尖炎等均应进行完善治疗后方能开始正畸治疗。对于需要进行拔牙治疗的患者还需要评估龋坏牙的预后，对于预后不良的牙齿可以考虑拔除而避免拔除正畸常规牙，更多的保留健康牙齿。目前多数正畸患者戴用固定矫治器，增加了口腔清洁的难度，正畸医生需特别关注患者正畸治疗中的口腔卫生宣教、强调彻底清洁牙齿，治疗中可配合使用 0.05% 氟化钠漱口，防止继发龋的发生。另外，正畸治疗可以排齐牙列，使原来由于牙齿排列不齐而难以保持卫生的部位得以及时有效的清洁，减小龋的发生进一步保护牙齿的健康。

（二）口腔正畸学与牙周病学的关系

1. 牙周病的治疗和控制　严重的牙周疾病，应在正畸治疗前进行严格的系统治疗，控制牙周炎症。在正畸过程中，要保持良好的口腔卫生，预防进一步的牙槽骨及牙周附着组织丧失，定期进行牙周治疗和检查。

2. 牙槽骨不足的治疗　正畸治疗时，必须具有足够的牙槽骨才能保证牙齿的移动及移动后的稳定与健康。牙槽骨高度及厚度的不足，导致牙齿移动困难及移动中牙根的暴露。如下颌前突患者，下前牙唇舌侧骨板均较薄，松质骨非常少，限制了牙齿的移动及安全；长期缺失牙齿区域的牙槽骨由于缺乏功能刺激而萎缩，也会出现这种情况。牙周的引导骨组织再生的治疗方法通过骨移植，可以增加牙槽骨厚度和高度，为牙齿安全移动创造了条件。

3. 牙龈移植　一些正畸患者，常伴有牙龈退缩，需在治疗前进行牙龈移植，使牙齿有足够的龈附着。

4. 正畸治疗中的早接触　正畸治疗移动牙齿中应密切关注是否存在早接触及𬌗创伤并及时消除。𬌗创伤的存在易导致牙龈、牙槽骨等牙周组织损害，形成牙周疾病，因此在正畸治疗中宜尽量避免，尤其是成年患者。

5. 正畸治疗有利于牙周健康维护　正畸排齐牙列后，利于口腔卫生清洁，减少食物的堆积及牙菌斑的形成，有利于牙周组织的健康。而适当的正畸治疗，移动了牙齿，消除某𬌗干扰因素，也有利于牙周状况的改善。伸长牙齿等正畸治疗，又能促使牙槽骨的生成和牙周附着的形成。

（三）口腔正畸学与儿童口腔科学的关系

由于口腔正畸学是研究儿童发育过程中出现的各种错𬌗畸形，因此与同样研究儿童口腔卫生和健康的儿童牙科学有着密不可分的关系。儿童的颌面生长发育、牙齿的萌出等是两个学科共同关心的问题。儿童口腔医生可以对儿童早期出现的错𬌗畸形进行早期预防性和阻断性矫治，对乳牙早失及替牙异常也可以通过间隙保持器等来保持牙列间隙，防止其错𬌗产生。但是，对于一些发育异常的儿童骨骼畸形，则需要正畸学家及早介入，进行生长改型治疗或其他

综合治疗，以使患者获得及时、准确的正畸治疗。因此，儿童口腔科学和口腔正畸学是互相关联、密不可分的学科。

（四）口腔正畸学与口腔颌面外科学的关系

口腔正畸学与口腔颌面外科学最为密切的关系莫过于正畸−正颌外科的联合来矫治严重的牙颌面畸形。对于一些严重的牙颌面畸形，很难由正畸医生单独完成矫治来解决患者牙殆及颌面的畸形。而如果没有正畸医生参与设计及牙齿的移动调整，则外科手术无法完全解决颌骨的畸形，有些骨块的移动不可避免地受到牙齿排列的影响。因此，只有通过系统的术前正畸治疗、正颌外科手术、术后正畸治疗，才能取得满意的矫治效果。

（五）口腔正畸学与口腔修复学的关系

口腔修复学和口腔正畸学的共同学科特点是对殆关系的关注，和对殆功能的研究。口腔修复过程中，常常会遇到间隙不足、反殆、前牙深覆殆或者牙齿位置异常、对殆牙伸长等而无法进行正常的修复治疗。只有通过正畸治疗，消除这些异常的殆因素，为修复体开展足够的间隙等，才能使修复治疗得以完成。另外，对于不少成年正畸患者常存在多个缺失牙或存在类似冠及固定桥类的修复体，往往需要口腔正畸和口腔修复结合治疗，才能取得良好的治疗效果。

（六）口腔正畸学与口腔颌面影像诊断学的关系

口腔正畸在诊断、设计、治疗过程及治疗机制的分析中，口腔颌面影像检查能够提供重要的参考依据。头颅侧位片、曲面断侧片、根尖片、颞颌关节片及 CBCT 等是正畸患者常需进行的检查。头颅侧位片还可以对患者的生长发育进行分析和预测，把握正畸时机，取得最佳的治疗效果。

（七）口腔正畸学与口腔材料学的关系

正畸矫治材料影响着治疗技术及治疗水平，口腔材料学的进步促进了正畸学的发展。20 世纪 20 年代末期方丝弓矫治器发明之初仅能采用黄金或铂金等贵金属作为矫治器，正畸患者人群受到限制；50 年代不锈钢出现后矫治器就得以推广，使更多患者能够享受正畸治疗，同时正畸技术也得到快速发展；60 年代，具有超弹性和记忆性镍钛丝开始应用于口腔正畸领域，在牙列排齐的过程中，弓丝能产生持久而柔和的矫治力，利于牙弓的排齐，而避免了弯制各种各样的弯曲，简化了临床操作。而 60 年代直接粘接技术的问世，可以利用环氧树脂黏合剂将托槽直接粘接在牙齿上，替代了原来每个牙齿上放置的带环，简化了治疗操作，也避免了治疗后带环所遗留的间隙问题。稀土永磁材料的出现，使正畸矫治器可以利用磁力的同极相斥，异极相吸的原理进行错殆畸形矫治如牙齿压低、推磨牙远中移动等（图 9-17）。材料学的发展对矫治器的类型、牙齿的移动速度、牙齿移动方式和正畸治疗疗程产生了巨大的影响。口腔正畸学的每一次重大发展都与口腔材料学的进展有关，未来新材料的出现也将会带来现代口腔正畸的革命。

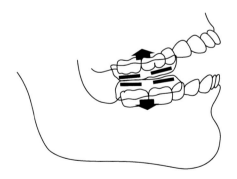

图 9-17　磁力矫治器压低后牙

第四节 口腔正畸学展望
Prospect of Orthodontics

一、口腔正畸学诊断技术的发展

（一）X线头影测量技术的进展

X线头影测量技术（cephalometric analysis）将全面进入数字化时代。数字化X线机已经开始应用于临床。数字化X线机直接将X线照片转换成数字化信号，储存于计算机中，通过局域网将数字化图像传送至进行分析的计算机上，然后利用相应的软件系统，在计算机监视器上，进行定点测量分析。而避免了摄像机、扫描仪等图像采集和获取过程，减少了图像损耗，大大增强了X线图像的清晰度。相信不久的将来，数字化X线机将会广泛应用于口腔正畸学领域。

（二）三维数字化图像技术的进展

三维数字化相机将是口腔正畸临床获取患者面殆像最佳的途径。数字化相机成像后，图像以数字化形式存在，可以通过相应程序和转接线将图像输入计算机，并在计算机中编辑。新的数字化相机具有高的分辨率和像素，能拍摄出口腔各个角度高清晰度的图像。需要输出照片时，可以利用分辨率较高的彩色喷墨打印机印制出高清晰度照片。数字化相机将取代传统的反光照相机，成为口腔正畸临床摄取患者面殆像的最佳手段。

（三）三维诊断技术的发展和应用

传统的X线头影测量是二维测量技术，而人体本身是三维结构。因此，只有三维成像测量系统，才能实际反映人体的实际情况。一般通过计算机断层扫描成像（CT）或磁共振成像（MRI），然后，通过立体显影方法，经表面提取、体素体积提取、或用射线投照法进行体积提取，然后通过计算机形成颅面骨骼、牙齿、软组织、颞下颌关节等的立体形象，从而提出三维的错殆畸形诊断，并模拟正畸治疗、颌面手术或颅面手术的过程，为立体诊断和治疗提供有效的参考。

锥形束CT（CBCT）的出现是颅面部X线诊断的一场革命，CBCT的X线剂量较低，通过CBCT，可以将颅面部的三维信息清晰地展现出来，使以往难以诊断的牙槽骨高度、牙根长度、阻生牙的位置、颌骨囊肿、髁状突吸收等病理性改变等，得以准确测量和诊断。因此CBCT将会越来越多地应用于口腔正畸的诊断和设计等。

目前，已有学者通过激光全息扫描技术，将患者的牙殆石膏模型扫描，通过三维成像，储存于计算机中，既可作为资料储存，又可作为立体诊断资料，在三维方向对模型加以分析。

最近几年，口腔三维扫描仪的出现，更是改变了原有的正畸工作方式。口腔扫描仪可以通过直接扫描获得患者牙列及咬合的数字信息，在计算机上可以进行个性化诊断，拔牙设计，模拟牙齿移动工作。患者的寄存模型和工作模型可以通过3D打印直接打出，而不再需要通过取阴模后再灌制患者的牙颌模型。

（四）错殆畸形诊断的个体化发展

错殆畸形的表现个体化差异较大，几乎每个人都呈现出不同的特性。而且个人的牙弓大小、牙齿大小、形态各异，因而对其的诊断也应该个性化。根据每个人错殆畸形的特点，做出诊断，制定符合个人的治疗计划，所谓"量体裁衣"，才能达到事半功倍的治疗效果。治疗目标也将会个性化。

二、口腔正畸学矫治技术的发展

（一）矫治器与矫治技术的简单化

21 世纪以来，各种高科技新技术的发明和应用，使得产品的操作均向着简单化发展，正畸矫治器与矫治技术也朝着这个方向发展。在取得良好治疗效果的前提下不断探索治疗技术与操作的简单化。

（二）矫治器与矫治技术的美观化

由于成人正畸的患者越来越多，矫治器的美观性要求也越来越高。透明托槽、舌侧矫治技术等得到越来越多患者的青睐，也将得以迅速发展。另外，无托槽隐形矫治器是在近十年来得以迅速发展的一种新兴的具有良好美观效果的矫治器。利用数字化技术将患者的模型及其他资料全部输入计算机，然后在计算机上进行错𬌗畸形的诊断、设计，并根据患者的错𬌗实际情况，通过 3D 打印技术及热压技术制作出一系列透明树脂矫治器。这种矫治器是由弹性材料制成，经过一系列矫治器的戴用，牙齿会移动到预先设计好的位置，达到矫治目的。由于材料性能的影响，目前隐形矫治器还有诸多的不足，这也是目前正畸学科研究的一个热点，随着材料的进步及对矫治力学的深入理解，隐形矫治器将更广泛地应用于临床。

（三）矫治器与矫治技术的个性化

正如诊断要个性化，错𬌗畸形的治疗也追求个性化。目前，已有著名的正畸医师和正畸器材公司一起合作，将每个患者的资料（包括 X 线片、模型等）输入计算机，根据每个患者的具体情况，设计出个体化的托槽（槽沟的转矩度、倾斜度等都是个体化的）、弓丝及弓丝序列以及保持器等，完全按照每个患者的具体情形进行治疗，以取得个体化的理想咬合。个性化唇侧和舌侧矫治器的出现正是该项技术的最好体现。

（四）骨牵引成骨技术的广泛应用

颌骨牵引成骨技术（distraction osteogenesis）是 20 世纪 90 年代才兴起的技术，可以对多种发育异常的骨骼畸形进行矫治，而且治疗具有良好的稳定。颌骨牵引术将会越来越广泛地应用于正畸临床，拓宽口腔正畸的适应证、缩短疗程并提高矫治效果。

三、口腔正畸学与其他学科的交融

口腔正畸学与多种学科均有紧密的关系，在对患者进行治疗时，不仅要考虑到牙齿的排列和咬合关系，还应注意到患者全身的健康状况及口腔健康状况，同时还应高度关注患者的社会心理健康状况。随着医学的发展，学科间的交融不断加强，21 世纪的口腔正畸学也朝着多学科的合作与治疗发展，使得正畸治疗水平不断提高，学科范围不断拓展。

（李巍然　周彦恒　傅民魁）

参考文献

[1] 郑麟蕃，吴少鹏，李辉奉. 中国口腔医学发展史. 北京：北京医科大学、中国协和医科大学联合出版社，1998.
[2] 周大成. 中国口腔医学史考. 北京：人民卫生出版社，1991.

［3］傅民魁. 口腔正畸学. 北京：人民卫生出版社，2012.

［4］William R，Proffit WR，Fields HW，et al. Comtemporary Orthodontics. 5th ed. Singapore：Mosby，2014.

［5］Proffit WR，Fields HW，Moray LJ. The prevalence of malocclusion and Orthodontic treatment need in the United States：Estimates from the NHANES- Ⅲ Survey. Int J Adult Orthod Orthognath Surg，1998，13（2）：97-106.

［6］Graber TM. Orthodontics：Current Principles and Techniques，3rd ed. Mosby 2000.

［7］Ellis Ⅲ E, McNamara Jr JA. Components of adult class Ⅲ malocclusion. J Oral Maxillofac Surg, 1984, 42（5）：295-305.

［8］Andrews LF. The six keys to normal occlusion. Am J Orthod Dentofacial Orthop，1972，62（3）：296-309.

第十章 口腔预防医学

Preventive Dentistry

口腔健康是人体健康的重要组成部分，口腔预防医学（preventive dentistry）是通过有组织的社会努力，预防口腔疾病，维护口腔健康及提高生命质量的科学与艺术。它是口腔医学的一门分支学科和重要组成部分，与口腔医学的各领域都有着密切的内在联系。口腔预防医学是以人群为主要研究对象，应用生物学、环境医学、预防医学、临床医学及社会医学等学科的理论，通过宏观与微观相结合的方法，研究口腔疾病的发生、发展及分布的规律，研究影响口腔健康的各种因素以及预防措施和对策，达到预防口腔疾病，促进整个社会口腔健康及提高生活质量的目的。

第一节 口腔预防医学发展史
History of Preventive Dentistry

据周大成著《中国口腔医学史考》记述，中国的口腔医学史要从远古的旧石器时代，也就是 100 多万年以前，还没有文字记载的人类化石谈起。在距今约 10 万年前的山顶洞人的颌骨上就已发现有龋齿；在距今约 1 万年至 4 千年前的新石器时代，人的颌骨上还发现了牙槽骨吸收，说明牙周病比较严重。约公元前 1400 年的殷墟甲骨文就有"疾齿""疾口"与"龋"的记载。口腔预防医学发展简史大致可以分为四个阶段。

一、启蒙时期（公元前 14 世纪—公元 1850 年）

1. 漱口 公元前的西周《礼记》中就有"鸡初鸣，咸盥漱"的记载，可见当时就有了早起漱口的口腔卫生习惯。东汉的《金丹全书》记载："凡一日饮食之毒，积于齿缝，当于夜晚洗刷，则污垢尽去，齿自不坏，故云晨漱不如夜漱，此善于养齿者。今观智者，每于饮后必漱，则齿至老坚白不坏，斯存美之功可见矣。"先贤那时就已经认识到"饮食之毒，积于齿缝"，应早晚洗刷和漱口，并且夜间洗刷比早晨重要。其后各个朝代，漱口就成为了日常口腔卫生习惯。

2. 叩齿 公元前 500 年汉墓中出土的简帛医书中的《养生方》记载"朝夕啄齿不龋"，"鸡鸣时叩齿三十下，长行无齿虫，令人齿坚"，"叩齿百遍，咽唾三次，常数行之，用齿不痛"。"叩齿""咽唾"可以增强咀嚼肌与唾液分泌的功能，有一定的口腔保健作用。至隋唐以后仍提倡"叩齿"。

3. 齿垢、洁齿与揩齿 公元前《黄帝内经·素问》中的第十六篇《诊要经终论》曰："齿长而垢"。唐代孙思邈（581—682 年）《备急千金要方》的《齿痛论》记载："每旦以一捻盐内口中，以暖水含，揩齿及叩齿百遍，为之不绝，不过五日，口齿即牢密。""凡人齿不能食菜者，皆由齿根露也，为此盐汤揩齿法，无不愈也。"可见当时已有"揩齿"之说。公元900年晚唐敦煌壁画中的"揩齿图"是国内最早的一幅口腔卫生行为记录。"揩齿"做法一种是用手指，另一种是嚼木为刷，即用一种齿木，菩提树或杨柳枝用牙咬成絮状，揩刷牙面。

4. 植毛牙刷 公元916—1125年的辽代已有骨柄植毛牙刷。从赤峰县辽驸马墓的随葬品中见到两把骨制牙刷柄，与近代牙刷相似。到了宋代，则用牛角制成器物，植上马尾，制成牙刷。国外的植毛牙刷到17世纪才有，据现代牙科医学之父法国学者（Pierre Fauchard）在 *Le Chirurgien Dentiste*（法语），英文为 *The Surgical Dentist* 即《牙外科医生》一书中记载："现在的牙刷是用马尾做的。"可见欧洲使用植毛牙刷比中国晚500多年。

5. 沙糖损齿 唐代孟诜著《食疗本草》中记载："多食沙糖有损牙齿"。宋金元时期，药物学家寇宗爽在其著作《本草衍义》中也记有"沙糖小儿多食则损齿"。说明早在公元7世纪就已知道食糖过多容易引起龋齿。

6. 刷牙 元代罗元益著《卫生宝鉴》提倡要早晚刷牙两次。忽思慧在《饮膳正要》中提出"凡清旦盐刷牙，平日无齿疾"，另外还提出"凡清旦刷牙，不如夜刷牙齿疾不生"，强调晚上刷牙的重要性。

7. 牙签 我国使用牙签的历史更为久远。元代赵孟（1254—1322年）在《老态》一诗中叙述"食肉先寻剔牙签"。明代李时珍在《本草纲目》中记载："柳枝去风消肿止痛，其嫩枝削为牙杖，剔牙甚妙。"清代何耳有《燕台竹枝词》，其中一首《柳木牙签》写道："取材堤畔削纤纤，一束将来市肆筵。好待酒阑宾未散，和盘托与众人拈。"由此可知当时酒席上用的牙签是以柳木制成，可见当时已有人自制牙签了。清代牙签的种类很多，如银制挂式牙签等。

总之，口腔预防的启蒙阶段相当长，中国人发明并应用了多种原始的口腔保健用品与口腔卫生方法。

二、科学基础形成时期（公元1850—1950年）

1. 国际口腔预防医学的发展 与口腔预防医学的科学基础发展有关的两个重要方面是口腔微生物的发现和氟化物防龋。

（1）发现口腔微生物：早在300多年前，荷兰的安东尼·范·列文虎克（Antony von Leeuwenhoek，1632—1723年）发明了双凸透镜（一种简单的显微镜），首次发现了人类的口腔是一个细菌的世界。1880—1896年，W.D.Miller进行了口腔细菌学研究，证明细菌作用于糖，产生酸使牙釉质脱矿而引起龋，在《人类口腔微生物学》一书中提出了龋齿病因学说——化学细菌学说。1896—1905年Plant与Vincent先后发现杆菌和螺旋体与急性牙周炎有关，链球菌与慢性牙周病有联系。

（2）氟化物防龋：1771年瑞典化学家C.W.Scheele（1742—1786年）发现了氟素。氟素的发现为以后的防龋工作打开了新的篇章。

20世纪30年代初，美国公共卫生署（US Public Health Service）委派H. Trendley Dean（1893—1962年）负责斑釉流行病学调查，结果表明随着饮水氟浓度增加，斑釉的严重程度增加；另外还提供证据，饮水氟含量不超过1 mg/L，没有公共卫生意义；同时在高氟地区提出改水的建议，水氟浓度不超过1 mg/L；其最重要的结论是饮水氟浓度高是引起斑釉的主要原因。紧接着又对氟牙症与龋齿之间可能存在着相反的关系进行了调查，结果显示随着饮水氟浓度的增加，人群中的龋发生率降低，研究进一步显示在饮水氟浓度为1 mg/L时龋齿的下降程度最大。1944年，美国在Grand Rapids准备开展饮用水加氟预防龋齿的试验，并在Grand Rapids和Muskegon两个情况相似的地区做基线调查，1945年1月正式开始饮用水加氟。

2. 我国口腔预防医学的发展 20 世纪初，西方现代牙医学开始传入中国。1926 年，上海生产的三星牌管状牙膏问世；1930 年，科普读物《家庭口腔卫生学》出版；1919 年，司徒博在上海开业时创办了中华全国齿科医学会同时编印《中华全国齿科医学学报》；1923 年创立群众性组织——中国保牙会，并出版有关保牙的月刊，这是我国最早口腔保健宣传刊物之一；1935 年，司徒博又提出了"发展我国齿科医学事业，推行口腔卫生的计划"的建议，同年上海牙医公会举办了第一届口腔卫生展览会；1944 年，郑麟蕃在北京调查了中小学生的口腔状况；1945 年，上海又有药物牙膏消治龙（磺胺）问世；1947 年，朱端伯发表了氟与龋预防的文章。

三、现代发展时期（1950—2000 年）

1948 年，世界卫生组织（WHO）成立。从 20 世纪 50 年代开始，建立了口腔卫生项目，以保持和促进全球人口达到可以接受的口腔健康水平为目标。最早支持在新西兰召开的氟化物研讨会以及在美国、加拿大等开始的饮水氟化项目，组成了 15 个专家委员会作为 WHO 的专家咨询机构。自 20 世纪 60 年代起，组织专家制订了《口腔健康调查基本方法（1～5 版）》、《国际疾病分类法在牙医学的应用（1～3 版）》。1969 年，在日内瓦总部建立了全球口腔资料库（GODB），以后每年发布一次全球龋齿流行趋势报告。在 1975 年与 1978 年的两次世界卫生大会上，通过了有关饮水氟化预防龋齿的决议。提出了 2000 年人人享有卫生保健的同时，也享有口腔卫生保健。在 WHO 提出的人体健康十大标准中，把口腔健康作为十大标准之一，并把它具体规定为"牙齿清洁，无龋洞，无痛感，牙龈颜色正常，无出血现象"。20 世纪 80 年代，WHO 的主要工作是开展社区预防并帮助发展中国家培训人员，建立机构，开展项目，统称为国际合作口腔卫生发展项目（International Collaborative Oral Health Development Programme）。在 1983 年世界卫生大会的决议案中，确认把口腔卫生保健纳入初级卫生保健范畴，作为其中一个组成部分成为普遍的策略。1982 年在泰国清迈成立了 WHO 地区口腔卫生保健中心，开展了社区口腔保健模式的试点，尝试采用模拟操作培训基层口腔保健人员。到 20 世纪末，WHO 已在全球建立 38 个口腔卫生保健合作中心和 4 个地区合作中心。

这一时期，另一个对全球口腔预防保健有深刻影响的权威机构是成立于 1948 年的美国国立牙科研究所（NIDR）。NIDR 1956 年在 Grand Rapids 的调查结果显示，儿童龋发病率下降了 60% 以上，历史上第一次证明龋齿是可以预防的。如今，饮水氟化已经得到了世界上 150 多个科学与卫生组织的认可，已有 39 个国家的 2 亿 1 千万人在饮用氟化水。饮水氟化被称为是继饮水净化、牛奶巴氏消毒、免疫注射之后的第四次公共卫生革命。

我国口腔预防医学的发展是从 20 世纪 50 年代开始的，从牙医学向口腔医学的调整与发展也是从这个时期开始的。1953 年，姜元川编著了第一本《牙病预防学概要》专著，比较全面地阐述了牙病预防的原理与方法，这对推动我国口腔预防医学的发展起到奠基的作用。1957 年，卫生部发布了我国口腔健康调查标准并成立全国调查专家委员会。1975 年，卫生部等三个部委联合发文在全国推广保健牙刷。1980 年，北京医学院口腔医学系第一个成立了口腔预防科，杨是教授是第一任科主任。1981 年，举办了首次全国高校教师培训班，引进了 WHO 标准的口腔健康调查方法和状况分析方法以及口腔健康教育与疾病预防方法。1981 年，WHO 把北京医学院口腔医学研究所（现北京大学口腔医学院 / 研究所）确定为中国第一个世界卫生组织预防牙医学科研与培训合作中心。1982 年，WHO 与北京医学院口腔系口腔预防科合作第一次开始了口腔健康捷径调查。1983 年，在卫生部领导下，由北京医学院口腔医学系口腔预防科负责指导开始采用 WHO 标准方法第一次进行了全国学生龋齿与牙周疾病流行病学调查，杨是教授为该项目的负责人。1987 年，第 1 版高等口腔医学专业教材《口腔预防医学》正式出版，当时全国有 5 所高校成立了口腔预防教研室，口腔预防医学作为一门独立课程开始正式纳入教学课程。同年，中华医学会口腔科学分会口腔预防学组在天津召开了全国第一次口腔预防医学学术会议，交流了中国口腔预防医学领域研究的进展。1988年，WHO西太平洋地区办事处在山西运城召开了本地区的口腔保健项目管理研讨会，并确定运城口腔卫生学校为WHO农村口腔保健合作中心。1988年底全国牙病防治指导组成立。1989年5月在北京举办了第二届国际口腔预防医学大会，使中国与世界开始了口腔预防医学领域的第一次国际交流。同年9月20日以"爱牙健齿强身"为中心主题，开始了全国第一个爱牙日活动。20世纪90年代以来，制定了2000年我国口腔预防保健目标规划；于1995年进行了第二次全国口腔健康流行病学调查，项目负责人是王鸿颖教授；1994年成立了中国牙病防治基金会，资助了一批口腔预防应用研究项目；1996年和1997年分别成立了中华预防医学会口腔卫生保健专业委员会与中华口腔医学会口腔预防医学专业委员会。在口腔预防医学的教学方面，编撰和出版了多版教材，许多高等与中等口腔医学院校都单独开设了口腔预防医学课程。综上所述，中国的口腔预防医学的科学基础与社会实践的结合已经取得了显著成果，并缩小了中国与世界口腔预防医学的差距。

四、近期的口腔预防医学发展（2000年至今）

近20年来，口腔预防医学在国内的主要进展是：2000年和2014年由北京大学口腔医学院承办的第四届和第十一届两届亚洲口腔预防医学大会，2001年由北京大学口腔医学院承办的第七届世界口腔预防医学大会，以及2017年由世界卫生组织预防牙医学科研与培训合作中心主办（北京大学口腔医学院承办）的第九届亚洲首席牙医官会议。这些大会在北京的召开，让世界分享了中国在口腔预防医学的进展和经验，也扩大了中国在世界的影响。在国家卫生健康委员会（原卫生部、国家卫生和计划生育委员会）的领导下，于2005年进行了第三次全国口腔健康流行病学调查，项目负责人是张博学教授，于2015年进行了第四次全国口腔健康流行病学调查，项目负责人是王兴教授。1989—2020年连续开展了32届全国爱牙日活动并对其社会影响进行了监测与评价。设在北京大学口腔医学院的世界卫生组织预防牙医学科研与培训合作中心，从2010年开始，连续三年举办了口腔公共卫生高级研讨班，培养了我国口腔公共卫生领域的骨干，推动了我国口腔预防事业的发展。2013年以后，该中心继续多次举办"口腔公共卫生新进展"培训班，持续推动中国口腔预防医学骨干人才培养和事业发展。2013年和2017年WHO对中心的工作给予了极大的肯定，并分别再次认定北京大学口腔医学院为"世界卫生组织预防牙医学科研与培训合作中心"，目前该中心也是WHO有关口腔医学领域所有全球10余个合作中心中发挥作用比较突出的中心之一，这也将为进一步深入和持久地开展中国口腔公共卫生工作开辟新的篇章。2011—2012年及2014—2016年，在卫健委（原卫生部、国家卫生和计划生育委员会）的领导下，由北京大学口腔医学院牵头负责，分别在医疗机构开展了一期和二期防治结合的试点项目，并取得了初步的成果。在口腔预防医学的教学方面，编著了由人民卫生出版社出版的第4、5、6、7版《口腔预防医学》和北京大学医学出版社出版的长学制第1、2版《预防口腔医学》教材，并开始探索大学生生产实习的社会实践途径，通过在社区开展有特色的口腔预防医学生产实习，使新一代口腔医学专业人员在知识、态度与技能方面不仅了解而且具备从事社区口腔保健工作的能力。

2007年，卫生部疾病预防控制局设立了口腔卫生处，开始了以政府卫生行政部门为主导，依靠专业技术力量通过口腔医疗机构和公共卫生机构来开展工作的全国口腔预防发展新阶段。2008年启动了由中央财政支持的中西部地区儿童口腔疾病综合干预项目，在此前后，我国东部省、直辖市相继开展了相似的当地政府财政支持的项目，2014年这一项目扩展到我国东部省市，成为一个覆盖全国的儿童口腔疾病综合干预项目。2013年，由于机构调整，原卫生部疾病预防控制局口腔卫生处的工作并入国家卫生健康委员会（原国家卫生和计划生育委员会）疾病预防控制局的慢性病预防控制处，将口腔疾病的预防与全身健康结合起来，从共同危险因素入手，使未来的口腔预防工作更为宽广和深入。随后从国家政策到具体措施，都对口腔健康工作给予了高度的重视，而且针对口腔健康工作提出了具体的要求和指标，这些政策包括 2016 年的《"健康中国 2030"规划纲要》（具体指标是到 2030 年 12 岁儿童的患龋率不超过 25%）、2017 年的《中国防治慢性病中长期规划（2017—2025 年）》（具体指标是到 2025 年 12 岁儿童的患龋率不超过 30%）、2017 年的《全民健康生活方式行动方案（2017—2025 年）》（提出了三减和三健，三减：即减盐、减油、减糖，三健：健康口腔、健康体重、健康骨骼，其中的减糖和健康口腔都是对口腔健康的具体要求）、以及 2019 年的《健康口腔行动方案（2019—2025 年）》。这些政策不仅对口腔健康工作指明了方向，而且也提出了具体的要求，促进了口腔健康工作的开展。

总之，科学研究、社会实践、健康促进与专业队伍建设是 21 世纪我国口腔预防医学发展的基本途径。

第二节　口腔预防医学的内容及特点
Contents and Characteristics of Preventive Dentistry

一、口腔预防医学的内容

口腔预防医学以人群为主要研究对象，以研究群体的口腔疾病患病情况、群体预防措施和个人预防保健方法为基本要素，通过研究，发现并掌握预防口腔疾病的发生与发展的规律，促进整个社会口腔健康水平的提高。除口腔专业人员与卫生工作者外，它还要求政府的支持与投入、社会的关注及个人的参与，具有很强的社会实践性。

口腔预防医学的内容包括：口腔流行病学和口腔健康调查方法、龋病和牙周病的预防、口腔其他疾病的预防、特定人群的口腔保健、口腔健康教育与健康促进、社区口腔卫生服务、口腔保健品的开发和使用、口腔卫生项目管理、口腔疾病的卫生经济学、口腔卫生政策及口腔医疗保健中的感染和控制等。

二、口腔预防医学的特点

任何口腔疾病的病程都分为三个阶段，即发病前期、发病期及发病后期。在发病前期，虽然尚未发病，但有潜在的危险因素存在，如频繁的餐间甜食习惯是发生龋病的危险因素；吸烟与不良口腔卫生习惯是牙龈炎的危险因素。在发病期虽然有临床表现，但因龋病和牙周病为口腔慢性疾病，早期可以没有症状或症状极轻，不会给患者带来不舒适的感觉，以致被人们忽略而使病情加重，造成牙齿脱落终至影响口腔功能。口腔专业人员要在疾病的每个阶段做许多工作，以求达到口腔健康、不生病或阻止疾病恶化。根据口腔疾病的自然发展情况，可将口腔预防工作分为三级。

（一）一级预防或初级预防（primary prevention）

又称病因预防，主要针对致病因子和提高牙齿抵抗力所采取的一切措施，这是控制和预防口腔疾病的积极方法，口腔预防工作者应做好口腔疾病的一级预防工作。例如，龋病的一级预防包括全身和局部应用氟化物（图 10-1 和图 10-2）及窝沟封闭以及孕妇的口腔健康教育等。

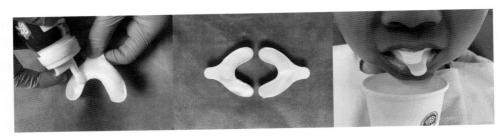

图 10-1　氟化物局部应用——氟化泡沫

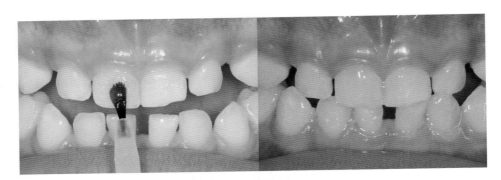

图 10-2　氟化物局部应用——氟涂料

（二）二级预防（secondary prevention）

又称"三早预防"，即早发现、早诊断、早治疗。对于一些多因素疾病，病因不够十分清楚，或预防措施难以大面积开展的情况下，要想做好一级预防，控制疾病使其不发展有一定困难时，需做好早发现、早诊断和早治疗，以期停止或减缓疾病的发展。"三早"工作的实施必须通过普查或定期口腔检查，必要时配合 X 线片等特殊检查才能实现。因此，只有在设立口腔医疗机构的地区才有条件实施二级预防。另外一个解决的办法是通过口腔健康教育将疾病防治的基本知识教给群众，提高群众自我识别及保健的能力，例如，当发现牙龈出血时，应认识到是牙龈炎的征兆，牙周溢脓为牙周病的症状，患者如能早到医院接受治疗就可以减缓疾病的发展。

（三）三级预防（tertiary prevention）

是对症治疗，防止牙齿丧失和恢复口腔功能的措施。当疾病进入后期阶段，如急、慢性根尖周炎，根尖周病灶存在于根尖周组织，破坏达到颌骨内，危害身体健康。此时在清除病灶的前提下，应尽量保存患牙，以维护咀嚼器官的完整。但若患牙根尖病变范围过大或牙冠破坏过多时，则需要拔除患牙而后进行相应的修复治疗。

口腔预防医学与口腔临床医学工作不同，前者服务对象为人群，后者为个体；前者工作内容为一级和二级预防，后者为二级和三级预防。但两者工作程序又有相似之处，Knutson 比较了临床医生与口腔预防医生的工作程序如下：

口腔临床工作者的对象是患者，具体工作是口腔检查、诊断、制定治疗计划、治疗、付款、评价。

口腔预防工作者的对象是社区，具体工作包括口腔健康调查、分析、制定预防措施计划、预防项目实施计划、资金筹划、评估。

在临床工作中，患者到医院后由口腔检查到最后支付的程序是易于理解的，最后的评价工作实际包括患者与医生两方面的评价，患者对治疗效果的评价当然是根据功能恢复的情况，而医生的评价则包括近期和远期疗效评价。比如充填完好的牙齿，近期疗效评价时首先要评价咀嚼功能的恢复；远期疗效评价时，应评价良好咬合关系的恢复，使之不会在将来造成咬合创伤，并应彻底清除腐质而停止龋损的发展。

口腔预防工作者面向社区广大群众，在社区开展预防工作前首先应开展流行病学调查，调查的目的是：①调查资料将作为该群体口腔健康状况的基线资料，将来评价预防项目时，用项目实施后收集到的资料与基线资料对比，说明预防项目效果的大小；②通过调查了解高危人群，针对高危人群患病情况设计特殊预防项目；③了解人群中患主要疾病情况，而施以相应的预防措施。资料收集后要进行分析，以便了解社区存在的口腔健康问题，通过统计学分析，得出人群患病的百分率、平均数，预防工作者在此基础上对该群体做出正确的诊断或分析，并在此基础上制定预防措施和实施方案。此外，还要考虑到投资与效果，尽可能设计用最少花费而取得较大的效果。社区预防工作最后亦需评估，评估的目的是对预防措施的效果、保健制度的作用、人群口腔健康状况的提高等进行考核。

第三节　口腔预防医学与其他学科的关系
The Relationship between Preventive Dentistry and Other Disciplines

口腔预防医学是结合口腔医学各分支学科中具体的预防问题，为了执行总体口腔预防卫生政策而在口腔公共卫生方面进行的主要活动。口腔预防医学涉及口腔医学的各个方面，通过预防或减少口腔疾病的发生和发展，达到促进良好的口腔健康与功能。因此，它很早就成为口腔医学的一门分支学科，关系到保存健康牙列，维持口腔结构尽可能长期处于一种适当的健康状态。它包括一级预防（初级预防）：如氟化物的应用、饮食控制、窝沟封闭等；二级预防（干预）：牙体牙髓病学、牙周病学、儿童口腔医学、口腔黏膜病学、口腔正畸学及其他口腔医学学科问题的早发现、早诊断和早治疗；三级预防：主要是防止功能障碍，进行功能修复，如活动修复、固定修复（含种植）等方面的功能恢复与康复。综上，口腔预防医学更多的是关注口腔医学其他学科所涉及疾病的一级预防和二级预防的内容，而口腔医学其他学科更多的是关注本学科口腔疾病二级预防和三级预防的内容。可以这样理解，口腔预防医学涵盖了口腔医学其他学科相关疾病的一级预防和二级预防的领域。

此外，口腔预防医学和口腔医学的其他学科相互促进，共同发展。首先，口腔医学其他学科的发展，会完善和充实口腔预防医学所涉及的一级预防和二级预防的内容，更好地促进口腔预防医学相关工作的开展；其次，口腔预防医学还有其公共卫生的属性，涉及对国家口腔公共卫生策略、政策制定的专业支撑方面，口腔医学其他分支学科的发展不仅加强了这一支撑，而这些口腔公共卫生策略、政策也会促进口腔医学其他学科的发展。

第四节　口腔预防医学展望
Development and Prospect of Preventive Dentistry

随着科学的发展，无论是口腔医学其他各个分支学科、医学的各个分支学科（基础医学、临床医学、预防医学等），还是其他自然科学和社会科学各个学科，将会从深度和广度两个方面促进口腔预防医学的快速发展。此外，社会的进步、新的医学模式即生物-心理-社会医学模式也全方位促进了口腔预防医学这一学科的发展。

首先，相关学科的进步和多学科融合交叉将促进口腔预防医学的发展。随着数学、统计学、流行病学、计算机科学的发展，如新的数学统计模型应用于口腔健康流行病学调查分析，就会发现更内在、更关键的危险因素，排除混杂因素，使疾病的预防更有针对性。近年来，微生物学测序技术的快速发展，推动了整个微生物学的发展，使我们对全身疾病尤其是口腔疾病有了更为深入的认识，不仅发现了口腔疾病与全身健康的密切联系，口腔健康的重要性，还将微生物学的新的研究进展应用于口腔疾病流行病学调查，促进口腔分子流行病学的发展；随着一些新的技术进步，如蛋白检测技术的提高，唾液当中的蛋白生物学标志物为将来应用于口腔疾病的一级和二级预防带来了广阔的前景；卫生经济学在口腔预防医学的应用，使得其在传统的口腔健康流行病学调查的基础上，为口腔公共卫生政策的制定提供了更多的依据。可见，相关学科的进步和多学科融合交叉将会快速促进口腔预防医学这一学科的发展

其次，口腔健康与全身健康的密切关系也会促进口腔预防医学的发展。口腔健康是全身健康的重要组成部分，大量的研究证实：口腔健康与全身健康有着共同的危险因素，因此口腔疾病的预防不仅关注于口腔疾病本身，还要关注全身健康。近年来，世界卫生组织及各个国家，提倡从共同危险因素入手，从口腔健康与全身健康密切相关的角度，从覆盖全生命周期的角度，来推动口腔预防医学工作的开展。因此，我国已将口腔疾病的预防纳入到慢性非传染性疾病的预防当中，从改善全民健康生活方式入手，提出三减（减盐、减油、减糖）三健（健康口腔、健康体重、健康骨骼）等措施，都是这些方面的体现。

最后，社会的发展和制度的完善，尤其是口腔公共卫生政策的制定和口腔公共卫生项目的开展也会促进口腔预防医学的快速发展。改革开放以来，在我们国家，这一方面尤为显著。我国未来10年主要有如下口腔公共卫生政策来推动口腔预防医学工作的开展，这些政策包括：2016年发布的《"健康中国2030"规划纲要》（具体指标是到2030年12岁儿童的患龋率不超过25%）、2017年发布的《中国防治慢性病中长期规划（2017—2025年）》（具体指标是到2025年12岁儿童的患龋率不超过30%），2017年发布的《全民健康生活方式行动方案（2017—2025年）》提出了三减和三健，其中的减糖和健康口腔都是对口腔健康的具体要求。以及2019年发布的《健康口腔行动方案（2019—2025年》。可见从国家政策到具体措施，都对口腔健康工作给予了高度的重视，而且针对口腔健康工作提出了具体的要求和指标，这些政策不仅对口腔健康工作指明了方向，而且也提出了具体的要求，促进了口腔预防医学工作的开展。还有目前由中央财政支持的《中国儿童口腔疾病综合干预项目》，从具体项目入手，不仅提高了中国儿童的口腔健康水平，而且凝练了口腔疾病综合干预的理念、促进了口腔预防医学工作网络和专业队伍的建设，这对口腔预防医学的发展影响巨大。

总之，随着科学的发展和社会的进步，口腔预防医学有着广阔的发展前景，尤其在"健康中国"理念的引领下，我国的口腔预防医学事业会有更为快速的发展。

（郑树国　王伟健）

参考文献

［1］徐韬. 预防口腔医学. 北京：北京大学医学出版社，2013.

［2］胡德渝. 口腔预防医学. 北京：人民卫生出版社，2012.

［3］卞金有. 预防口腔医学. 北京：人民卫生出版社，2006.

［4］卞金有. 口腔预防医学. 北京：人民卫生出版社，2000.

［5］杨是. 口腔预防医学及儿童口腔医学. 北京：人民卫生出版社，1995.

［6］刘大维. 口腔预防医学. 北京：人民卫生出版社，1987.

［7］Harris NO，Garcia-Godoy F，Nathe CN. Primary Preventive Dentistry. 8th ed. LA：Pearson，2013.

第十一章　口腔全科医学

General Dentistry

口腔全科医学（general dentistry）是整合了牙体牙髓病学、牙周病学、儿童口腔医学、口腔黏膜病学、口腔颌面外科学、口腔修复学、口腔正畸学、口腔急诊医学、口腔预防医学、口腔颌面医学影像学、口腔病理学等口腔二级学科，以及集生物医学、行为科学和人文社会科学等知识于一体的综合性口腔医学学科。临床服务面向个体和社区，涵盖了各个年龄阶段，针对不同全身背景下个体的口腔常见疾病的诊断、治疗以及口腔健康的长期维护。其主旨是强调在社区范围内，以个体为核心，以口腔健康的维护与促进为方向的长期综合性、不间断的专业照护。研究方向包括上述各个口腔二级学科以及口腔种植等相关的科学问题，常采用基础医学和生命科学研究方法为手段，在口腔疾病与全身系统性疾病研究方面具有明显优势。

第一节　口腔全科医学发展史
History of the Development of General Dentistry

口腔全科医学与各个口腔二级学科不同，它不是与各个二级学科平行的、针对特定口腔疾病的学科，也不是口腔二级学科知识和技术的简单合并，而是将口腔各二级学科知识整合在一起，并结合生物医学、临床医学、心理学、行为科学和人文社会科学等专业知识，为个体提供全面、连续的口腔健康管理和维护，有更广泛的临床服务对象及更多的研究方向；是口腔医学，尤其是口腔临床医学发展的基础。

一、西方口腔全科医学的发展

从 Haydan 和 Harris 于 1840 年在美国马里兰州创办第一所牙科学院——巴尔的摩牙科学院开始，牙医学从医学院分离出来独立招生，为现代牙医学的快速发展奠定了基础。从 19 世纪中叶到 20 世纪中叶，随着物理、化学、生物学、医学的不断发展，牙医学进入快速发展阶段，对口腔常见疾病的病因、病理、诊断和治疗都有了更全面的认识，对于牙科学生的培养也更为系统和完善。但直到 19 世纪后期，牙医的培养还停留于常见口腔疾病的诊断和治疗技术的训练，只是针对疾病问题的解决，并没有对患者全面管理的意识。口腔全科医师（general dentist）的提出是针对口腔专科医师的出现而言。20 世纪初，随着牙髓病学、牙周病学、儿童口腔医学、口腔修复学和口腔正畸学等专业的发展，在本科教育的基础上逐渐衍生出对部分学生进行专科理论知识和技能进一步培养的体系。在 20 世纪 40 年代前后，在美国开始了专科的研究生教育，由此产生了第一批牙科（口腔）专科医师。此后，牙科（口腔）全科医师定位更加清晰，其职责范围随着牙医学的发展而不断充实，例如口腔全科医学承担口腔初级预防工作、对于全科与专科工作之间的协调等。

由于牙科（口腔）全科医师的培养目标明确，绝大部分学生毕业后以牙医执业——牙科诊所的方式为社会或社区人群提供口腔卫生保健服务，因此国外牙科学校在学生课程的设置上形成以牙医培养为特征的课程体系。在美国各牙科院校的教学大纲各有不同，但其主要内容基本一致，包括医生素质的培养、如何接诊患者和如何治疗患者三个方面，以此为中心要求学生掌握各学科的知识，由多个专业科室共同承担授课。此外，还开设牙医学史、牙科行为学、牙科公共卫生学、牙科诊所开业管理、牙科预防学、社会牙医学、口腔生物化学、口腔流行病学等特色课程，以满足学生毕业后作为一名牙科（口腔）全科医师的基本要求。

在本科教育阶段，除了课程设置，在学时安排上也体现出对口腔专业知识的侧重，按照美国牙科学会的要求，牙科学院口腔医学专业课程需占总学时的比例一般在 60% ～ 75%。各学校在课程安排上强调早接触临床，连续性实践和全面素质教育，学生从一年级到四年级呈阶梯式递增接触口腔医学专业课。为了更好地让学生将所学的专业知识综合应用，英国于 1989 年起推出一体化教学模式，将进入最后一年学习的学生集中于"一体化诊室"（intarge-teaching clinic）进行综合强化训练，主要为各种类型的就诊患者提供咨询和治疗，包括提出全面的治疗计划，进行牙周治疗、牙体保存治疗、牙槽外科治疗及义齿的修复等一系列牙科服务，这种综合训练模式逐渐成为欧美牙医学教育的趋势。

如果说牙科（口腔）全科医学是本科教育的一种模式，对于这一学科的深入发展还体现在牙科学校的毕业后教育。在美国，从 20 世纪 40 年代开始出现针对口腔全科医师的毕业后教育项目——高级口腔全科培训（advanced education in general dentistry，AEGD），与此类似的还有口腔全科住院医师培训（general practice residency，GPR）。AEGD 和 GPR 的培训时间均为 1 ～ 2 年，口腔全科医学的理念在此被全面系统的执行，而这一切的基础正是由于人们意识到口腔健康是全身健康不可分割且相互影响的一部分，个体口腔健康的维护需要专业人员系统、全面、连续的工作。GPR 项目是超越本科教学水平，在口腔健康护理、基础学科和行为科学的应用方面进行培训。AEGD 项目的培训目标是进一步提高口腔全科医师的通用胜任力（general competency）。胜任力（competency）涵盖以下几个方面：①医生的道德和执业行为；②对患者的综合评估；③对患者口腔健康问题的诊断，制定相应治疗计划并完成综合治疗；④具备全身和牙科急诊的识别和应对能力；⑤能够进行疼痛和焦虑控制；⑥有良好的交流能力；⑦感染控制能力。不同的 AEGD 项目对胜任力都会有更为细化的内容。近 20 年来，AEGD 和 GPR 项目受到越来越多牙科学校毕业生的青睐，被认为是在开始职业生涯之前很好的准备过程，结合以胜任力为基础的评估过程，也使他们在未来的工作中更具竞争力。

二、我国口腔全科医学的发展

1917 年华西协合大学牙科系的成立，代表了我国近代牙科教育的开始，创始人是牙医学博士林则（Dr. Ashley W. Lindsay），是按照西方近代牙医学模式培养口腔医学人才。最初的学制是六年，前三年为基础学科，和医学系基本一致，后三年为牙科专业课程。在这个阶段，还没有引入口腔全科医学的培养模式。

1910 年到 1949 年，随着我国部分城市外籍人士的进入，现代牙科教育也随着西医传入。在上海有法国传教士创办的震旦大学牙医学系，学制四年；在东北地区有哈尔滨第一、第二牙科专门学校（1938 年合并为哈尔滨医科大学齿科医学院），学制三年。无论是三年还是四年学制，在课程的安排上均为前期临床基础课程＋后期口腔专业课程的模式，对于口腔全科医学还没有明确的概念。

由我们国家自己创办的牙医专科学校——国立牙医专科学校 1935 年在南京创立，直至

1949年新中国成立，全国培养牙科（口腔）医生的学校只有华西协合大学牙学院、北京大学医学院牙医学系、中央大学医学院牙医学本科及专科、哈尔滨医科大学齿学部、上海震旦大学医学院牙医学系、上海牙医专科学校六所院校，全国受过牙医学专门训练的医师约数百人。师资力量薄弱，教学体系和教学目标不统一，口腔全科医学的培养模式尚未被重视。

1949年新中国成立后，国家对原有的牙（口腔）医学院系陆续进行了调整。1950年，北京大学牙医学系主任毛燮均教授提议将"牙医学"更名为"口腔医学"，并获得了全国牙医学界的热烈响应，最终被国家批准。1954年，在全国高等医学教育会议上明确提出"全面学习苏联，进行教学改革"的要求，按照苏联口腔医学教育的结构框架，在口腔医学系设立口腔内科学、口腔颌面外科学和口腔矫形学三个教研室，并在此基础上开设三大专业学科的临床科室，由此形成不同于欧美的、具有中国特色的口腔医学教育体系。口腔医学系和临床医学系一样，为五年制教学，采用先基础、再临床、后口腔的三段式教学模式。临床医学专业课程比例较多，培养出来的口腔医师具有临床医学的基础，对口腔医学和全身健康的关系有相对全面的认识，不足之处是对口腔医学专业人才的培养目标不清晰，课程体系设计中口腔医学内容所占比例偏少，一般在20%～30%，远低于欧美牙科学院校60%～75%的标准。对口腔医学生而言，在五年的学习过程中，只有最后两年多是真正接触口腔医学专业知识的时间，从概念上缺少对口腔医学专业循序渐进的理解，从理论和技能的培养上仍然是先理论，后临床的模式，通过专业科室轮转完成训练目标后即可满足毕业要求。在这个阶段，对口腔全科医学尚缺乏充分认识，也没有对口腔全科医师做出明确的界定。

从20世纪80年代开始，随着我国经济的发展，对外交流的增加以及对口腔医学专业人才需求的增长，口腔医学教育得到更多重视。一方面，全国各省医学院校分别成立口腔医学系；另一方面，卫生部在1982年修订了我国高等院校五年制口腔医学专业的教学计划，为各院校新建的口腔医学系提供了指导性文件。在1983年全国高等口腔医学教材编写会议上，明确了八部主要教材的编写大纲，并首次提出了口腔医学教育改革问题。认为一直沿袭的苏联教学模式已不适应20世纪后期国际口腔医学发展的趋势。在后续的全国口腔医学教育学术研讨会上，提出要加强口腔医学基础课和专业课，为口腔医学教学的改革指明了方向。20世纪90年代中期，由北京医科大学牵头，联合全国六所口腔医学院共同完成的一项教改课题，对五年制的口腔医学教学提出了更具体的改革建议，包括实施口腔医学教学循序渐进的模式，增加口腔专业课程及临床实习课程的比例（≥50%），补充了医学心理学、心身医学、社会自然科学等人文学科。这一教学改革既参考了西方的口腔医学教育体系，又结合了中国现有的口腔医学教育基础，初步形成了具有中国特色的、相对完整的口腔医学教学体系，也为我国口腔全科医学模式的实施奠定了基础。

国际上口腔医师分为口腔全科医师和口腔专科医师，口腔全科医师是从事口腔基本医疗服务的主体，针对广大人群进行口腔常见疾病的全面治疗和口腔健康维护。发达国家和地区口腔医师的组成基本遵循了以口腔全科医师为主体（80%～85%）、专科医师为补充（15%～20%）的模式。我国的口腔医疗机构和口腔医师就数量而言，综合医院口腔科和民营口腔医疗诊所占绝大多数，他们所从事的多为全科口腔医师的工作内容。而在口腔专科医院，则分科较细。虽然我国的专科医师规范化培训制度尚在试点阶段，但实际上口腔专科医院的多数口腔医师从事着专科医师的工作。

口腔全科医师是整个口腔医师队伍中的生力军，在为全民口腔健康服务中发挥特别重要的作用。因此，口腔全科医学的医疗、教学、科研和人才培养显得特别重要。1991年，原北京医科大学口腔医院率先在专科医院内成立了口腔综合科（department of general dentistry），尝试进行口腔全科的毕业后教育，随后多所口腔医学院校也相继成立了综合科，加强了口腔全科医学人才的培养。2009年，中华口腔医学会批准成立了中华口腔医学会全科口腔医学专业委员会，组织口腔全科医师开展丰富多彩的学术活动。2012年，《中国全科口腔医学杂志（电子版）》创刊，促进了口腔全科医学的学术交流。至此，我国口腔全科医学的结构框架初步建立。

正如发达国家口腔全科医学的发展经验，本科教学是基础，毕业后继续教育是培养具有实际工作能力的口腔全科医生必不可少的途径。在我国，一直以来口腔医学生从医学院校毕业，就直接分配到医院从事临床工作，工作以后的能力和发展很大程度上取决于毕业院校的教学质量和工作所在医院的条件，造成不同单位的医生专业水平差距较大的现象。如何将口腔医学生更快地培养为合格的口腔医生，毕业后继续教育是首选的途径。住院医师规范化培训是医学生毕业后教育的重要组成部分，以临床实践、专业必修课、公共必修课为培训的主要内容，目标是培养医疗服务能力更强、更专业的医生。

2009年卫生部发布的《住院医师规范化培训标准（试行）》明确说明规范化培训分为两个阶段：第一阶段培训时间一般为3年，需要在二级学科范围内，轮转参加本学科各主要科室的临床医疗工作，进行全面系统的临床工作基本训练。第二阶段培训时间一般为两年，进一步完成轮转，逐步以三级学科为主进行专业训练，深入学习和掌握本专业的临床技能和理论知识，最后一年应安排一定时间担任总住院医师或相应的医院管理工作。在这一阶段，口腔医师的毕业后教育得到了重视，使得毕业后的医学生有一个很好的途径进行临床工作的训练，但是仍然停留在二级学科各专业轮转的模式，没有体现出对患者口腔健康全面管理的培训模式，口腔全科医学的理念仍然不清晰。

2013年12月，原国家卫生和计划生育委员会等七部门联合出台了《关于建立住院医师规范化培训制度的指导意见》，要求到2020年基本建立住院医师规范化培训制度，所有新进医疗岗位的本科及以上学历临床医师，全部接受住院医师规范化培训。2014年2月，在上海召开的建立国家住院医师规范化培训制度工作会议上，明确口腔全科作为一个独立的培训方向，和口腔内科、口腔修复、口腔正畸、口腔颌面外科、口腔病理和口腔放射一样，成为口腔医学七个住院医师规培专业之一。

2014年，中华口腔医学会全科口腔医学专业委员会承担了关于口腔全科住院医师规范化培训的有关标准的制定，在口腔全科住院医师的规范化培训目标中，明确提出："通过规范化培训，使住院医师打下扎实的口腔科临床工作基础，掌握正确的临床工作方法，准确采集病史、规范体格检查、正确书写病历，能够认识口腔科各类常见疾病，掌握口腔科常见疾病的诊治原则和操作技能，掌握口腔科感染控制的理论知识和操作技能；熟悉口腔科的诊疗常规和临床路径。培训结束时，住院医师应具有良好的职业道德和人际沟通能力，具有独立从事口腔科临床工作的能力，可为口腔疾病患者提供涉及多专业的综合性诊治服务和（或）实施口腔健康一、二、三级预防保健措施。"口腔全科医学人才的培养目标较好地契合了口腔全科医学的内涵，通过规范化培训的住院医师将成为合格的口腔全科医师，更好地为患者服务。

第二节　口腔全科医学的内容及特点
Contents and Characteristic of General Dentistry

口腔全科医学是整合口腔各临床专业学科、生物医学、行为科学和人文社会科学等知识于一体的综合性口腔医学学科，综合考虑患者的生长发育状态、身心状况、自然社会环境与家庭因素的影响，为不同年龄患者和特殊需求患者提供全面、不间断的口腔诊疗和口腔健康管理服务，了解社区口腔健康需求并提供相应服务。

口腔全科医学的内容包括以下几个方面：口腔疾病预防、口腔健康教育和促进、口腔颌面部急症处理、口腔各临床专业的理论知识和操作技能、口腔与全身疾病的关系、口腔医师职业道德和执业相关的法律标准和医学人文知识等。口腔全科医学与口腔专科医学不同，它更强调以患者为中心，为其提供综合性、连续性的口腔常见疾病预防和诊疗服务以及口腔健康维护，而口腔专科医学更偏重于针对某类口腔疾病更加深入的诊断和治疗。

　　经过口腔全科医学培养的人才是口腔全科医师，口腔全科医师是个体口腔健康的管理者，主要职责是针对常见口腔疾病向大众提供全面的口腔保健服务。一名合格的口腔全科医师应具备以下能力：①具有良好的医德和职业素养，自我管理和终身学习的能力。②具有口腔医学学科整体观念，熟悉口腔疾病与全身疾病的关系，熟练掌握口腔各二级学科包括牙体牙髓病学、牙周病学、儿童口腔医学、口腔黏膜病学、口腔颌面外科学、口腔修复学、口腔正畸学、口腔预防医学、口腔颌面影像诊断学、口腔病理学等专业知识和常规操作。③应用现代技术为患者进行口腔颌面部的全面检查，结合多重手段得出全面正确的诊断。④向患者提供关于口腔疾病预防、口腔健康教育与促进的专业知识。⑤综合运用口腔医学知识、批判性思维和循证医学原则，根据患者的口腔健康状况，考虑其年龄、生理、心理和社会环境因素等方面的影响，进行风险评估，制定以患者为中心的合理的口腔疾病综合治疗方案。⑥与患者交流所推荐的治疗方案及其他可选治疗方案的风险和收益，获取患者或监护人同意的治疗方案。⑦根据所选择的口腔综合诊疗方案为患者进行合理、及时、有序的多学科口腔综合治疗，为患者提供口腔急诊服务，掌握心肺复苏急救操作。⑧针对口腔复杂疾病或复杂的全身健康问题，能够及时识别并与口腔各专科和其他临床科室联系，组织多学科联合会诊、治疗或合理转诊到适合的医疗机构或专科医师。⑨具有诊治伴有系统性疾病或身体残疾等特殊患者口腔疾病的综合能力。⑩了解社区口腔健康需求，参加社区初级口腔卫生保健服务。

　　由此可以看出，随着人们对疾病病因和发展过程认知的不断深入，口腔全科医学作为一个培养口腔全科医师的综合性口腔医学学科，已不仅仅限于口腔多专业知识的汇总，更强调知识的全面性和医生综合素质的培养，关注的重点是人而不仅限于某类口腔疾病，关注的过程也不仅是患病的阶段，而是涵盖了从预防、治疗到维护等疾病发生、发展和痊愈的全过程。口腔全科医学的核心是为个体提供以患者为中心的、全面的、连续的口腔健康服务，是口腔医学的基石，也是口腔各专科深入进行疾病诊疗的基础。

第三节　口腔全科医学与其他学科的关系
Relationship between General Dentistry and Other Disciplines

　　口腔全科医学涵盖了口腔各二级学科，与各二级学科相关的其他学科详见前述各章的介绍，本章不再赘述。由于口腔全科医学更关注个体的全面健康状况和全周期的管理，所以还与以下学科有密切关系。

一、口腔全科医学与临床医学的关系

　　口腔全科医学涉及口腔软硬组织的常见疾病和常规治疗，其中部分软组织疾病可能是全身疾病在口腔中的表现，例如白血病患者会出现牙龈肿胀、口腔黏膜表浅溃疡等；艾滋病患者出现口腔黏膜毛状白斑、急性坏死性龈口炎等。口腔全科医师可能通过患者口腔黏膜的表现做出早期诊断。还有一些口腔常见疾病与全身疾病密切相关，例如牙周炎与糖尿病的关系。有证据显示，糖尿病患者更容易发生严重的牙周组织破坏，而牙周炎被有效控制后，糖尿病的症状也会相应减轻。某些治疗全身疾病的药物也会引起口腔组织的变化，例如治疗高血压的药物硝苯地平和治疗癫痫的苯妥英钠都会引起牙龈组织的增生，不利于菌斑的控制，从而导致牙龈炎症加重。治疗骨质疏松和抑制肿瘤骨转移的双膦酸盐类药物，由于影响颌骨代谢，会增加拔牙等涉及颌骨组织的手术治疗的风险。在心血管介入治疗后，患者会长期服用抗凝药物，这也增加了口腔有创治疗过程中出血的风险。由此可见，口腔全科医师必须要对全身疾病及其治疗手段有全面的了解，才能更好地为患者制定适宜的治疗计划。

二、口腔全科医学与预防医学的关系

口腔全科医学的内容之一就是预防口腔疾病的发生和发展。口腔某些疾病和全身疾病相关，所以无论口腔预防医学还是临床预防医学，都和口腔全科医学密切相关。例如很多全身性的慢病，如糖尿病和心血管疾病等都和不健康的生活方式有关，如果初级预防工作能够到位，就可以直接减缓上述疾病的发生。同时这些不健康的生活方式也是引发口腔疾病的共同危险因素，形成健康的生活方式，不仅可以减少全身疾病的发病，还可降低罹患口腔疾病的风险。针对口腔疾病风险因素的初级预防工作，可直接影响口腔常见疾病的发生率，例如减少饮食结构中糖和碳酸类饮料的摄入会降低龋齿和酸蚀症的发生。吸烟对口腔软组织防御能力有影响，控烟就会改善牙周治疗的效果，减少某些黏膜病损的发生。使用氟化物会抑制龋齿的发生，而牙线、间隙刷和冲牙器等口腔卫生维护措施的合理使用，会由于菌斑的控制而显著降低龋病和牙周病的发生率。

三、口腔全科医学与流行病学的关系

口腔全科医学的主要内容是对口腔常见疾病（如龋病和牙周病）的预防和治疗，因而了解这些疾病的流行病学状况是非常有必要的。口腔全科医师是社区口腔初级预防工作的主要实施者，也可能会在口腔流行病学的调查中承担部分工作。因此，了解流行病学的基本知识，掌握流行病学的基本工作方法以及正确解读流行病学调查数据，都会对进一步制定口腔疾病的预防和干预措施有明确的指导意义。

四、口腔全科医学与材料学的关系

口腔医学的发展一直与材料学的发展密切相关，口腔全科医学中最常做的牙体牙髓和修复专业的治疗都离不开材料，而材料的进步往往会给口腔专业带来里程碑式的飞跃。例如树脂充填材料的出现替代了已经使用了一个世纪的银汞；生物活性材料（如MTA）的出现改变了一些传统治疗方法，增加了治疗的选择，使得保存牙髓和（或）通过根尖手术保存天然牙的成功率显著提高。各类陶瓷材料的出现将口腔修复的工作内容由单一的功能恢复拓展到美学与功能并重的状态，钛合金在种植体中的应用让缺失牙的修复有了更多样的选择。口腔全科医师应熟悉牙科材料的特点，关注材料科学的最新进展，在未来发掘更多适用于口腔医疗的新材料。

五、口腔全科医学与药理学的关系

在口腔全科医学的常规诊疗过程中，很多时候需要局部和全身药物的配合使用。了解每一种药物的作用机制和毒副作用，有助于在临床中合理使用；另外，某些在婴幼儿期治疗全身疾病的药物（如四环素），会直接影响到牙齿的正常发育；某些用于成人慢性疾病治疗的药物，其副作用可能表现在口腔内，会直接影响口腔疾病的诊断和治疗方案的决策。因此口腔全科医师一定要学习相关的药理知识，为制订完善的治疗计划提供充足的药理学依据。

六、口腔全科医学与社会学的关系

口腔全科医学的核心是以个体为中心，而个体都是生活在社会中，人们逐渐意识到疾病的病因是多元综合因素的结果，是社会、心理、生理方面的因素共同导致的。口腔全科医师在面对患者的时候，要掌握一些社会学的知识，了解个体所处的社会环境，接受多元文化下的患者诉求，才能准确地分析病因，提供适合于患者的综合治疗计划。

七、口腔全科医学与法学的关系

经过口腔全科医学培养的口腔全科医师，无论是在公立的各级医院工作，还是在非公立医疗机构独立执业，都需要学习一定的法律知识，了解相关法律法规的适用范围及内涵，在工作中严格遵循，保证医疗过程中患者的利益不受损害，也同时保护自身的合法权利，做到学法、懂法、守法。

第四节　口腔全科医学展望
Prospect of General Dentistry

医学发展一方面是不断探究生命与疾病的奥秘，另一方面是为了培养更多合格的医学专业人才，为广大民众服务。随着经济的发展和人类寿命不断延长，人们对口腔健康的要求不断增加，意识到口腔健康是全身健康不可或缺的一部分。口腔全科医师是维护个体口腔健康的主要力量，以培养口腔全科医师为目标的口腔全科医学，近 10 年来在我国口腔医学教育和口腔临床工作中逐渐受到重视，2014 年国家住院医师规范化培训正式确定口腔全科为住院医师培养方向之一，为我国口腔全科医学的发展奠定了基础。未来口腔全科医学必然会随着实践的不断深入而全面发展，培养更多优秀的口腔全科医师，推动我国口腔健康事业的稳定发展。

一、完善口腔全科医学教育体系

口腔全科医学教育体系涵盖了本科医学教育阶段和毕业后继续教育。首先需要明确口腔本科医学教育的培养目标，是为了培养社会需求量最大的口腔全科医师。学生在结束本科学习时，应该具备了口腔全科医师的基本能力，但独立接诊患者的经验还不充足，在胜任力方面还需要进一步培养，因此毕业后需要配套的口腔全科医学继续教育。目前有国家统一的口腔全科住院医师规范化培训，但各培训基地的容纳量远不能满足有这方面需求的口腔本科毕业生，需要进一步挖掘现有基地的潜力，同时在保证培训质量的前提下增加专业基地的数量，从而扩大培训规模。

二、推动口腔本科生医学教育改革

我国各口腔医学院校和医学院的口腔医学系从 20 世纪 90 年代中期，就开始对口腔本科生的教学内容进行改革，在五年的课程设置中，提高了口腔相关课程的比例。但在整体模式上，多数院校仍然沿袭基础专业课程—临床医学课程—口腔医学课程—实习四段式教学模式。学生在校期间，接触口腔医学专业内容较晚，留给临床实践的时间不足，不能很好地满足成为口腔全科医师的要求。在未来的教学改革中，应让学生更早开始接触口腔医学临床，熟悉口腔全科医师的工作模式，使得他们对口腔专业知识的掌握是理论与实践同步的，并在实践中循序渐进地提高发现和解决临床问题的能力。在实习过程中，改变目前几乎全程分科实习的方式，让学生有在全科诊室接诊患者，熟悉口腔全科接诊流程的机会，同时由口腔全科医师和口腔专科医师共同组成带教团队，以便更好地培养学生在综合分析病情和提供全面诊疗方面的能力。

三、细化口腔全科医学毕业后教育的培养模式

口腔全科医学毕业后教育是在本科教学水平的基础上，强化口腔全科医疗的接诊流程，拓展本科生知识和技能的广度和深度，在基础学科和行为科学的应用方面进行培训，培养对患者口腔健康持续性管理的能力。口腔全科住院医师规范化培训是目前主要的毕业后教育模式，但很多基地的培训方法仍然是延续了本科教学的模式，住院医师在各个二级学科轮转，培训标准强调专业技术和病种操作数量，对作为口腔全科医师的总体胜任力的评估不足。未来的毕业后教育要改变仅在专科轮转的模式，注重对总体胜任力的培养和评估，通过临床实践反复训练对口腔疾病的整体认识和综合分析的能力，确保经过培训后的口腔全科医师能为不同患者群体提供综合的口腔健康护理。此外，在培训过程中应当考虑增设社区实践的内容，让受训的口腔医师深入到社区开展口腔预防和医疗服务，培养和提高口腔医师的社区服务能力。

四、促进口腔疾病诊疗模式的转变

目前我国尚未建立明确的口腔全科医师和口腔专科医师的认证制度，随着住院医师规范化培训的全面开展，经过培训的口腔全科医师获得国家的认证，也会从客观上缩小不同院校毕业的医师实际工作能力的差异。在此基础上，未来将逐渐规范口腔专科医师的认证，同时明确口腔全科医师和专科医师的工作范围，确保二者的比例适当。在医生数量上，以口腔全科医师为主，为广大患者提供基本的、全面的、持续的口腔健康维护；口腔专科医师为辅，负责某一类口腔专科疾病的深入诊治。这样才能真正实现患者首选社区/基层医疗机构就诊，由口腔全科医师完成临床资料的收集、治疗计划的制订和基本治疗内容的完成，必要时转诊到专科医师解决相关专科的疑难问题，专科医师结束治疗后再转回，由口腔全科医师完成后续的维护治疗和复查，充分体现以患者为中心的口腔全科医学的核心理念。

（江　泳　潘　洁）

参考文献

［1］张震康．展望21世纪中国口腔医学发展趋势．"中国高等口腔医学教育课程体系和教学内容研讨会"论文集，1998.

［2］吴云，王松灵．国内外口腔医学教育及其人才培养模式比较．中国高等医学教育，2008，22（8）：35-37.

［3］中国医师协会口腔医师分会，中华口腔医学会．口腔科住院医师规范化培训标准细则．北京：中国医师协会口腔医师分会，中华口腔医学会，2013.

［4］刘洪臣．我国全科口腔医学的起步与发展．中华口腔医学杂志，2016，51（2）：65-68.

［5］王松灵．我国口腔医学教育现状的分析与思考．中华口腔医学杂志，2015，50（8）：454-455.

［6］任延方．中国国民口腔健康需求、口腔医学教育及住院医师培训的现状与思考．中华口腔医学杂志，2015，50（8）：456-461.

［7］Spears R，Leite LP，L，Schnell RA，et al. AEGD Programs：Why Now，Why More？Journal of Dental Education，2013，77（1）：17-23.

中英文专业词汇索引